RECHERCHES

SUR LA

PHTHISIE PULMONAIRE.

DE L'IMPRIMERIE DE MORONVAL.

RECHERCHES

SUR LA

PHTHISIE PULMONAIRE,

OUVRAGE

LU A LA SOCIÉTÉ DE LA FACULTÉ DE MÉDECINE DE PARIS, DANS DIVERSES SÉANCES, EN 1809 ET 1810:

Par G. L. BAYLE,

Médecin de la Maison et Infirmerie Impériales, Médecin suppléant de l'Hôpital de la Charité, Médecin honoraire des Dispensaires de Paris, Membre de la Société de la Faculté de Médecine de Paris, et de la Société Médicale d'Emulation, Associé de l'Académie Royale de Médecine de Madrid, etc.

Origines morborum, et causæ longè abstrusiores sunt,
Quam ut humanæ mentis acies, eò usque penetrare possit.

BAGLIVI.

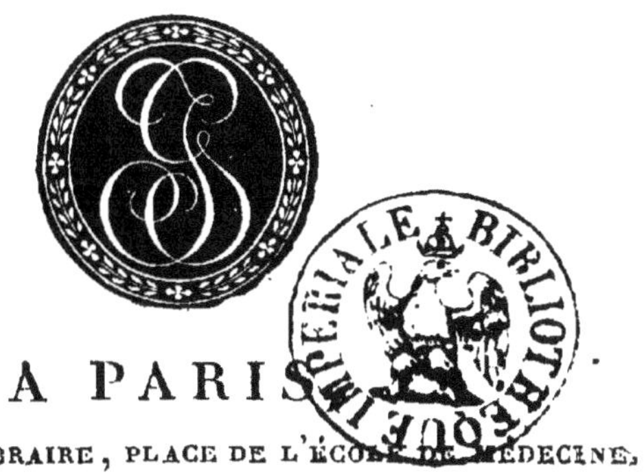

A PARIS,

CHEZ GABON, LIBRAIRE, PLACE DE L'ÉCOLE DE MÉDECINE.

M. DCCC. X.

DILECTISSIMÆ CONJUGIS FRATRI

D.

EDMUNDO MOUTARD-MARTIN,

MEDICINAE DOCTORI IN FACULTATE PARISIENSI,

QUÒD MIHI MEDICUS ÆGRO,

SANO STUDIORUM SOCIUS,

SEMPERQUE PRO AMANTISSIMO FRATRE FUERIT,

OPUSCULUM HOCCE OFFERO,

GRATI ANIMI AMICITIÆQUE PIGNUS.

Parisiis, 10 jun. 1810.

G. L. BAYLE, D. M. P.

EXTRAIT DES REGISTRES

DE LA SOCIÉTÉ

DE L'ÉCOLE DE MÉDECINE DE PARIS.

Séance du 23 novembre 1809.

M. Bayle, associé-adjoint de la Société, commence la lecture d'un manuscrit intitulé : *Recherches sur la Phthisie pulmonaire.*

Ce travail renferme le précis d'un très-grand nombre d'observations particulières, la plupart recueillies à l'hôpital de la Charité de Paris.

L'auteur expose d'abord le caractère essentiel de la *phthisie pulmonaire*. Il décrit les lésions qu'on observe à la suite de quelques maladies qui ont été confondues avec elle, et il montre en quoi elles en diffèrent. Il admet six espèces de

phthisies pulmonaires, qu'il fait connoître successivement, en indiquant les lésions qu'elles déterminent dans les poumons et les symptômes qui les
accompagnent ; enfin il présente divers tableaux
d'après lesquels il établit que la phthisie cause à
peu près la cinquième partie des décès; qu'aucun âge
n'est exempt de cette maladie ; qu'elle conduit à la
mort à peu près également dans toutes les saisons, et
que sa durée peut être très-courte, ou se prolonger
un grand nombre d'années.

Séance du 4 janvier 1810.

M. Bayle continue la lecture de son manuscrit.

Il divise en quatre périodes, la durée de la
phthisie pulmonaire ; il décrit l'état des poumons dans chacune de ces périodes ; mais il
n'indique que les symptômes caractéristiques des
trois dernières, rien ne décélant dans la première, chez l'individu vivant, l'existence de la
phthisie.

Il fait ensuite connoître les lésions qu'on
observe dans les divers organes de ceux qui suc-

combent à la phthisie pulmonaire ; il examine les complications de la phthisie avec un grand nombre d'autres maladies, et il entre dans le détail des diverses erreurs auxquelles ces complications ont donné lieu.

Séance du 28 janvier 1810.

M. Bayle termine la lecture qu'il avoit commencée dans les séances précédentes.

Il indique le traitement de chacune des espèces de phthisie qu'il a admises, et il assigne à chaque espèce un traitement adapté à la nature de l'affection générale dont il pense que l'altération des poumons n'est que le résultat.

Il trace ensuite le traitement des complications de la phthisie, et celui de chacun des symptômes dont la prédominance peut quelquefois accélérer la mort. Enfin, dans un dernier article, il apprécie la plupart des moyens curatifs proposés contre la phthisie pulmonaire.

b

x

La Société entend avec intérêt la lecture de cet ouvrage, que l'auteur se propose de publier en y joignant un certain nombre d'observations particulières.

Paris, 7 juin 1810.

Pour copie conforme.

DESCHAMPS, *président*;

DUMÉRIL, *secrétaire*.

PRÉFACE.

Le grand nombre d'ouvrages publiés jusqu'à ce jour sur la phthisie pulmonaire n'a pas dû empêcher de faire paroître celui-ci, parce qu'il ne renferme point ce qui se trouve dans les autres. Il ne contient qu'une simple exposition de faits relatifs à cette maladie. Il doit son origine à des circonstances particulières qu'il est nécessaire de faire connoître.

Livré depuis plusieurs années à l'étude de l'anatomie pathologique, et à la médecine pratique, l'auteur a fait, à l'hôpital de la Charité de Paris, des recherches, qu'il auroit été peut-être impossible de suivre dans aucun autre endroit. Il a été aidé dans ses travaux par plusieurs médecins, qui ont bien voulu recueillir avec lui les

b ij

observations qui se présentoient en foule
à cet hôpital, et qui lui en ont donné des
copies. Mais il a lui-même examiné tous
les malades, et il a décrit presque toutes
les ouvertures de cadavres.

Ce travail, ainsi continué pendant plusieurs années, réuni aux faits qu'il avoit
antérieurement recueillis, l'a conduit à
des réflexions générales sur les maladies
qui dépendent des diverses lésions des
organes. L'ouvrage qu'il publie aujour-
d'hui présente le résultat des faits qu'il a
rassemblés sur la phthisie pulmonaire. Il
lui auroit été impossible de former une
pareille collection, sans les réglemens
éclairés de l'Administration générale des
hospices de Paris. Par ces sages réglemens, tous les moyens d'étude sont fournis
aux médecins, et il n'est aucune recher-
che particulière qui ne leur soit facilitée.

Dans son travail, l'auteur s'est moins
occupé de la découverte de nouveaux remèdes que de la juste application de ceux
qui étoient déjà connus : il a cru devoir

s'attacher spécialement à l'examen des parties de la science qui avoient été le moins cultivées. Aussi ne s'est-il point étendu sur l'hérédité de la phthisie, ni sur ses causes occasionnelles, non plus que sur un grand nombre d'autres points qui ont été parfaitement exposés dans plusieurs excellens ouvrages relatifs à cette maladie.

Ne prétendant donner aux autres aucune des connoissances auxquelles il n'a pu parvenir lui-même, il n'a point cherché à expliquer comment la nature agit dans la production de la phthisie. L'auteur ignore la partie la plus importante des loix qui régissent le corps humain soit en santé, soit en maladie; et quoiqu'il ait lu à cet égard plusieurs écrits qui supposent beaucoup de talent dans leurs auteurs, il n'a jamais su pénétrer des secrets que le Tout-Puissant paroît s'être réservés.

Mais on peut observer les signes des maladies, leurs symptômes, leur marche, leurs transformations, leurs effets, les causes occasionnelles qui concourent à les produire, les moyens qui favorisent leur guérison, et ceux qui retardent leur issue quand elle doit être funeste.

C'est à cette étude qu'il a cru devoir se borner : c'est là que se sont arrêtés les médecins observateurs de tous les siècles. Pourquoi auroit-il suivi une route différente de celle qu'ont tracée Hippocrate, Arétée, Sydenham, Morgagni, etc. dont les ouvrages ne renferment que l'exposition des faits ? Il est vrai que par suite de cette réserve, les écrits de ces auteurs ont paru moins brillans dans leur nouveauté ; mais ils ont l'avantage de ne point vieillir, parce qu'ils représentent d'une manière fidèle la marche de la nature, qui se retrouve la même dans tous les pays et dans tous les temps.

L'estime et l'admiration réfléchie de ces grands modèles, semblent avoir porté l'École de Médecine de Paris à propager leur méthode avec ardeur ; et cette heureuse impulsion a déjà fait naître plusieurs écrits précieux. Cette manière d'étudier la nature par l'examen des faits , présente des avantages incalculables. Il suffit d'avoir des yeux et de la patience pour amasser des observations, et l'art de faire des recherches en médecine est presque réduit à une sorte de mécanisme : il n'est point alors nécessaire d'avoir un grand talent pour composer un ouvrage utile. C'est ce qui a encouragé l'auteur à publier son travail, qui ne renferme réellement qu'une sorte de table analytique des faits.

Il sera peut-être utile d'entrer dans quelques détails, pour indiquer l'ordre d'après lequel ces faits sont exposés.

Le nom de phthisie pulmonaire est exclusivement consacré, dans cet ouvrage, à désigner l'altération du parenchyme du poumon. Ainsi on n'a cru devoir traiter ni de l'ulcération primitive du larynx, ni de celle des bronches, ni d'aucune des autres lésions des voies aériennes, qu'on pourroit regarder comme des espèces de phthisies indépendantes de l'altération du tissu propre des poumons.

Après avoir ainsi déterminé la lésion organique qui constitue la phthisie, il devenoit nécessaire de distinguer les différences que présente cette maladie. Ce nouvel examen a conduit à admettre six espèces de phthisies pulmonaires, parmi lesquelles il en est trois qu'on n'avoit pas encore fait connoître d'une manière exacte : savoir, la phthisie granuleuse, la phthisie avec mélanose, et la phthisie cancéreuse. Cette dernière, déjà indiquée par Ledran, n'avoit peut-être pas été observée, ainsi qu'on pourra le vérifier. Quant aux trois autres espèces, il en est une, la phthisie ulcéreuse, qui étoit très-mal connue, et qui est bien plus rare qu'on ne l'avoit pensé.

La distinction des espèces de phthisie que l'on admet ici, est tellement en accord avec les faits, qu'on peut aisément rapporter à l'une ou à l'autre d'entr'elles toutes les observations suffisamment détaillées qui ont été publiées jusqu'à ce jour. Les cas qui, au premier coup-d'œil, paroîtroient embarrassans, sont tantôt de simples complications, tantôt des maladies de nature tout à fait différente. On en sera facilement convaincu en les examinant après la lecture de cet écrit.

Rien n'est plus satisfaisant que de rattacher plusieurs faits à un seul principe d'où découlent un grand nombre de conséquences lumineuses. Il semble que l'esprit humain s'agrandit par cette facilité d'apprendre beaucoup de choses à l'aide de quelques aphorismes. Les propositions générales qui concernent la phthisie paroissoient donc devoir être examinées avec soin, et principalement celles qui sont regardées comme des vérités incontestables. Dans cette vue, on s'est attaché spécialement à constater avec précision l'âge auquel se développe cette terrible maladie, sa fréquence, sa durée, les saisons de l'année qui la rendent funeste ; et sous ces divers rapports, les résultats qui ont été obtenus seront utiles pour montrer avec quelle réserve on doit admettre les assertions générales, lors même qu'elles sont consignées dans les meilleurs auteurs.

S'il est intéressant de connoître ceux des principes auxquels on peut accorder quelque confiance, il n'est pas moins important de pénétrer dans l'avenir par un examen approfondi du passé et du présent. Rien n'est plus capable de fermer la bouche aux détracteurs de la médecine que cette prévision étonnante, qui fait tant d'honneur au médecin doué d'une grande sagacité et profondément instruit. Or, la sûreté du pronostic s'accroît à mesure qu'on acquiert des connoissances plus exactes. Lors même qu'une maladie est incurable, le médecin ne peut que mériter la reconnoissance publique, dès qu'il la connoît avec exactitude, qu'il indique sa marche avec précision, et qu'il prolonge la vie du malade aussi longtemps que le permet la nature de la maladie. Mais il est impossible de parvenir à cette prévoyance de l'avenir, lorsque le diagnostic est inexact, et le pronostic incertain. Et quelle maladie offre à cet égard plus de chances imprévues que la phthisie? Tous les médecins ont observé qu'elle présente quelquefois des anomalies inexplicables. Trop souvent il est impossible d'arrêter la marche d'une phthisie qui s'annonce par ses premiers symptômes et qui se termine d'une manière funeste, malgré le traitement le plus méthodique. D'autres fois, des individus qui paroissoient phthisiques et qui sembloient toucher aux portes du tombeau, reprennent comme par miracle une santé florissante. On a cherché dans cet ouvrage à trouver la cause de ces différentes issues, et peut-être l'a-t-on indiquée d'une manière satisfaisante, en montrant qu'elle tenoit à la différence des affections confondues sous le même nom.

L'importance qu'on a attachée au diagnostic de la phthisie, et à la connoissance des espèces et des variétés de cette maladie, ne doit pas paroître déplacée. La fréquence de la phthisie pulmonaire, le danger qu'elle entraîne, sa durée, les individus qu'elle paroît attaquer de préférence, tout semble se réunir pour répandre plus d'intérêt sur le pronostic de cette maladie ; et le pronostic dépend essentiellement de la justesse du diagnostic.

Les observations particulières de phthisie recueillies avec un soin scrupuleux, la distinction des espèces de cette maladie, l'examen des propositions générales énoncées dans les auteurs, et l'éclaircissement de plusieurs cas embarrassans, seroient une étude curieuse, mais peut-être assez futile, si toutes ces connoissances ne répandoient aucune lumière sur le traitement qu'il convient d'employer. Mais il suffit d'avoir les plus légères notions en médecine pour comprendre que de nouvelles observations doivent donner de nouvelles vues, rendre le traitement plus éclairé et conduire à la solution de quelques questions importantes pour la pratique. Il n'est pas de maladie qui, sous ces divers rapports, présentât un champ plus vaste à de nouvelles recherches. Il étoit fort difficile jusqu'ici de savoir à quoi s'en tenir par rapport au traitement de la phthisie pulmonaire, à cause de la diversité des opinions de la plupart des auteurs. Les règles de traitement qu'ils ont prescrites semblent contradictoires ; et des observations nombreuses rapportées avec candeur augmentent encore l'incertitude. La connoissance précise des espèces et des complications de la phthisie donnera de nouvelles lumières sur ces divers objets. Elle fera comprendre comment des moyens diamétralement opposés ont cependant réussi dans des maladies qui présentoient quelques symptômes semblables, et qui étoient confondues sous le même nom. Dès-lors la lecture des observations qui embarrassoient le plus deviendra très-satisfaisante, parce que toutes celles qui ont été recueillies avec soin montrent que lorsqu'on a obtenu les mêmes résultats par des moyens opposés, on traitoit des maladies réellement différentes. C'étoient tantôt de simples catarrhes pulmonaires, tantôt des pleurésies chroniques, tantôt des phthisies de diverse nature, et d'autres fois des complications de la phthisie avec d'autres maladies de poitrine. Il est facile de concevoir que des lésions aussi différentes n'exigeoient pas le même traitement. C'est ainsi que les faits particuliers, qui d'abord paroissoient capables de jeter dans l'incertitude, deviennent très-instructifs, lorsque des connoissances exactes remplacent des notions plus ou moins vagues ou même tout à fait illusoires. Alors le praticien n'est plus vacillant, et il emploie avec assurance les moyens qui lui paroissent convenables.

Quant aux observations particulières, il eût été possible d'en fondre le résultat dans le tableau général de la phthisie. Mais le lecteur ne pouvant juger sainement d'une doctrine nouvelle, s'il n'a sous les yeux une exposition exacte des faits sur lesquels elle est fondée, il a paru nécessaire de rapporter avec détail un certain nombre d'observations. Et comme on est disposé à abonder dans son sens lorsqu'on présente des faits conformes aux principes qu'on veut établir, l'auteur a choisi plusieurs de ses exemples parmi des histoires de maladies, rédigées par ses confrères, quoiqu'il eût examiné lui-même la marche et les symptômes de la plupart de ces maladies, et qu'il en eût tenu des notes exactes.

On trouvera encore dans cet écrit plusieurs observations étrangères à la phthisie pulmonaire, parceque, pour faire connoître à fond cette dernière, il falloit en même temps fixer l'attention sur plusieurs maladies qui peuvent la simuler, et qui souvent ont induit en erreur sur sa marche et sur l'appréciation des moyens destinés à la combattre.

D'après tous les détails dans lesquels nous venons d'entrer, on voit que cet ouvrage contient de nouvelles recherches, mais qu'il ne peut pas remplacer les autres livres relatifs à la phthisie pulmonaire, parce que ce n'est pas un traité complet de cette maladie. Il ne renferme que l'analyse des faits observés par l'auteur. Il sera utile à ceux qui auront bien médité ce qui a été publié sur le même sujet, et il pourra servir de commentaire à plusieurs chapitres des divers écrits qui concernent les affections de la poitrine.

RECHERCHES

SUR LA

PHTHISIE PULMONAIRE.

MOTIF DE L'OUVRAGE, ET SA DIVISION.

Les maladies les plus communes sont sans doute celles qu'il nous importe le plus de connoître à fond ; mais cette connoissance approfondie est surtout nécessaire lorsque ces maladies sont d'une nature assez grave pour entraîner une mort prématurée, ou pour changer les plus beaux jours de la vie en une suite non interrompue de maladies cruelles, de convalescences douteuses, et de rechûtes désespérantes. C'est le sentiment profond de cette vérité qui m'a fait surmonter l'ennui de l'étude la plus monotone, et la plus opiniâtre, et continuer pendant plusieurs années d'examiner dans tous ses degrés, et sous toutes ses formes, la plus longue et la plus dangereuse des maladies chroniques, la phthisie pulmonaire. Je l'ai observée chez des individus de tout âge, de tout sexe, de toute condition; et j'ai ouvert les cadavres de plus de neuf cents personnes qui ont succombé à cette maladie, ou qui en présentoient des traces non équivoques. J'ai rédigé, avec la plus scrupuleuse exactitude, chaque observation dans le moment même où je la faisois. C'est ce qui m'engage à publier quelques uns des résultats que j'ai obtenus.

La plupart des faits que je vais exposer n'avoient pas entièrement échappé à ceux qui ont écrit sur la phthisie pulmonaire; mais il en est que je ferai ressortir davantage; quelques uns, qui n'étoient que soupçonnés, seront mis hors de doute, et d'autres, qui étoient reçus presqu'universellement, seront rendus au moins problématiques.

Plusieurs des ouvrages publiés sur cette maladie renferment une classification lumineuse sous le rapport de la médecine-pratique. On y trouve des observations précieuses, des descriptions très-bien faites, une énumération et une appréciation très-exactes de la plupart des symptômes, et surtout une méthode de traitement aussi complète qu'il est possible dans l'état actuel de nos connoissances; aussi m'étendrai-je peu sur ces divers articles. Mais je développerai avec quelque étendue ce qui concerne cette maladie sous le rapport de la pathologie, et surtout de l'anatomie pathologique.

(3)

Je renfermerai ce que j'ai à dire sur la phthisie
pulmonaire dans neuf chapitres, où j'exposerai :
1º. le caractère essentiel de la phthisie ; 2º. les
altérations du poumon qui caractérisent les maladies qui ont été confondues avec la phthisie ;
3º. la lésion spéciale du poumon et les symptômes
qu'on observe dans chacune des espèces de phthisie ; 4º. quelques considérations relatives à l'ensemble de ces espèces ; 5º. l'état du poumon dans
les diverses périodes de la phthisie ; 6º. l'état des
différens organes dans les cadavres des phthisiques;
7º. les complications de la phthisie avec diverses
maladies , l'effet de ces complications , et les erreurs auxquelles elles ont donné lieu ; 8º les gé-
néralités du traitement de la phthisie ; 9º. cin-
quante-quatre observations particulières à l'appui
de cet ouvrage.

CHAPITRE PREMIER.

CARACTÈRE ESSENTIEL DE LA PHTHISIE PULMONAIRE.

JE crois devoir entrer d'abord dans quelques détails sur la véritable définition de la phthisie pulmonaire, que je me contenterai presque toujours dorénavant de nommer phthisie. J'en avertis pour prévenir toute équivoque, diverses maladies des autres organes ayant aussi été désignées sous le nom de phthisie, quand elles entraînent la consomption.

Le caractère générique de la phthisie peut être tiré des symptômes de la maladie ou de sa nature et de son siége ; c'est-à-dire qu'il peut être artificiel ou essentiel. Mais il me paroît indispensable de réunir ces deux caractères : l'artificiel, qui est tiré des symptômes, n'est applicable ni à tous les degrés, ni à tous les cas de phthisie ; le caractère essentiel, qui exprime la nature et le siége de la maladie, lui convient dans tous ses degrés et sous toutes les formes qu'elle peut prendre ; mais il seroit insuffisant pour la faire reconnoître pendant la vie.

Voici quel est, d'après le résultat de mes recherches, le CARACTÈRE ESSENTIEL de la phthisie.

On doit nommer phthisie pulmonaire *toute lésion du poumon qui, livrée à-elle-même, produit une désorganisation progressive de ce viscère, à la suite de laquelle surviennent son ulcération et enfin la mort.*

On reconnoît ordinairement la phthisie à l'aide du CARACTÈRE ARTIFICIEL suivant, qui est tiré de la Nosographie Philosophique de M. Pinel (Voyez 3°. édit. tome 3, p. 588) : *toux, difficulté de respirer, marasme, fièvre hectique, et quelquefois expectoration purulente.*

On voit qu'il étoit nécessaire de réunir les deux caractères dont nous avons parlé. En effet, la toux, l'amaigrissement, la fièvre hectique, les crachats purulens, sont les effets de la désorganisation du poumon. L'existence de ces symptômes atteste que cette désorganisation est avancée ; mais la maladie n'en est pas moins réelle dans son principe, époque à laquelle le caractère essentiel est déjà applicable. D'ailleurs, cette maladie peut exister sans présenter la réunion des symptômes nommés pathognomoniques. (Obs. 38 et 39). Plusieurs auteurs ont déjà remarqué que divers individus succomboient à la phthisie, quoiqu'ils n'en eussent pas offert les signes manifestes ; ainsi on a vu mourir des sujets qui étoient dans un état de fièvre hectique et de marasme, sans toux ni expectoration ; et on a trouvé dans les poumons des tubercules nombreux, et ce qui est plus inconcevable, de larges ulcères. On a trouvé les mêmes lésions dans d'autres individus, dont les uns sembloient n'avoir eu qu'une diarrhée excessive et n'être morts que d'inanition, et dont les autres n'avoient éprouvé que des douleurs vagues, ou des affections nerveuses. Tous cependant ayant les poumons profondément lésés, doivent être regardés comme des victimes de la phthisie.

C'est parce qu'on n'a pas fait assez d'attention au caractère essentiel de la phthisie pulmonaire, qu'on a fréquemment méconnu les traces de cette maladie dans les ouvertures des cadavres où elle étoit peu avancée. Par suite de cette erreur, on a été privé des lumières que l'anatomie pathologique auroit pu fournir sur les premiers temps de cette affection. Cela tient à ce que le nom de phthisie a préoccupé les meilleurs esprits. Il est indispensable de détruire la cause de cette préoccupation ; c'est ce qui nous engage à développer quelques vérités qu'il nous paroît important d'établir, ou plutôt de rappeler.

Plusieurs médecins semblent avoir confondu la phthisie avec ses signes caractéristiques; et comme la maigreur et la fièvre hectique sont deux des symptômes ordinaires de la phthisie, il leur paroît absurde de regarder comme atteint de phthisie un individu chez lequel on ne peut découvrir ni fièvre ni amaigrissement. Cette manière de considérer la phthisie est aussi ridicule que celle d'un naturaliste qui, voyant un jeune chêne, refuseroit absolument de lui donner ce nom, parce qu'il n'offre pas encore tous ses caractères génériques et spécifiques. Cependant le chêne qui vient de sortir de la terre, quoiqu'il soit un très-foible végétal, n'en est pas moins l'arbre dont le tronc doit acquérir tant de force. Il en est de même de la phthisie : dans son principe, elle semble à peine une légère indisposition ; dans son dernier degré, elle terrassa l'homme le plus vigoureux ; elle dévore, consume et réduit à l'état de squelette, celui dont l'embonpoint, la fraîcheur et la santé paroissoient inaltérables. Néanmoins il seroit tout à fait déraisonnable de refuser d'admettre que c'est toujours la même maladie, et de se fonder, pour soutenir cette opinion, sur ce que, dans ses premières périodes, elle n'offre point encore tous les symptômes qui serviront un jour à la caractériser.

Il ne faut donc point être esclave des méthodes, et encore moins des caractères établis pour distinguer les espèces de maladies ; c'est cependant ce qui est arrivé à l'égard de la phthisie. Quoique jusqu'ici l'on ne soit pas bien d'accord sur la vraie acception du mot *phthisie pulmonaire*, la plupart de ceux qui l'emploient veulent désigner cet amaigrissement progressif de tout le corps, qui est le résultat de l'ulcération du poumon. Il faut convenir que d'après l'étymologie du mot *phthisie* φθισις, *corruption, consomption,* il semble qu'on ne devroit appeler phthisiques que ceux qui sont très-amaigris, et qui crachent du pus. Il est vraisemblable que, dans les premiers temps, les médecins qui désignèrent une maladie sous cette dénomination, voulurent la caractériser par le nom significatif qu'ils lui donnèrent. Mais aujourd'hui nos connoissances sont trop avancées pour ne pas regarder comme phthisie, le premier degré de cette maladie, quoique souvent il n'y ait point encore d'amaigrissement sensible, ni la moindre trace de pus dans les crachats. D'ailleurs, plusieurs phthisiques ne crachent jamais du pus d'une manière bien évidente : il ne faut donc pas prendre le nom de phthisie tout à fait à la lettre, puisque dans certains cas il seroit aussi impropre que celui de *chrysanthemum,* lorsqu'il est appliqué à la marguerite des prés, qu'on nomme *chrysanthemum leucanthemum,* ce qui signifie *fleur jaune à fleur blanche.*

D'après la notion que j'ai donnée de la phthisie pulmonaire, on voit que je dois regarder comme phthisiques des individus qui n'ont ni fièvre, ni maigreur, ni expectoration purulente : il suffit que les poumons soient affectés d'une lésion qui tend à les désorganiser et à les ulcérer. On ne doit pas regarder cette lésion comme une simple cause de la phthisie, mais comme le premier temps de cette maladie, puisque la phthisie est cette lésion même dont la continuation et le développement successif amènent la mort. Il seroit donc bien peu raisonnable de vouloir attendre, pour reconnoître la phthisie pulmonaire, qu'elle fût constamment parvenue à son dernier degré, qui est le moment où ses symptômes pathognomoniques sont bien marqués. N'est-il pas incontestable que le médecin doit chercher à connoître une maladie dès son principe, dans tous les degrés de son développement, et sous toutes ses formes, comme le jardinier distingue les plantes qu'il cultive dans toutes les époques de leur accroissement, et comme l'entomologiste reconnoît un insecte dans toutes ses métamorphoses ?

Je sais bien qu'il restera toujours des choses obscures pour le praticien ; mais il ne doit pas s'obstiner à méconnoître, soit pendant la vie, soit après la mort, les traces d'une maladie déjà apparente, quoiqu'elle n'offre pas encore tous les symptômes, toutes les lésions qu'elle présentera dans une époque plus avancée.

Si j'ai mis tant d'importance à cette discussion, c'est qu'elle étoit indispensable par rapport à ce qu'on observe chez les individus qui sont morts dans le premier temps de la phthisie pulmonaire, et qui n'offroient point encore les symptômes de cette maladie. Il étoit d'ailleurs utile de combattre quelques préjugés accrédités, et de réduire à sa juste valeur une dénomination trompeuse. Rien n'est plus puissant que l'influence du langage ; et l'on sait que les dénominations erronées, les définitions équivoques, et les faux aperçus appellent à leur suite l'erreur, la confusion, et les fautes les plus graves, surtout dans les sciences qui, comme la médecine, offrent des applications pratiques.

CHAPITRE II.

MALADIES QUI ONT ÉTÉ CONFONDUES AVEC LA PHTHISIE PULMONAIRE, DONT ELLES SONT TOTALEMENT DIFFÉRENTES D'APRÈS LA NATURE DE LA LÉSION DU POUMON QU'ELLES ENTRAÎNENT.

DANS divers ouvrages de médecine on a confondu avec la phthisie différentes maladies de poitrine qui doivent en être soigneusement distinguées. Ces maladies sont principalemeut le catarrhe pulmonaire, la péripneumonie et la pleurésie, quand elles suivent une marche chronique. Au premier abord il semble impossible de confondre ces affections avec la phthisie, surtout après l'ouverture des cadavres. Il y a cependant un grand nombre de cas qui ont fait illusion aux médecins

les plus instruits , et il est quelquefois difficile de
se garantir de l'erreur ; c'est ce qui m'a engagé à
exposer les notions préliminaires qui font le sujet
du chapitre précédent , et à fixer l'attention
sur le caractère essentiel de la maladie qui nous
occupe. Cela étoit même indispensable pour que
la lésion du poumon des phthisiques ne fût plus
confondue avec celles qu'on observe dans les autres maladies de poitrine qui simulent quelquefois la phthisie. Les erreurs dans lesquelles on est
tombé à cet égard ne paroissent pas fort surpre-
nantes lorsqu'on lit la plupart des ouvrages relatifs
à cette maladie. Les symptômes de la phthisie , et
ses prédispositions sont généralement très-bien
tracés dans les auteurs ; mais plusieurs d'entr'eux
n'avoient pas ouvert assez de cadavres, et ils ne
connoissoient pas assez bien les différences que présente l'état du poumon dans les diverses maladies
de la poitrine. Cette connoissance pouvoit seule
les garantir de l'erreur. En effet , on a confondu
presque généralement avec la phthisie le *catarrhe
pulmonaire chronique* , lorsqu'il amène la mort
soit par l'épuisement qu'il détermine , soit par sa
complication avec une péripneumonie aiguë ou
chronique. Mais le catarrhe pulmonaire diffère
essentiellement de la phthisie, en ce qu'il ne désor-
ganise pas le poumon ; c'est une maladie qui n'affecte que la membrane muqueuse de cet organe
(Obs. 48 et 49), et qui ne tend pas à détruire son

parenchyme comme la phthisie. Quoique par ses
symptômes le catarrhe pulmonaire chronique se
rapproche de la phthisie, surtout lorsqu'il est accompagné d'expectoration puriforme (Obs. 48,
49, 50, 51, 52, 53, 54), et de fièvre hectique, je
crois qu'on doit le ranger parmi les maladies catarrhales, et ne point le désigner sous le nom de
phthisie muqueuse, comme on l'a fait dans plusieurs excellens ouvrages où l'on a parfaitement
décrit cette variété du catarrhe pulmonaire
chronique.

Dans d'autres circonstances on a regardé comme
phthisiques des individus qui sont morts de *péripneumonie chronique* simple. Cette erreur est facile à éviter; car la péripneumonie durcit le poumon, lui donne en quelque sorte l'aspect et la
consistance de la chair musculaire, ou même du
foie, mais elle ne produit pas d'ulcération (Obs.
46); et si l'on observe quelquefois des tubercules,
des ulcères, ou toute autre lésion analogue, c'est
parce que la péripneumonie étoit compliquée de
phthisie.

Il y a une variété de la péripneumonie chronique, qui a été désignée quelquefois sous le nom
d'*engouement du poumon*, et qui occasionne une
toux plus ou moins forte, des crachats tantôt
glaireux, tantôt puriformes, une sorte de fièvre
hectique, et divers autres symptômes. Mais on ne
doit pas regarder cette maladie comme une phthi-

sie : l'état du poumon ne le permet pas. Ce viscère, dans cette variété de la péripneumonie chronique, est un peu plus ferme, un peu plus rouge que dans l'état naturel ; il est très-pesant, et lorsqu'on l'incise il fournit une étonnante quantité de sang, de sérosité sanguinolente, et d'une pituite séreuse et mousseuse qui découle de toutes parts (Obs. 47) ; mais on n'y voit ni tubercules, ni ulcérations. Cette maladie semble n'être autre chose qu'une phlegmasie chronique, qui engorge le parenchyme du poumon, et irrite la membrane muqueuse des voies aériennes, sans devenir assez violente pour déterminer l'endurcissement désigné sous le nom de carnification du poumon.

On a plus souvent encore confondu avec la phthisie, la *pleurésie chronique* qui suit quelquefois une marche franche, mais qui ne se manifeste d'autres fois que par des symptômes équivoques qui simulent d'autres maladies. (Obs. 40, 42 , 44, 45). Les deux cas de pleurésie qui en ont imposé le plus fréquemment aux médecins pendant la vie des malades, sont : 1°. celui dans lequel la pleurésie chronique n'a été accompagnée d'aucune douleur locale (Obs. 42) ; 2°. celui dans lequel la pleurésie a déterminé un épanchement et des crachats purulens, la fièvre hectique, la toux et le marasme porté au dernier degré. (Obs. 40 et 45). Les ouvertures de cadavres, qui auroient dû, ce semble, mettre à l'abri de toute illusion, n'ont pas été une source

moins féconde d'erreurs, relativement à la distinction de la phthisie et de la pleurésie chronique.
Un certain nombre des malades qui succombent
à cette dernière phlegmasie, ont un épanchement
considérable de matière purulente ou puriforme
dans un des côtés de la poitrine, et quelquefois
dans les deux. (Obs. 40, 41, 42, 43, 44, 45).
Cet épanchement contient souvent une grande
quantité de flocons albumineux, qui nagent dans
le liquide, et des lames albumineuses quelquefois
aussi larges que la main, qui sont étendues d'un
côté de la poitrine à l'autre, et qui ressemblent à
une substance charnue réduite en putrilage. Le
liquide qui s'épanche progressivement dans la
pleurésie chronique comprime le poumon, qui
cède peu à peu, se déforme, se ratatine, et se
réduit à un très-petit volume. Dans cet état, la surface de ce viscère se recouvre d'une couche albumineuse, et même d'une membrane accidentelle,
quelquefois très-dense, enduite d'une matière puriforme. En ouvrant alors la poitrine, on trouve
le poumon dans un état tout à fait méconnoissa-
ble; et la vue des lames albumineuses, de la matière puriforme qui recouvre ce viscère déformé
et réduit à un très-petit volume, fait croire que le
poumon a été détruit presqu'en entier et transformé en une sorte de putrilage. (Obs. 40, 41).
Cependant, si on l'examine avec soin, on le trouve
entier et sans ulcération sous la membrane acci-

dentelle qui le masque. Le poumon du côté opposé est très-sain. Mais comme la pleurésie complique quelquefois la phthisie, on trouve dans les
cas de cette complication des tubercules et des
ulcérations dans le poumon comprimé, et même
ordinairement aussi dans le poumon du côté
opposé.

Il ne faut pas confondre non plus avec la suppuration de l'intérieur des poumons, certains cas
de pleurésie chronique qui en ont imposé fréquemment. Dans les cas dont il sagit, les surfaces contiguës de deux lobes du poumon s'enflam-
ment, se recouvrent d'une membrane accidentelle
très-épaisse et très-dense, contractent sur leurs
bords une adhérence très-intime qui semble les
unir parfaitement et n'en faire qu'un seul lobe.
Au milieu de l'espace qui se trouve entre les deux
membranes accidentelles voisines, il se fait un
épanchement de liquide albumineux, purulent, ou
puriforme, dont la quantité s'élève quelquefois à
plusieurs onces. Un examen superficiel de cette
pleurésie la fait prendre pour une vomique, dont
elle a en effet toute l'apparence. L'erreur devient
bien plus facile encore, lorsque dans ce cas toute
la cavité de la poitrine est dans l'état que nous avons
décrit plus haut, et que le poumon est déformé. On
croit alors qu'un lobe de ce viscère est totalement
détruit, et qu'il y a dans le lobe qui reste un grand
foyer rempli de pus, et une large ulcération qui

a consumé le parenchyme du centre de ce lobe. J'y ai moi-même été trompé avant qu'une longue habitude m'eût appris à vérifier avec un soin scrupuleux l'état intime des organes lésés. Mais un examen attentif du poumon montre que dans ces circonstances, son tissu est sans érosion et tous ses lobes entiers. Le prétendu sac de la vomique détaché avec précaution n'existe plus ; on voit seulement deux fausses membranes, écartées à la partie moyenne de leur surface contiguë, et fortement appliquées l'une contre l'autre sur leurs bords, qui unissent les deux lobes du poumon d'une manière si intime qu'il semble ne plus y en avoir qu'un seul.

Enfin, il y a quelques variétés de pleurésie chronique dans lesquelles on a cru qu'un poumon avoit été complètement détruit, et on a assuré qu'il n'en restoit pas de trace. On a regardé cette destruction du poumon comme un effet de la phthisie. Il ne s'est pas élevé le moindre doute à cet égard. Cependant on a presque toujours trouvé, dans des cas pareils, le poumon de l'autre côté parfaitement sain, ce qui auroit dû inspirer quelque défiance, car presque toujours, dans la phthisie, les deux poumons sont plus ou moins lésés. En décrivant l'état de ce viscère dans le dernier degré de la phthisie, nous parlerons de cette prétendue disparition complète du poumon, et nous indiquerons le moyen de le retrouver à la suite de ces pleurésies chroniques désignées sous le nom de phthisie. En attendant, nous croyons pouvoir tirer de ce qui précède, la conclusion suivante :

Puisque l'état du poumon des phthisiques diffère totalement de celui qu'on observe dans les autres maladies de poitrine, il est incontestable que ces dernières doivent être toujours distinguées de la phthisie, lors même que, dans quelques cas particuliers, elles offriroient des symptômes tout à fait semblables. Nous venons de parler des maladies de poitrine qu'on a regardées quelquefois comme des phthisies. Nous verrons dans la suite qu'on a pris pour des espèces simples de cette maladie, plusieurs de ses complications avec différentes phlegmasies.

CHAPITRE III.

DISTINCTION DES DIFFÉRENTES ESPÈCES DE PHTHISIE PULMONAIRE. LÉSION DES POUMONS, ET SYMPTÔMES QU'ON OBSERVE DANS CHAQUE ESPÈCE.

L'ANATOMIE pathologique force d'admettre six espèces de phthisies pulmonaires. Plusieurs d'entr'elles sont quelquefois réunies dans le même individu : mais on les trouve fréquemment isolées;

2

et c'est dans leur état de simplicité qu'on apprend à les bien distinguer, et à reconnoître ensuite leurs complications, soit entr'elles, soit avec d'autres maladies.

J'ai cru devoir désigner les espèces de phthisies par les dénominations suivantes :

1°. Phthisie tuberculeuse;
2°. Phthisie granuleuse;
3°. Phthisie avec mélanose;
4°. Phthisie ulcéreuse;
5°. Phthisie calculeuse;
6°. Phthisie cancéreuse.

Je n'assure pas qu'il n'existe point un plus grand nombre d'espèces de phthisies : je n'expose ici que le résultat des ouvertures de phthisiques, que j'ai faites, et dont je conserve les détails écrits au moment même de l'inspection. Les symptômes de ces diverses espèces sont fréquemment assez semblables dans les premiers temps de la maladie, dont la marche peut d'ailleurs être accélérée par différentes causes.

Dans l'état actuel de la science, il me paroît plus convenable de distinguer les espèces de phthisies d'après les divers caractères de la lésion du poumon, que d'après la seule différence des symptômes. Jusqu'ici, presque tous les médecins qui se sont occupés de la phthisie, ont suivi une marche différente dans l'établissement des diver-

ses espèces de cette maladie: ils les ont distinguées d'après les symptômes qui les accompagnent, d'après les causes qui les déterminent, ou qui accélèrent leur marche ; et quelquefois aussi d'après leurs complications avec
d'autres maladies. De là , une multiplication
étonnante des espèces; mais delà aussi leur peu de
stabilité. En effet, Morton en admet seize; Sauvages,
vingt; M. Portal, quatorze; M. Baumes, trois;
d'autres auteurs, un plus grand ou un plus petit
nombre. Cette distribution des cas particuliers de
phthisie sous divers titres, est très-convenable
lorsqu'on écrit spécialement dans des vues pratiques , parce qu'on range sous le même titre les
espèces, les variétés, et même les complications
qui présentent les mêmes indications curatives.
Mais sous le rapport nosographique , on ne peut
établir des espèces pareilles : c'est comme si l'on
rangeoit sous la même espèce les oiseaux qui
vivent de la même nourriture. Il suffit , pour
s'en convaincre , d'examiner une ou deux de ces
espèces. Prenons pour premier exemple, la phthisie hémoptoïque. Il est évident que dans cette
prétendue espèce le crachement de sang est tantôt une complication , tantôt un symptôme accidentel, puisqu'il peut survenir dans toutes les
espèces : tandis que quelquefois on n'en voit
pas la moindre trace, même chez des individus affectés de la phthisie tuberculeuse , celle

2*

de toutes les espèces qui se complique le plus souvent de crachement de sang.

En second lieu, la phthisie qui survient à la suite des phlegmasies de poitrine ne doit pas non plus être regardée comme une espèce particulière. En lisant, dans les bons observateurs, le chapitre qui la concerne, et en examinant le résultat de chaque ouverture, on reconnoît que les observations sur lesquelles cette espèce est fondée, ne présentent que des complications d'une phlegmasie avec diverses espèces de phthisies.

La répercussion des dartres, de la gale, le rhumatisme, la syphilis, la coqueluche, la pleurésie, la péripneumonie, les phlegmasies cutanées, comme la variole, la rougeole, la fièvre scarlatine, etc. sont peut-être quelquefois des causes de phthisie ; mais bien plus souvent, comme nous le verrons dans la suite, elles hâtent seulement la marche d'une phthisie qui avoit déjà déterminé une altération dans le poumon. Ainsi, ces diverses causes ne doivent pas constituer des espèces de phthisies, quoiqu'elles présentent des indications importantes à remplir, et qu'elles doivent être décrites scrupuleusement, tantôt comme variétés, tantôt comme complications, dans une bonne monographie. On doit surtout exposer avec soin le traitement des toux violentes qui succèdent quelquefois aux maladies éruptives. En effet, les maladies éruptives et la toux peuvent accélérer la marche d'une phthisie déjà existante , et peut-être déterminer son développemeut dans quelques individus dout les poumons étoient encore sains.

Traçons maintenant le caractère de chacune des six espèces de phthisies.

Première espèce. — *Phthisie tuberculeuse.*

Cette espèce , la plus commune de toutes , est souvent simple (Obs. 1, 3 , 5 , 9 , 10 , 11 , 12 , 16 et 17). Le poumon présente alors des tubercules enkystés (1), ou non enkystés (2). Ces tubercules sont formés par une substance homogène, toujours opaque, de couleur blanche ou d'un blanc sale , tantôt jaunâtre , tantôt grisâtre. Les uns sont seulement contigus au tissu du poumon , et enveloppés d'une membrane bien distincte; les autres ne présentent aucun kyste, et adhèrent au parenchyme pulmonaire par continuité de substance : ces derniers sont ordinairement marqués de quelques lignes noires. Les uns et les

---

(1) Voyez Journ. de Méd. , Chir. et Pharm. Germinal an XI , tom. VI , p. 5, Remarques sur les tubercules.

(2) Voyez Journ. de Méd. , Chir. et Pharm. Ventôse an XIII , tome IX , p. 427 ; et Germinal an XIII , tome X , pag. 32 , Remarques sur la dégénérescence tuberculeuse non enkystée du tissu des organes.

autres sont parcourus par des vaisseaux capillaires sanguins. Le volume des tubercules varie
depuis celui d'un grain de millet , jusqu'à celui
d'une châtaigne. Les tubercules miliaires sont
pour l'ordinaire excessivement nombreux. Quant
aux autres , il y en a d'autant moins qu'ils ont
plus de volume, et quelquefois on n'en trouve que
deux ou trois. Cependant , chez plusieurs phthisiques on rencontre un grand nombre de tubercules de toutes les grosseurs , les uns enkystés, les
autres non enkystés. Les parois des tubercules
enkystés sont ordinairement membraneuses; mais
dans quelques circonstances , elles sont cartilagineuses et même osseuses.

Les tubercules peuvent être dans trois états
différens : ils sont d'abord très-fermes; puis ils se
ramollissent dans leur centre , qui se transforme
en une matière purulente grumeleuse; à la fin ,
ils sont totalement détruits par la suppuration :
leur kyste devient alors le siége d'un ulcère , et
s'ils n'avoient pas de kyste , ils sont remplacés
par une ulcération. Ces ulcères , qui sont le
résultat de la suppuration des tubercules enkystés ou non enkystés , sont presque toujours tapissés par une membrane distincte qui sécrète
le pus. Lorsqu'on ne trouve pas cette membrane,
il y a toujours une couche albumineuse membraniforme qui la remplace , excepté dans les cas
où il est survenu une suppuration du tissu du

poumon, qui s'est enflammé pendant l'époque où la dégénérescence tuberculeuse non enkystée s'est ramollie. Dans cette dernière circonstance, la substance enflammée et le tubercule intimément confondus, se détruisent dans le même temps, et il en résulte une véritable ulcération du tissu propre du poumon, ce qui est dû à la suppuration des parties de cet organe qui n'étoient pas tuberculeuses. Mais dans ce cas, la phthisie tuberculeuse est unie à la phthisie ulcéreuse. Quand la phthisie tuberculeuse est simple, lors même qu'il n'y a que des tubercules non enkystés, la membrane ou la couche albumineuse qui tapissent l'ulcération, existent toujours. Lorsqu'il y a plusieurs ulcérations, elles communiquent les unes avec les autres, et forment dans le poumon un grand nombre de cavités anfractueuses, parfois extrêmement étendues. On voit dans ces cavités deux sortes d'ouvertures : les unes arrondies, qui vont se rendre dans les ramifications bronchiques; les autres irrégulières, qui servent à la communication des tubercules entr'eux. La membrane des parois des tubercules paroît quelquefois se continuer avec la membrane muqueuse des bronches ; mais elle lui est seulement unie, et leur nature est tout à fait différente. Ordinairement, la membrane qui tapisse l'ulcération est continue dans toutes les parties qui communiquent ensemble, et elle fournit une gaîne qui entoure les gros vaisseaux pulmonaires isolés, qu'on remarque souvent dans les anfractuosités de l'ulcère. Le tissu des poumons semble quelquefois avoir disparu presqu'en entier, quoiqu'ordinairement il ne soit pas même ulcéré. Il paroît qu'alors les tubercules l'ont comprimé peu à peu, et en quelque sorte usé, ou du moins réduit à un très-petit volume, par suite de la compression qui a été le résultat de leur développement progressif. On voit pour l'ordinaire, autour des parois de l'ulcère, le parenchyme du poumon plus ou moins altéré, tantôt endurci, tantôt très-peu consistant et facile à réduire en débris irréguliers par une pression médiocre entre les doigts. Quand les ulcérations sont très-petites, le tissu pulmonaire est quelquefois presque sain autour de la membrane qui sécrète la matière purulente.

Symptômes. — Les symptômes de la phthisie tuberculeuse sont décrits dans tous les auteurs qui ont traité de la phthisie pulmonaire. On observe souvent, dans les premiers temps, une toux sèche ; et quelquefois aussi les premiers signes de la maladie ne se manifestent qu'à la suite d'une hémoptysie, d'une phlegmasie de la poitrine, d'une fièvre éruptive, d'un rhume ou de toute autre maladie. Lors même que la phthisie a débuté par une toux sèche, au bout d'un certain temps il survient une expectoration muqueuse, dans laquelle on voit tantôt des filets blancs opaques, tantôt de petits grumeaux semblables à du riz bien cuit, et quelquefois des filets de sang. Insensiblement la maladie fait des progrès : il y a, le soir, une petite fièvre ; et si le sujet est jeune, les pommettes sont alors fréquemment rouges, pendant que la paume des mains devient brûlante. Cependant, le premier degré de cette espèce présente une foule de variétés, soit dans les symptômes, soit dans la durée. La maladie paroît quelquefois prête à se terminer lorsqu'elle acquiert tout à coup une nouvelle intensité. Insensiblement le second degré arrive : la fièvre hectique devient manifeste, l'amaigrissement fait des progrès, l'expectoration devient plus abondante, la constipation et l'insomnie surviennent quelque-fois, de même que les sueurs nocturnes. Enfin, les signes du dernier degré se manifestent tantôt au bout de quelques mois, tantôt seulement à la fin de la première, de la seconde ou de la troisième année, ou même plus tard. La maigreur parvient alors jusqu'au marasme ; la fièvre hectique n'éprouve plus que de légères rémissions ; les sueurs nocturnes, le dévoiement, les aphthes, l'expectoration et la toux épuisent le malade, et entraînent sa perte, après avoir déterminé quelquefois des symptômes de scorbut, surtout chez les jeunes sujets.

Dans les derniers degrés de la phthisie, on

aperçoit fréquemment des traces de pus dans les crachats ; mais cela n'a pas toujours lieu. La matière expectorée par la plupart des phthisiques n'est autre chose que le résultat de la sécrétion de la membrane muqueuse qui tapisse les voiés aériennes. Si, comme on l'a prétendu, le pus existe toujours dans les crachats à cette époque, il y est quelquefois en si petite quantité qu'il est impossible de constater son existence. C'est là ce qui rend la phthisie si difficile à reconnoître, lorsqu'au lieu de porter son attention sur l'ensemble des symptômes de la maladie, le médecin s'attache exclusivement à examiner si les crachats sont puruléns.

Deuxième espèce. — *Phthisie granuleuse.*

Cette espèce est assez commune, quoiqu'il n'en soit pas fait mention dans les auteurs. Les poumons sont farcis de granulations miliaires transparentes, luisantes, quelquefois marquetées de lignes ou de points noirs et brillans. Ces granulations paroissent de nature et de consistance cartilagineuse ; leur volume varie depuis la grosseur d'un grain de millet jusqu'à celle d'un grain de blé ; elles ne sont jamais opaques, et elles ne se fondent pas. Ces divers caractères les distinguent parfaitement des tubercules miliaires, qui ont le même volume, mais qui sont toujours gris ou blancs et opaques, et qui finissent par se fondre en totalité. Les granulations miliaires occasionnent à la longue l'ulcération du parenchyme pulmonaire; et dans ce cas, on voit toujours une couche albumineuse membraniforme qui tapisse l'ulcère, et même souvent une membrane distincte qui revêt les parois de l'ulcération et qui sécrète le pus.

Symptômes. — Lorsque la phthisie granuleuse s'annonce, elle détermine tantôt une toux sèche opiniâtre, tantôt une affection catarrhale accompagnée de crachats glaireux transparens. Assez souvent les premiers signes de cette espèce sont des hémoptysies plus ou moins abondantes, ou un sentiment d'oppression habituelle. Quand la mort survient avant que le poumon soit ulcéré, elle est tantôt la suite de l'hémoptysie, tantôt l'effet du catarrhe pulmonaire chronique, ou de la fièvre hectique, ou même de l'épuisement porté jusqu'au dernier degré de marasme. Lorsque le poumon est ulcéré, cet accident n'est survenu qu'après une longue durée de la maladie, qui a déterminé d'abord une toux sèche et fréquente, avec ou sans hémoptysie, puis le catarrhe pulmonaire chronique, la fièvre hectique et le marasme.

Cette espèce est quelquefois tout à fait simple (Obs. 2, 4, 14 et 15,) : mais presque toujours elle se complique avec la phthisie tuberculeuse, dont elle hâte la marche, et quelquefois aussi elle accompagne l'espèce suivante.

TROISIÈME ESPÈCE. — *Phthisie avec mélanose.*

Cette espèce n'est pas très-rare ; les auteurs l'ont aperçue fréquemment, sans la faire connoître d'une manière distincte. Elle n'affecte que les adultes, et surtout les personnes avancées en âge. Les poumons de ceux qu'elle a fait succomber, présentent des ulcérations plus ou moins étendues, dont les parois sont noires comme du charbon, très-dures, épaisses tantôt de quelques lignes, tantôt de quelques pouces. Les parties éloignées de l'ulcération sont ordinairement très-saines. Mais si la maladie affecte tout un poumon, il est dur, compacte, noir comme l'ébène ou le charbon ; et il ressemble quelquefois à du cuir à demi-brûlé, comme l'ont dit les auteurs qui ont publié des observations qu'on peut rapporter à cette espèce.

Symptômes. — La phthisie avec mélanose est fréquemment de longue durée, et pendant long-temps elle ne détermine, pour l'ordinaire, aucun symptôme alarmant. Les malades ont une toux modérée, accompagnée de crachats blancs ou blanchâtres, qui ne paroissent pas toujours de très-mauvaise nature. Ces crachats sont ordinairement ronds et un peu opaques ; ils nagent

presque toujours dans une assez grande quantité de pituite *diffluente*. Si l'expectoration n'est
pas formée en partie par une matière pituiteuse,
les crachats dont nous parlons ont beaucoup de
consistance; mais ils nagent dans l'eau au lieu de
gagner le fond du vase.

Presque tous les individus affectés de cette
espèce de phthisie sont arrivés à un âge avancé;
ils ont rarement moins de cinquante ans. Quand
la maladie est tout à fait simple, ils n'éprouvent
presqu'aucune souffrance dans la poitrine. Il en
est même plusieurs qui n'y ressentent pas le plus
léger malaise : ils disent seulement que la toux
les empêche de dormir. On les voit maigrir lentement, et leur pouls présente, pour l'ordinaire,
un peu plus de fréquence que dans l'état naturel.
Quelques uns d'entr'eux éprouvent des vomissemens occasionnés par la toux. Dans les derniers
temps de leur vie, plusieurs de ces malades parvenus à un état de marasme extrême, semblent
à peine indisposés, quoique souvent ils crachent beaucoup. Il en est qui meurent très-
peu de jours après le moment où ils se sont regardés comme affectés d'une maladie sérieuse.
Souvent ils deviennent sujets, pendant les derniers
mois de leur maladie, à un œdême des jambes
qui les effraie beaucoup, mais qui cède pour
l'ordinaire avec facilité.

Cette espèce est quelquefois simple (Obs. 19 et 20); plus fréquemment elle est compliquée avec la phthisie tuberculeuse ; mais dans cette complication, les tubercules sont peu nombreux. Elle est aussi quelquefois unie à la phthisie granuleuse, et même à d'autres espèces.

QUATRIÈME ESPÈCE. — *Phthisie ulcéreuse.*

Cette espèce est très-rare. Lorsqu'elle est simple (Obs. 25, 26, 27), il n'y a absolument aucune des dégénérescences précédentes. L'ulcère est formé dans le tissu même du poumon ; il n'est jamais tapissé par une couche albumineuse membraniforme, ni par une membrane distincte, comme le sont les ulcérations, quelquefois très-larges, qui succèdent à la suppuration des tubercules ; il exhale presque toujours une odeur très-fétide et comme gangreneuse. Sa surface, très-inégale et très-irrégulière, est ordinairement recouverte d'un détritus de couleur brune, ou bien d'une matière purulente grisâtre, brunâtre et même noirâtre, d'une odeur fétide presque toujours piquante. On y trouve fréquemment des traces d'hémorrhagie soit ancienne, soit récente ; son étendue est très-variable, tantôt à peine suffisante pour loger une noix, et tantôt capable de contenir trois œufs de poule. Il peut occuper la surface du poumon ; mais c'est ordinairement dans l'intérieur qu'il a son siége. Quand cette espèce n'est point compliquée, il n'y a quelquefois qu'une seule ulcération creusée au centre d'un lobe; et dans les parties un peu éloignées tout est parfaitement sain. Mais quand la phthisie ulcéreuse est compliquée avec une autre espèce, on rencontre presque toujours plusieurs excavations qui communiquent assez souvent les unes avec les autres, et forment quelquefois un grand nombre d'anfractuosités. Dans tous les cas, la partie sur laquelle siége l'ulcère devient compacte. De plus, tantôt elle est sans tenacité, sans consistance, comme putrilagineuse, et facile à réduire par une légère pression en débris irréguliers ; et tantôt elle est ferme, dense et engorgée, dans une étendue de six à dix-huit lignes au-delà de l'endroit ulcéré; ce qui établit alors autour de l'ulcération une sorte de noyau dur, tandis que dans toutes les parties qui en sont un peu éloignées, le poumon reste mou, crépitant et sain. On trouve quelquefois dans les cavités ulcérées, de gros vaisseaux sanguins isolés et dénudés, mais restés entiers malgré la destruction des parties environnantes.

Symptômes. Plusieurs des sujets affectés de cette espèce de phthisie ont, dans le premier degré, une toux accompagnée d'expectoration glaireuse, remplacée, au bout de quelque temps, par des crachats mêlés de filets de sang, et parsemés de stries purulentes. A mesure que la maladie fait des progrès, il survient des douleurs dans la poitrine, s'il n'en avoit pas déjà paru dès le commencement : bientôt après les crachats deviennent manifestement purulens. Il y a quelquefois des hémoptysies graves. Enfin dans le dernier degré, presque tous ces phthisiques ont une fièvre hectique constante et bien caractérisée, une chaleur brûlante, une odeur excessivement fétide qui se fait sentir au loin ; et chez la plupart d'entr'eux l'expectoration exhale une odeur analogue à celle des crachats que rendent les individus atteints de pleurésie chronique, lorsque le pus s'est pratiqué une route dans la trachée-artère, en perçant par un trajet fistuleux le poumon aplati contre le péricarde (Obs. 40, 43 et 45).

La phthisie ulcéreuse a été confondue, dans les meilleurs traités de la phthisie, avec la pleurésie chronique terminée par une expectoration purulente. Cette erreur est facile à reconnoître en parcourant l'histoire des symptômes qu'indiquent ces auteurs, et en lisant les ouvertures de cadavres qu'ils rapportent. Un examen attentif de l'état des poumons peut préserver de cette erreur, après la mort ; et lorsque le sujet est encore vivant, un examen scrupuleux des symptômes de la maladie, et la percussion exercée convenablement sur la poitrine, serviront presque toujours à faire reconnoître la maladie qu'on a sous les yeux. D'autres auteurs ont confondu avec la phthisie ulcéreuse, le der-

nier degré de la phthisie tuberculeuse qui a déterminé de profondes excavations dans les poumons.
Nous avons indiqué précédemment les moyens
de se garantir de toute erreur à cet égard.

Pour l'ordinaire, la phthisie ulcéreuse est tout
à fait simple (Obs. 25 , 26 et 27); mais quelquefois elle se complique avec la diathèse tuberculeuse; et l'on voit quelques tubercules soit dans
les poumons, soit hors de ce viscère. D'autres fois
elle se complique avec la phthisie granuleuse
(Obs. 31); ou bien elle accompagne la phthisie
avec mélanose, et même la péripneumonie chronique. Dans les cas de complication avec les
tubercules, la phthisie ulcéreuse est très-facile à
reconnoître, parce que, comme nous l'avons
déjà dit, il n'y a aucune membrane distincte,
ni aucune couche albumineuse membraniforme
qui revête l'ulcère, dans la phthisie ulcéreuse,
tandis qu'on observe toujours l'une ou l'autre
dans les ulcères qui sont le résultat des tubercules
suppurés.

CINQUIÈME ESPÈCE. — *Phthisie calculeuse.*

Cette espèce, quoique très-rare, a cependant été
signalée depuis longtemps. Le poumon renferme
des concrétions semblables tantôt à de petites
pierres, tantôt à de la craie glomérulée, tantôt

à de petites ossifications. Il est même quelquefois entièrement farci de ces concrétions , qui
sont presque toujours placées dans les glandes
bronchiques ou dans de petits kystes , et quelquefois entre les bronches ou entre les premières divisions des ramifications bronchiques.

Symptômes. — La plupart des sujets affectés
de cette maladie rendent par l'expectoration ,
de petits débris calculeux blanchâtres ou grisâtres,
souvent fort nombreux : la plupart d'entr'eux
ont eu pendant longtemps une toux sèche ; et
quelques-uns ont été affectés de la goutte ou de
colique néphrétique.

Cette espèce est quelquefois simple (Obs. 33
et 34) , mais souvent elle se complique avec les
précédentes. Lorsqu'elle est unie à une autre
espèce , on n'en aperçoit assez ordinairement
que de légères nuances , même après la mort ,
parce que dans ces complications, il n'y a souvent
qu'une très-petite quantité de concrétions calculeuses (Obs. 32 et 39).

SIXIÈME ESPÈCE. — *Phthisie cancéreuse.*

Cette espèce est la plus rare de toutes. Dans les
cadavres de ceux qui en ont été victimes , on
trouve la dégénérescence cancéreuse tantôt simplement contiguë au parenchyme du poumon, tantôt formée par le tissu même de ce viscère. Quand

(35)

les masses cancéreuses sont isolées, on en trouve
ordinairement plusieurs dans le même poumon.
Le tissu pulmonaire est presque sain auprès des
tumeurs cancéreuses, qui peuvent être séparées
avec facilité. Lorsque la dégénérescence cancéreuse n'est point en masses isolées , on voit des
portions du poumon, et quelquefois les glandes
bronchiques, transformées en une substance blanche évidemment cancéreuse. Dans tous les cas, la
dégénérescence est évidemment de même nature ;
elle appartient à la variété du cancer désignée
par M. Laennec , sous le nom de *dégénérescence cérébriforme*. La partie cancéreuse est
blanche , un peu luisante , tantôt ferme, tantôt
déjà ramollie , et toujours parcourue par des
vaisseaux sanguins d'une extrême ténuité. Quand
elle est ramollie , si on la comprime on en fait
sortir , par un grand nombre de points , une matière liquide, blanche , et presque semblable à la
crême. Cette dégénération suit absolument la
même marche que les autres affections cancéreuses (1); et elle imite assez bien, dans sa structure intime , soit les corps cancéreux qui se développent dans le foie (2), soit l'altération de la

(1) Remarques sur les indurations blanches des organes.
Journal de Médecine , an 13 , tome 9 , pag. 285.
(2) Je donnerai au plus tôt , une notice sur les cancers du foie, et j'indiquerai les signes qui les font souvent
reconnoître pendant la vie.

3*

membrane muqueuse de l'estomac devenue squirrheuse. Il ne faut pas confondre le premier degré
de cette dégénérescence cancéreuse, avec le premier degré de la dégénérescence tuberculeuse.
Ces deux altérations n'ont aucun rapport, même
au premier aspect. C'est aux tumeurs cancéreuses
dans leur premier degré , que doit être appliquée
exclusivement la dénomination de squirrhe qu'on
doit refuser aux tubercules et aux glandes tuberculeuses , si on ne veut pas confondre des objets
totalement différens.

Symptômes. —La phthisie cancéreuse suit une
marche fort lente. Ceux qui en sont attaqués ont
d'abord une gêne de la respiration et une toux
qui paroissent peu graves. Quelque temps après ,
la maladie augmente: il y a un peu d'oppression ;
la toux est plus fatigante ; et la plupart des malades éprouvent de temps en temps des douleurs
de poitrine , passagères , mais plus ou moins
insupportables , qui viennent se joindre aux souffrances habituelles. Insensiblement la toux devient
moins sèche ; et elle détermine , chez la plupart
des malades , une expectoration plus ou moins
abondante , et quelquefois très-blanche. La peau
prend communément une teinte d'un jaune pâle ,
comme celle de presque tous les sujets affectés
d'une maladie cancéreuse. Ces phthisiques sont
toujours âgés de plus de trente ans ; et la plupart
d'entr'eux n'ont pas seulement des tumeurs can-

céreuses dans les poumons, ils en ont souvent encore tantôt à la surface du corps, tantôt dans le foie, et tantôt à l'estomac. Dans ces derniers cas, il est évident que la phthisie cancéreuse n'est réellement qu'un effet de la diathèse cancéreuse générale.

On trouve la phthisie cancéreuse tantôt simple (Obs. 35 et 36), et tantôt réunie à la phthisie tuberculeuse ou à la mélanose du poumon.

Les six espèces de phthisies pulmonaires que nous venons de décrire se compliquent souvent entr'elles, et leurs symptômes ont beaucoup d'analogie. Dans toutes, on peut souvent observer la toux, l'expectoration, l'amaigrissement progressif, la fièvre hectique, l'insomnie, la douleur pectorale, le crachement de sang, les vomissemens, la constipation, le dévoiement, les aphthes et l'œdême ; et il n'est aucun de ces symptômes qui ne manque quelquefois. Mais ces diverses espèces, quand elles sont simples, sont des maladies de nature tout à fait différente. Toutes peuvent tenir à une diathèse générale. Aussi nous paroît-il que dans un ouvrage de pathologie on devroit peut-être les séparer, en rapportant chaque espèce à la dégénérescence spéciale à laquelle elle appartient.

CHAPITRE IV.

CONSIDÉRATIONS GÉNÉRALES, TABLEAUX ET RELEVÉS, CONCERNANT LA PHTHISIE PULMONAIRE.

LES diverses espèces de phthisies ne sont pas, à beaucoup près, aussi fréquentes les unes que les autres. D'après les faits que j'ai recueillis, on pourroit déterminer leur fréquence relative, à l'aide de la table suivante, qui a été faite d'après un relevé de neuf cents ouvertures de cadavres.

Phthisies tuberculeuses. 624
Phthisies granuleuses. 183
Phthisies avec mélanose. 72
Phthisies ulcéreuses. 14
Phthisies calculeuses. 4
Phthisies cancéreuses. 3

Total. 900

Dans cette table, j'ai rapporté à la même espèce les cas particuliers dans lesquels cette espèce étoit simple et ceux où elle étoit prédominante.

On voit que la phthisie ulcéreuse, qui a été longtemps regardée comme la plus commune, est en effet très-rare.

Quant à la fréquence de la phthisie, on peut dire qu'elle est véritablement effrayante. Nous placerons ici le relevé du nombre de phthisiques que nous avons trouvés parmi les six cent quatre-vingt-seize individus qui, dans l'intervalle de trois années, sont morts dans deux salles de l'hôpital de la Charité.

1ère. Année. — Du 22 mars 1803 (1er. germinal an XI) au 21 mars 1804 (30 ventôse an XII), inclusivement : parmi les 300 morts, il y avoit 99 phthisiques.

2me. Année. — Du 23 septembre 1804 (1er. vendémiaire an XIII) au 22 septembre 1805 (5me. complémentaire an 13), inclusivement : sur 228 morts, 73 étoient phthisiques.

3e. Année. — Du 1er. janvier au 31 décembre 1806 : sur 168 individus décédés dans les deux salles, il y avoit 72 phthisiques.

Comparaison du nombre total des morts dans les trois années.

Le nombre total des morts s'élevoit à 696, parmi lesquels . . . . . . 244 étoient phthisiques.

On voit par ce relevé, que plus d'un tiers de ceux qui ont péri dans ces deux salles, étoient affectés de phthisie pulmonaire. Il est vrai que le nombre de sujets qui succombent à cette maladie est un peu plus grand dans l'hôpital de la Charité que dans les autres hôpitaux, parce qu'on ne reçoit presque point de phthisiques à la clinique, où l'on fait placer un certain nombre des malades désignés pour entrer à la Charité. Mais en ayant égard à cette circonstance, et en supposant même la phthisie bien moins fréquente chez les gens aisés que chez les autres, on peut établir que sur cinq cents morts, il y en a au moins cent qui ont succombé à la phthisie ; et parmi les quatre cents autres, il y en a au moins cinquante chez lesquels la phthisie compliquoit la maladie qui a causé la mort. On peut donc avancer que la phthisie est une des maladies les plus fréquentes, une de celles qui font succomber le plus d'individus.

Cette maladie affecte tous les âges, depuis la plus tendre enfance jusqu'à la vieillesse la plus décrépite. Des enfans de moins d'une année succombent à la phthisie, et des vieillards plus qu'octogénaires en sont la victime. Il est cependant vrai qu'elle est plus commune depuis la quinzième jusqu'à la cinquantième année qu'à toute autre époque de la vie. Déjà, dans un Mémoire sur les tubercules, lu à la Société de l'Ecole de Médecine le 12 ventôse an XI, et publié dans le journal de Médecine au mois de germinal de la même année, (tome VI, page 16), j'ai donné un tableau comparatif de quatre-vingt-huit phthisiques, morts depuis l'âge de cinq ans jusqu'à celui de quatre-vingts.

Le tableau de cent phthisiques décédés à la Charité depuis le 3 vendémiaire an XII, jusqu'au 26 fructidor de la même année, présente le résultat suivant, sur la fréquence de la phthisie dans les divers âges.

Age.	Nombre de morts.	Age.	Nombre de morts.
15 ans	1	42 ans	6
17.	1	43.	2
18.	2	44.	2
19.	3	45.	2
20.	3	46.	1
21.	2	47.	3
22.	3	48.	2
23.	5	49.	1
25.	2	50.	1
26.	2	51.	3
27.	4	52.	3
28.	1	53.	1
29.	1	54.	2
30.	3	55.	2
31.	3	56.	1
32.	2	57.	1
33.	1	60.	2
34.	2	61.	1
35.	3	62.	2
36.	3	67.	1
37.	1	68.	1
38.	3	69.	1
40.	5	70.	2
41.	1		
		Total	100

Le même tableau , divisé par dixaine d'années :

Age.	*Nombre de morts.*	*Age.*	*Nombre de morts.*
De 15 à 20 ans. . .	10	De 40 à 50 ans. . .	20
De 20 à 30	23	De 50 à 60	15
De 30 à 40	23	De 60 à 70	8
		Total , ...	100

La phthisie-pulmonaire exerce à peu près également ses ravages sur les deux sexes. Elle conduit à la mort dans toutes les saisons , comme on peut le voir d'après le tableau suivant de ceux qui ont succombé à cette maladie dans le cours de trois années , à l'hôpital de la Charité , dans deux salles de médecine.

Iʳᵉ. ANNÉE.		2ᵐᵉ. ANNÉE.		3ᵐᵉ. ANNÉE.	
Du 1er germinal an XI au 30 ventôse an XII; (du 22 mars 1803 au 21 mars 1804.)		*An XIII 1805.*		*1806.*	
	Morts		Morts		Morts
Germinal . . .	9	Vendémiaire.	9	Janvier	8
Floréal	7	Brumaire . . .	4	Février	5
		Frimaire . . .	8	Mars	3
Prairial. . . .	4	Nivôse	3	Avril	1
Messidor . . .	11	Pluviôse . . .	3	Mai	5
Thermidor. .	3	Ventôse. . . .	7	Juin	7
Fructidor et		Germinal. . .	4	Juillet	2
les 5 j. compl.	14	Floréal. . . .	9	Août	13
Vendémiaire.	7			Septembre . .	7
Brumaire . . .	8	Prairial . . .	8	Octobre . . .	7
Frimaire . . .	7	Messidor . . .	6	Novembre . .	7
Nivôse	13	Thermidor. .	2	Décembre . .	7
Pluviôse . . .	7	Fructidor et			
Ventôse . . .	9	les 5 j. compl.	10		
Total	99	Total	75	Total	72

(43)

La totalité de ces phthisiques décédés en trois ans, se monte à deux cent quarante-quatre. En réunissant ceux qui, dans les trois années, sont morts dans la même saison, on a formé le tableau suivant :

Nombre de phthisiques morts en
$\begin{cases} \text{Automne} & 64 \\ \text{Hiver} & 58 \\ \text{Printemps} & 54 \\ \text{Été} & 68 \end{cases}$

Total . . . 244

Ce tableau montre qu'il meurt à peu près un égal nombre de phthisiques dans chaque saison.

La durée de la phthisie est très-variable. Certains individus meurent au bout de quelques semaines, à dater du moment où se sont manifestés les premiers symptômes de la maladie : d'autres vivent plus de cinquante ans, quoiqu'ils en présentent des signes non équivoques pendant tout cet intervalle de temps. Nous placerons ici le relevé de deux cents individus qui sont morts de phthisie sans complication, après une durée très-variable à dater de l'époque où s'est manifestée la toux par laquelle a débuté la maladie. Tous ces phthisiques ont été ouverts ; ainsi il ne peut pas y avoir eu erreur sur l'état des poumons. L'histoire de la maladie a été recueillie avec assez de détail, pour qu'on pût assigner la véritable époque de l'invasion des premiers symptômes de la phthisie.

Durée de la phthisie chez deux cents individus morts de cette maladie, qui n'étoit compliquée d'aucune autre lésion capable d'occasionner la mort.

Durée.	Nombre de morts.	Durée.	Nombre de morts.
25 jours	1	20 mois	3
34 jours	1	21 mois	6
42 jours	1	22 mois	3
45 jours	1	23 mois	2
2 mois	3	2 ans	2
2 mois et demi	4	2 ans et un mois	1
3 mois	5	2 ans et trois mois	3
3 mois et demi	6	3 ans	2
4 mois	6	3 ans et deux mois	1
4 mois et demi	8	3 ans et demi	2
5 mois	6	4 ans	2
5 mois et demi	5	4 ans et demi	2
6 mois	13	5 ans	1
7 mois	18	6 ans	1
8 mois	14	7 ans	3
9 mois	12	8 ans	1
10 mois	8	8 ans et trois mois	1
11 mois	7	9 ans	2
1 an	5	9 ans et un mois	1
13 mois	6	12 ans	1
14 mois	10	18 ans	1
15 mois	5	32 ans	1
16 mois	3	35 ans	1
17 mois	4	40 ans	1
18 mois	2		
19 mois	2	Total	200

On verra encore mieux les différences de durée de la phthisie, en examinant le tableau suivant, où la proportion des morts est indiquée par mois, trimestres, semestres et années.

Mois.	Nombre de morts.	Trimestres.	Nombre de morts.	Semestres.	Nombre de morts.	Années.	Nombre de morts.
1ᵉʳ	1						
2ᵉ	6	1ᵉʳ	16				
3ᵉ	9						
4ᵉ	12			1ᵉʳ	60		
5ᵉ	14	2ᵉ	44				
6ᵉ	18						
7ᵉ	18					1ᵉʳᵉ	124
8ᵉ	14	3ᵉ	44				
9ᵉ	12			2ᵉ	64		
10ᵉ	8						
11ᵉ	7	4ᵉ	20				
12ᵉ	5						
				3ᵉ	30		
						2ᵉ	48
				4ᵉ	20		
						3ᵉ	6
						4ᵉ	5
						5ᵉ	3
						6ᵉ	1
						7ᵉ	3
						8ᵉ	1
						9ᵉ	3
						de la 9ᵉ. révolue à la 40ᵉ.	6

Total . . . 200

La phthisie tuberculeuse paroît être l'espèce qui, dans quelques circonstances, conduit le plus promptement à la mort, en faisant passer par tous les degrés de la phthisie des individus qui, à la vérité, portoient le germe de cette maladie, mais qui jusque là n'en avoient ressenti aucun symptôme. Le malade qui est désigné dans l'avant - dernier tableau comme ayant succombé le vingt-cinquième jour de la phthisie, paroissoit bien portant lorsque cette maladie se déclara le 17 du mois d'octobre 1803. Elle débuta par la toux, l'oppression, les crachats puriformes et sanguinolens, la fièvre et la constipation. Il survint, dès le huitième jour, un dévoiement qui ne cessa plus. Les autres symptômes persistèrent; l'amaigrissement devint excessif en très-peu de jours; les crachats devinrent manifestement purulens; il y avoit des sueurs nocturnes. Enfin, parvenu au dernier degré de marasme, le malade s'éteignit le 10 novembre 1803. A l'ouverture du cadavre, on trouva les poumons remplis de tubercules pisiformes, et de granulations miliaires comme cartilagineuses. Il y avait en outre, surtout dans les lobes supérieurs, un grand nombre de foyers de suppuration formés par des tubercules ramollis. Ces excavations étoient remplies de pus blanc, et plusieurs d'entr'elles auroient pu contenir une noisette. Le tissu pulmonaire n'étoit pas durci aux environs des tubercules ni auprès des petits foyers. Divers endroits du conduit intestinal étoient comme excoriés et légèrement ulcérés.

La phthisie avec mélanose paroît être celle qui, pour l'ordinaire, dure le plus longtemps; mais parmi ceux dont la phthisie persiste pendant un grand nombre d'années , il en est qui sont atteints de la phthisie tuberculeuse. Les tubercules sont alors peu nombreux ; et les ulcérations déterminées par les tubercules , semblent devenues une maladie purement locale , qui n'exerce aucune influence sur les fonctions vitales.

On pourra remarquer avec surprise , que la plupart de nos tableaux ne sont point fondés sur l'ensemble des ouvertures de phthisiques, d'après lesquelles nous avons déterminé la fréquence relative des espèces de cette maladie : quelques-uns, en effet, ne sont basés que sur une centaine d'ouvertures. Pour nous justifier à cet égard, nous devons dire que cela tient à des causes qui nous sont tout à fait étrangères , et qui n'ont pas permis de donner à cette partie de notre travail l'étendue et l'exactitude que nous aurions désirées. 1°. Toutes ces ouvertures n'ont point été faites à la Charité ; 2°. parmi celles des phthisiques décédés à cet hôpital , le plus grand nombre n'a pu fournir des matériaux pour les tableaux précédens , parce que , depuis quelques années , on n'a pu ouvrir dans les salles de médecine , qu'un petit nombre de ceux qui sont morts depuis le mois de novembre jusqu'à la fin de mars de chaque année : les autres ont été livrés aux dissections anatomiques ; ce qui a totalement entravé des recherches en grand, que nous avions commencées, sur l'ensemble des maladies aiguës et chroniques traitées à la Charité. La mutilation de notre travail ne doit point paroître surprenante, puisque, si l'ou n'ouvre pas absolument tous les cadavres, on ne peut rien présenter d'exact sur la totalité des morts, sur la proportion relative des diverses maladies, sur les temps de l'année qui favorisent certaines lésions des organes, etc. Mais, nous le répétons, ce n'est point à la tiédeur de notre zèle, que doit être imputée la discontinuation de la partie la plus importante de nos travaux d'anatomie pathologique.

CHAPITRE V.

ÉTAT DU POUMON DANS LES DIVERSES PÉRIODES DE LA PHTHISIE PULMONAIRE.

LE grand nombre d'ouvertures de cadavres que j'ai faites, m'a permis de voir les poumons dans tous les degrés de la phthisie pulmonaire, parce que plusieurs individus meurent d'une maladie accidentelle, qui vient compliquer la phthisie dans ses différentes périodes. Ainsi, la péripneumonie enlève en quelques jours, des sujets affectés de phthisie au premier ou au deuxième degré : d'autres fois une fièvre continue, une hémoptysie ou d'autres maladies aiguës, font périr des sujets phthisiques ; et c'est surtout dans ces cas que l'on voit l'état du poumon dans les premiers temps de cette maladie.

Mais il est nécessaire de faire ici une observation très-importante. D'après un des tableaux que nous avons placés dans le Chapitre IV, la marche de la phthisie est quelquefois très-rapide, à dater du moment où l'on aperçoit ses premiers symptômes; d'autres fois, elle est extraordinairement lente. Ainsi, cette maladie, sans complication, peut déterminer la mort après quelques semaines, en faisant passer le malade par tous les degrés de la phthisie. D'autres fois, elle se manifeste dans la jeunesse, ne se guérit jamais parfaitement, et continue encore à l'époque de la vieillesse, ainsi que nous l'avons vu souvent, et comme l'attestent tous les bons recueils d'observations relatives à cet objet. Lorsque des vieillards affectés d'une de ces phthisies extrêmement chroniques, succombent à une autre maladie, on voit dans leurs poumons des ulcérations circonscrites, des tubercules peu nombreux; et des endurcissemens très-consistans autour de l'ulcère, qui semble s'être borné et avoir fait, en quelque sorte, l'office d'un cautère.

4

Les faits que nous venons d'exposer montrent comment il arrive que chez quelques individus, on observe à diverses époques de la vie , les signes de la phthisie, qui semble se guérir à demi et se renouveler à diverses reprises. Ils doivent aussi engager à ne pas abandonner totalement les phthisiques. En effet , si presque tous succombent en quelques mois , ou dans l'intervalle d'un à deux ans , il en est cependant qui peuvent vivre un grand nombre d'années , surtout en éloignant d'eux les causes capables de porter dans les poumons un stimulus pernicieux.

Mais si d'un côté, on est un peu rassuré par la longueur de certaines phthisies, d'un autre côté on verra que dans bien des cas , cette redoutable maladie est déjà absolument incurable, lorsqu'on observe les premiers symptômes qui peuvent faire soupçonner son existence , même chez des sujets qui présentent la force , l'embonpoint et la fraîcheur de la jeunesse.

On a admis trois degrés dans la phthisie pulmonaire, savoir : la phthisie commençante , la phthisie confirmée , et la phthisie au troisième degré. La phthisie commençante ne date que de l'époque où le malade éprouve la toux, la gêne pectorale, des mouvemens fébriles , etc. Je crois qu'on devroit admettre, avant cette époque , un temps où cette maladie seroit désignée sous le nom de phthisie occulte ou de germe de la phthisie, parce que, dans plusieurs espèces, avant l'instant où se manifestent les premiers symptômes, il est un intervalle pendant lequel le malade, qui a déjà le poumon profondément lésé, paroît encore jouir de la meilleure santé (Obs. 1, 2, etc.). Nous diviserons ainsi la durée de la phthisie, en quatre périodes, et nous exposerons l'état du poumon des phthisiques à chacune de ces époques. Nous n'assurons cependant point que dans la première, la deuxième, et même la troisième période de la phthisie, tous les malades ont les poumons déjà très-lésés ; nous n'exposons ici que le résultat constant des ouvertures que nous avons faites. Chez les sujets regardés comme phthisiques et morts d'une maladie accidentelle, lorsque nous avons trouvé le poumon parfaitement sain (Obs. 48 et 49), nous avons pensé qu'il y avoit eu erreur dans le diagnostic, et qu'on avoit pris pour des espèces de phthisie, des cas particuliers d'autres affections de la poitrine. Nous avons d'autant plus facilement reconnu cette erreur, que nous guérissions assez souvent des phthisiques dans les premières années où nous traitions des malades ; tandis que nous reconnoissons sincèrement n'en avoir guéri aucun depuis que nous avons mieux approfondi la nature de la phthisie. Nous sommes cependant parvenus quelquefois à pallier les symptômes de la maladie, et même à entraver sa marche. Nous avons aussi guéri plusieurs individus qui toussoient beaucoup , qui expectoroient une matière puriforme , et qui étoient dans un état bien manifeste de fièvre hectique et de marasme commençant (Obs. 5o et 52).

Avant de décrire l'état des poumons dans les diverses périodes de la phthisie , je dois prévenir que c'est surtout dans la phthisie tuberculeuse et dans la phthisie granuleuse , que j'ai vu les lésions du poumon dans les quatre périodes de la maladie. Plusieurs des autres espèces sont rares , et je n'ai pu observer les altérations qu'elles déterminent dans l'organe de la respiration , lorsqu'elles commencent. L'examen de ce viscère, dans les premiers temps de la phthisie , n'est possible que lorsqu'une maladie accidentelle emporte le malade en peu de temps ; et ce n'est que dans les espèces extrêmement communes qu'on peut être témoin d'un certain nombre de ces morts précipitées.

Voici l'état dans lequel nous avons trouvé les poumons dans les quatre périodes de la phthisie :

Première période. — *Phthisie occulte, ou germe de la phthisie* (Obs. 1 , 2 , 3 , 4 , 5 , 6).

Les poumons renferment des tubercules enkystés ou non enkystés. Ils peuvent contenir aussi des granulations miliaires transparentes , ou bien quelqu'autre dégénérescence qui ne gêne pas encore d'une manière notable l'exercice des fonctions de cet important viscère. La substance parenchymateuse est saine ou légèrement endurcie autour de l'altération survenue dans le poumon. Quelquefois les tubercules ne sont pas plus gros que des grains de millet , des lentilles ou de petits pois ; mais d'autres fois aussi il y a déjà des dégénérescences tuberculeuses presqu'aussi grosses que des noix. Le centre des corps tuberculeux n'est point encore ramolli. Les tubercules et les granulations miliaires peuvent être en très-petit nombre , mais quelquefois tout le poumon en est rempli.

Symptômes. — Rien ne décèle encore la lésion des poumons , et aucun symptôme ne fait craindre la phthisie.

DEUXIÈME PÉRIODE. — *Phthisie* nommée *commençante* (Obs. 7 , 8 , 9 , 10 , 34 , 43).

Les altérations du poumon sont un peu plus avancées : un certain nombre de tubercules sont ramollis dans leur centre , ou même suppurent déjà , tandis que le plus grand nombre est encore dans l'état qu'on a appelé tubercule cru. Le tissu du poumon placé autour des tubercules ou des granulations miliaires , ou de toute autre altération , présente une dureté , un engorgement un peu plus étendu , surtout autour des tubercules déjà ramollis.

Symptômes. — Divers symptômes , tels que la toux, un malaise universel, des mouvemens fébriles , etc. , font soupçonner l'existence de la phthisie , ou la décèlent d'une manière manifeste.

TROISIÈME PÉRIODE. — *Phthisie confirmée.*
(Obs. 11 , 12 , 13 , 24, et 32).

Les tubercules encore crus sont moins nombreux ; ceux dont le centre est ramolli sont déjà en bien plus grand nombre que dans la période précédente : il y en a plusieurs dont le pus grumeleux est déjà presqu'entièrement évacué ; quelques autres sont déjà transformés en un petit ulcère. Le tissu parenchymateux est durci autour des tubercules ramollis, plus engorgé et plus lésé autour des tubercules déjà suppurés. Il est encore plus profondément lésé autour des ulcérations commençantes. Quelques-unes de ces ulcérations forment même , vers la fin de ce degré, de petites excavations capables de loger des pois et même des noisettes ou de petites noix ; mais une membrane fine , ou une couche albumineuse membraniforme tapisse toute l'ulcération.

Dans la phthisie granuleuse simple, l'engorgement et l'endurcissement du parenchyme, autour

des granulations , sont plus étendus que pendant
la deuxième période , et l'on aperçoit dans
les ramifications bronchiques une exsudation muqueuse ou puriforme assez abondante.

Symptômes. — Les signes de la phthisie sont
bien manifestes : la gêne de la poitrine , la toux ,
et la fièvre hectique , ne permettent plus de se
flatter ; l'amaigrissement a déjà fait des progrès
bien sensibles.

QUATRIÈME PÉRIODE. — *Phthisie à son dernier
degré,* nommée ordinairement *Phthisie au troisième degré.* (Presque toutes les Observations ,
depuis la 14e. jusqu'à la 39e.).

Les poumons présentent toutes les altérations
qui ont été notées dans les divers écrits relatifs à
la phthisie. Je les ai décrites en parlant des différentes espèces de cette maladie ; et quelques unes
de ces altérations sont exposées d'une manière très-
détaillée dans les remarques que j'ai publiées sur
les dégénéréscences tuberculeuses enkystées (1), et
non enkystées (2) ; mais le poumon n'est jamais
complètement détruit, comme on l'a dit dans plusieurs ouvrages très-estimables. Ce qui a donné
lieu à cette erreur , dont nous avons parlé (cha-

(1) Journal de Médecine, an XI.
(2) Journal de Médecine , an XIII.

pitre II page 14), c'est l'empyème qui est le résultat de la pleurésie devenue chronique, parce que,
dans quelques circonstances, le poumon appliqué,
par la collection purulente, contre le médiastin ou
le péricarde, a été tellement comprimé, et il est si
exactement recouvert par une fausse membrane,
qu'on ne l'aperçoit pas (Obs. 41) : il faut savoir
le chercher pour le trouver. Quelquefois il n'a
pas conservé un pouce d'épaisseur , et il paroît
faire partie du médiastin ou du péricarde. Un
examen, même superficiel, suffit pour faire reconnoître le poumon , dont le tissu n'est point altéré,
mais seulement aplati et entièrement privé de
l'air, qui en a été complètement exprimé par une
compression progressive ; aussi dans presque tous
les cas particuliers de destruction complète d'un
poumon , les auteurs disent : *l'autre poumon
étoit très-sain.*

Symptômes — Le malade épuisé est parvenu
au dernier degré de marasme. Il est tourmenté
par la toux , l'expectoration, la fièvre hectique ,
les sueurs nocturnes , le dévoiement , les aphthes
ou tout autre symptôme.

CHAPITRE VI.

ÉTAT DES DIVERSES PARTIES DU CORPS, CHEZ LES INDIVIDUS QUI SUCCOMBENT A LA PHTHISIE PULMONAIRE.

LE poumon est la seule partie qui éprouve constamment une altération organique, dans la phthisie pulmonaire ; car on ne peut pas compter parmi les lésions organiques , la diminution universelle de nutrition , qui constitue le marasme. Cependant , il y a peu de phthisiques chez qui le poumon soit seul lésé.

Les altérations organiques des autres parties dépendent, les unes, de la nature même de la maladie qui a produit la phthisie ; les autres , du voisinage du viscère lésé ; et quelques autres enfin , paroissent tenir à une liaison d'action du poumon avec d'autres organes. Jetons un coup-d'œil sur ces diverses altérations.

Celles qui sont les plus communes dépendent de la diathèse tuberculeuse , qui est la cause la plus ordinaire de la phthisie pulmonaire. Les lésions que détermine alors cette diathèse, occupent :

1°. Le larynx et la trachée ;

2°. Les intestins, et peut-être tout le conduit alimentaire ;

3°. Les glandes mésentériques ;

4°. Les glandes cervicales.

La lésion du larynx est très-fréquente dans la phthisie pulmonaire : tantôt la membrane muqueuse du larynx est seulement épaissie et un peu rougie ; tantôt elle offre de petites ulcérations semblables à des aphthes. Ordinairement ces petites ulcérations sont le résultat d'un tubercule miliaire ou lenticulaire qui s'est formé dans la membrane muqueuse, ou entre cette membrane et les cartilages du larynx. Ces petites ulcérations s'élargissent et occupent quelquefois un espace presque circulaire, dont le diamètre est de trois à cinq lignes. Cet ulcère est quelquefois superficiel, mais souvent il est profond : la membrane muqueuse est alors tout à fait percée ; et assez ordinairement, dans cette circonstance, quelques uns des cartilages du larynx sont cariés, surtout les arythénoïdes. On voit aussi quelquefois de petites ulcérations dans la trachée-artère et même dans les bronches, mais bien plus rarement.

Voici le tableau comparatif de l'état du larynx dans les cent phthisiques décédés en l'an XII :

Sur 100 phthisiques,

Larynx sain, 83.

Larynx lésé, 17.

Tous ces derniers avoient moins de cinquante ans.

Avant la mort, cette lésion du larynx se décèle par une extinction progressive de la voix, que termine souvent une aphonie complète. Le malade *souffle* alors, en quelque sorte, les paroles, plutôt qu'il ne les prononce d'une manière sonore.

Dans des remarques sur les tubercules, publiées il y a quelques années (1), j'ai décrit la lésion des glandes cervicales et mésentériques devenues tuberculeuses, et j'ai parlé en détail des ulcérations de la membrane muqueuse des intestins déterminées par la même dégénérescence. De toutes les altérations qui nous occupent, il n'y en a peut-être pas de plus remarquables que cette ulcération, à cause de la diarrhée qu'elle détermine fréquemment. Nous parlerons de ce symptôme à l'article du traitement ; mais nous placerons ici le tableau proportionnel de cent phthisiques. On jugera par ce tableau de la fréquence de ces ulcérations.

Sur les 100 phthisiques morts en l'an XII,

      33 — avoient le conduit alimentaire tout à fait sain.

      67 — présentoient des ulcérations dans le canal intestinal.

(1) Voyez Journal de Méd. Chir. et Pharm. germ. an XII, tom. 6, p. 3 ; et germinal an XIII, tom. 10, p. 42.

Chez quelques-uns des malades dont les intestins sont ulcérés, l'ulcération intestinale est le résultat des granulations miliaires transparentes; mais pour l'ordinaire, ce sont les tubercules miliaires qui déterminent cette affection.

Il y a une autre lésion, trop commune dans la phthisie, pour la passer sous silence, et que je crois devoir placer ici : c'est l'excoriation déterminée par les aphthes. Je soupçonne que cette affection tient à la diathèse tuberculeuse exaltée par la fièvre hectique; mais ce n'est ici qu'une simple conjecture, que je me garderai de donner comme un fait positif. Quoi qu'il en soit, les aphthes qui occupent assez souvent la bouche, le pharynx, et même les fosses nasales des phthisiques, ne ressemblent ni aux aphthes qu'on observe dans diverses maladies aiguës fébriles, ni à ceux qui surviennent spontanément en pleine santé. Dans les phthisiques on ne voit presque jamais ces aphthes commencer par une petite vésicule pleine de sérosité, qui se perce et qui est suivie d'un petit ulcère blanchâtre, à bords relevés et à fond conique.

Lorsque les phthisiques ont des aphthes, cette affection éruptive commence par une altération de la membrane muqueuse, qui se couvre d'une infinité de petites plaques blanches comme argentées. Au moment où ces petites plaques se détachent, elles laissent apercevoir la membrane muqueuse, qui est uniformément excoriée , et très-douloureuse. J'ignore à quoi tient précisément cette éruption des aphthes chez les phthisiques; mais on ne peut pas l'attribuer au contact de la matière purulente. Quelques faits prouvent évidemment qu'elle tient à une disposition générale. Nous en rappellerons trois qui paroissent décisifs : le premier, c'est que chez quelques malades les aphthes paroissent en même temps dans la bouche et à l'intérieur des grandes lèvres ; le second, c'est que chez d'autres individus les aphthes surviennent en même temps dans la bouche et dans les oreilles. J'ai vu cette ulcération des oreilles, survenue à l'intérieur du pavillon, percer quelquefois le ·cartilage, et même la peau du côté opposé. Il y avoit alors à l'oreille un petit trou qui, examiné par la partie convexe du pavillon, sembloit avoir été fait par un emporte-pièce. Enfin, lorsqu'il survient des aphthes dans des maladies de l'utérus accompagnées de fièvre hectique , quoique le siége de la maladie soit fort éloigné de la bouche , l'éruption des aphthes ressemble à celle qu'on observe dans la phthisie.

Indépendamment des lésions générales qui tiennent à la nature même de la maladie qui a déterminé la phthisie, nous avons dit qu'il y en avoit d'autres assez communes chez les phthisiques, savoir celles de contiguïté, et celles qui dépendent d'une connexion entre l'action des poumons et celle d'un autre organe.

Nous placerons parmi celles de contiguïté les lésions du péricarde, et surtout celles de la plèvre. Dans toutes les espèces de phthisie, cette dernière membrane est quelquefois recouverte, dans divers endroits, d'une couche albumineuse membraniforme; plus souvent elle est tapissée par des membranes accidentelles bien organisées; et presque toujours elle présente des lames et des filamens cellulaires, qui unissent d'une manière plus ou moins intime le poumon avec les parties contiguës.

Quant au péricarde, il est rarement affecté d'une manière grave par le voisinage de la phthisie; mais le cœur de la plupart des phthisiques présente de petites plaques membraneuses, qui forment comme des taches blanchâtres sur ce viscère. On peut les enlever avec assez de facilité, parce qu'elles ne sont, en quelque sorte, que collées à la surface du cœur. Ces petites plaques sont fibreuses; elles passent à l'état cartilagineux, et enfin à l'état osseux, de même que toutes les autres membranes accidentelles qui se forment sur les membranes séreuses, ainsi qu'on le voit fréquemment à la surface de la rate, sur la portion costale de la plèvre, et dans la tunique vaginale des testicules.

Enfin il est des altérations qui dépendent peut-être d'une certaine liaison d'action entre les poumons et d'autres organes: Parmi ces lésions, la plus remarquable est celle que présente, dans quelques individus, le foie devenu jaune, volumineux et gras. Lorsque ce viscère renferme uue grande quantité de matière grasse, si on l'incise avec un scalpel, il graisse la lame de cet instrument. La graisse dont nous parlons est toujours un peu jaune et terne ; elle ressemble à un mélange de beurre, d'ocre et de soufre ; mais elle est très-douce au toucher.

Quelque petite que soit la quantité de matière grasse contenue dans le foie, il est facile de la reconnoître : il suffit pour cela de placer une petite portion de ce viscère sur du papier qu'on expose à la chaleur du feu. Les parties d'un foie sain soumises à cette épreuve se dessèchent et ne graissent jamais le papier : celles d'un foie gras le graissent toujours d'une manière bien évidente. Il est probable que cette maladie du foie ne dépend pas précisément de l'ulcération des poumons ; car on trouve le foie parfaitement sain dans les cadavres de plusieurs sujets dont les poumons sont ulcérés. Dans d'autres circonstances, le foie est énorme, et presque totalement transformé en matière grasse, chez des individus dont l'organe de la respiration étoit parfaitement sain, et qui ont succombé à une maladie qui n'avoit aucun rapport avec la phthisie pulmonaire.

Nous ne parlerons pas des autres altérations qu'on trouve chez quelques phthisiques, et qui ne dépendent pas de la phthisie. Elles tiennent tantôt à une complication, tantôt à une simple

coïncidence : leur description seroit, par conséquent, déplacée dans cet ouvrage.

~~~~~~

CHAPITRE VII.

COMPLICATIONS DE LA PHTHISIE AVEC DIVERSES MALADIES. EFFET DE CES COMPLICATIONS. ERREURS AUXQUELLES ELLES ONT DONNÉ LIEU.

Dans le chapitre premier, nous avons insisté
sur le caractère essentiel de la phthisie, parce
que, si on venoit à l'oublier, on seroit tenté de ne
pas regarder comme appartenant à cette maladie
les périodes par lesquelles elle débute ; et l'on
prendroit souvent pour des causes de la phthisie diverses lésions qui ont compliqué cette maladie
sans la produire. Examinons comment ces diverses complications ont trompé les observateurs,
et par quels moyens on peut éviter les mêmes
erreurs. Pour parvenir au but que nous nous
proposons, il faut signaler avec soin les complications dont il s'agit, et indiquer comment elles
ont fait illusion.

Nous avons déjà vu que si, dans plusieurs individus, la phthisie pulmonaire parvient à son
~~~~~~

dernier degré dans son état de simplicité ; il est bien des cas aussi où cette maladie se complique d'une autre affection, qui tantôt termine tout à coup la vie du malade, et tantôt hâte singulièrement la marche de la phthisie. Ces cas de complication bien médités, peuvent éclairer les praticiens et prévenir toute erreur. Ils seront d'autant plus instructifs qu'on aura donné plus d'attention aux faits que nous allons développer, et aux résultats auxquels l'ensemble de ces faits conduit nécessairement.

La cause la plus commune de la phthisie est la dégénérescence tuberculeuse, qui est essentiellement une maladie chronique. Pour établir cette dernière vérité, il suffit de rappeler quelques observations de pathologie et d'anatomie pathologique, qui nous paroissent incontestables.

Les glandes des scrophuleux sont assez souvent engorgées. L'engorgement est venu tout à coup, ou insensiblement. Quand il est venu tout à coup, il peut disparoître très-promptement ou persister longtemps. Si une cause accidentelle fait périr un scrophuleux dont les glandes sont ainsi engorgées, on trouve pour l'ordinaire celles qui se sont tuméfiées lentement, transformées en matière tuberculeuse dans toute leur étendue, ou du moins partiellement. Celles qui ont pris un accroissement rapide, sont tantôt blanches, tantôt rougeâtres à leur intérieur ; mais on n'y observe jamais le moindre indice de la dégénérescence tuberculeuse : on en voit, au contraire, des traces manifestes, dans celles qui ont présenté pendant quelque temps, une légère intumescence à laquelle a succédé en dernier lieu, un engorgement beaucoup plus considérable. Si les glandes tuberculeuses viennent à suppurer, cette suppuration est d'une très-longue durée. Il faut que toute la matière tuberculeuse soit expulsée pour que la partie de la glande qui n'étoit que tuméfiée, revienne insensiblement à son état naturel : aussi, dans ce cas, la guérison de l'ulcération qui a succédé à l'abcès est toujours très-tardive. Au contraire, s'il survient un abcès dans les glandes qui n'offroient pas un noyau tuberculeux, la sortie du pus est ordinairement facile, et la guérison assez prompte ; la glande tuméfiée par l'inflammation, se résout ensuite facilement.

Lorsque, chez les individus qui ont une dent cariée et fréquemment douloureuse, il se développe *une glande* sous le menton, la tuméfaction de cette glande peut durer plusieurs années. Si l'on arrache la dent, la glande diminue insensiblement, et l'engorgement se résout tout à fait. Si une maladie aiguë fait périr l'individu pendant que cette glande est engorgée, on ne trouve, après la mort, aucune trace d'affection tuberculeuse dans la glande ; son volume est seulement augmenté et son tissu légèrement rougi. On voit les mêmes résultats dans bien d'autres circonstances, et en particulier lorsqu'on examine les glandes axillaires tuméfiées depuis longtemps par l'effet d'un vésicatoire , situé à la face interne du bras. Ces faits, et plusieurs autres analogues que nous pourrions rappeler, prouvent d'une manière incontestable que toute inflammation chronique ne suffit pas pour rendre une glande tuberculeuse.

Il arrive assez souvent que chez des scrophuleux encore très-jeunes , quelques glandes cervicales se tuméfient ; les unes suppurent ; le gonflement des autres se dissipe tout à fait avec le temps. Mais chez certains individus, quelques-unes des glandes tuméfiées restent volumineuses , dures, et indolentes pendant toute la vie. En examinant ces glandes après la mort de ces sujets, qui parviennent quelquefois à une vieillesse avancée , on les trouve constamment transformées , en totalité ou en grande partie , en matière tuberculeuse. Il semble que dans ce cas , la glande est restée dans un état stationnaire , pareil à celui qu'on observe dans quelques unes des loupes qui se développent sous le cuir chevelu.

La dégénérescence tuberculeuse étant une maladie chronique et indolente par elle-même , on conçoit comment elle peut faire de grands progrès sans altérer les fonctions d'une manière sensible. C'est ainsi que le cancer du sein commençant, acquiert quelquefois le volume d'une amande et

5*

même d'une noix , avant que la personne qui en est affectée s'apperçoive de son existence ; il peut rester ainsi indolent pendant plusieurs mois , et même des années entières. Mais lorsqu'il devient douloureux , et qu'il passe de l'état de squirrhe indolent à celui de cancer ulcéré , la maladie est déjà devenue incurable. On peut bien l'extirper avec le bistouri , mais non la guérir par des médicamens internes.

Il en est de même des tubercules enkystés ou non enkystés du poumon , des granulations miliaires et des concrétions calculeuses. Souvent ces maladies ne donnent des indices de leur existence que par la gêne mécanique qu'elles occasionnent, ce qui arrive quelquefois assez tard. Cette gêne détermine une toux sèche plus ou moins fréquente, mais sans signe évident de maladie, sans altération de la nutrition , et sans fièvre.

Si des sujets ainsi affectés meurent d'une abondante hémoptysie ou d'une autre maladie très-aiguë, on trouve la dégénérescence tuberculeuse à son premier degré : or , quand le poumon est déjà, à cette époque, tout rempli de tubercules , de granulations miliaires, ou de petits calculs , comme on le verra par les observations 1 , 2 , 3 , 4 , 5 , 6 , 7 , 8 , et 34, il est bien évident que la phthisie est incurable dès l'instant où l'on peut soupçonner son existence. Mais s'il n'y a que peu de tubercules , ainsi qu'on l'observe quelquefois, ils peuvent, comme certaines glandes cervicales engorgées, rester dans l'état stationnaire durant plusieurs années, et occasionner des signes réitérés de phthisie qu'on parvient à dissiper jusqu'à une certaine époque. Les tubercules peu nombreux peuvent aussi déterminer des phthisies extrêmement chroniques, et dont la marche s'éloigne tout à fait de celle que suit ordinairement la phthisie.

On doit encore remarquer ici qu'il ne faut pas toujours attribuer le principe de la phthisie, à certaines maladies qui, sans avoir déterminé la dégénérescence tuberculeuse, hâtent sa marche, ou deviennent mortelles par suite d'une autre altération préexistante dans les poumons. Les maladies dont je veux parler ici, sont : 1°. les fièvres éruptives; 2°. la péripneumonie; 3°. la pleurésie; 4°. le catarrhe pulmonaire; 5°. l'hémoptysie ; 6°. les maladies du cœur ; 7°. la syphilis.

Avant d'entrer dans la discussion de ces divers objets, il est nécessaire de remarquer que l'ensemble des observations que nous venons de présenter, prouve que la dégénérescence tuberculeuse est une maladie chronique ; qu'elle est d'une nature spéciale ; et qu'on ne doit pas la regarder comme le résultat d'une inflammation quelconque des glandes ou du système lymphatique. Examinons maintenant ce qui arrive lorsque les maladies que nous venons d'énumérer se rencontrent chez des phthisiques.

I. Les fièvres éruptives , telles que la rougeole, la scarlatine, etc. déterminent une irritation de la membrane muqueuse des voies aériennes : cette irritation se termine quelquefois vers la fin de la maladie éruptive ; d'autres fois elle persiste. Chez quelques sujets, on voit une expectoration excessivement abondante , qui paroît tout à fait purulente (Obs. 48). Quand ils guérissent, on est porté à croire qu'ils ont rendu une vomique ou qu'on les a guéris d'une véritable phthisie. Il en est quelques-uns qui succombent , et l'on est très-étonné de trouver le poumon intact (Obs. 48). Il n'y a d'autre altération qu'un engorgement de la membrane muqueuse des voies aériennes , qui est un peu épaissie et fort rouge, et qui , lorsqu'on la comprime , laisse transsuder une mucosité puriforme. Plusieurs médecins qui ont suivi ou qui suivent les malades de l'hôpital de la Charité , ont été fréquemment témoins de ce fait. Cet état du poumon avoit été déjà bien observé , et de Haen s'est fondé sur des exemples analogues , lorsqu'il a prétendu que le pus se formoit dans le sang. Mais si la plupart des malades qui conservent une irritation pulmonaire à la suite des maladies éruptives, ont le poumon intact ; si presque tous guérissent , il en est quelques autres chez qui rien ne peut amener de soulagement, et qui deviennent phthisiques à la suite de la fièvre éruptive. Parmi ces derniers, quelques uns meurent au bout

de plusieurs mois ; dans le dernier degré de marasme , et l'on se persuade que la phthisie a été
le résultat de la fièvre éruptive mal traitée, tandis
que le germe de la phthisie existoit avant l'invasion de cette fièvre. En effet , il est quelques-uns
de ces malades qu'une cause accidentelle fait périr
dans les premiers jours qui suivent la fièvre éruptive , ou dans le cours même de cette fièvre ; et
l'on trouve chez eux les poumons farcis de tubercules , quelquefois déjà ramollis dans leur centre.
D'ailleurs, ceux qui, à la suite de ces fièvres, parviennent au troisième degré de la phthisie , n'ont
pas de simples ulcérations du poumon , comme
cela devroit être, si la maladie éruptive avoit occasionné une excoriation de la membrane muqueuse des voies aériennes, suivie d'un ulcère du
poumon. Dans cette circonstance , comme après
toutes les autres maladies qu'on accuse d'avoir
produit la phthisie en ulcérant les poumons , on
ne voit que des tubercules , et des ulcérations qui
résultent évidemment des tubercules suppurés.
Ces ulcères, comme nous l'avons exposé précédemment , diffèrent de ceux qu'on observe dans la
phthisie ulcéreuse ; ils sont toujours recouverts
d'une couche albumineuse membraniforme, ou
bien leurs parois sont tapissées par une membrane
distincte ; il y a d'ailleurs , aux environs , tantôt
des tubercules plus ou moins nombreux , tantôt
des granulations miliaires.

On voit fréquemment aussi la phthisie venir à la suite de la péripneumonie ; et l'on ne manque pas d'accuser de cette funeste terminaison, l'insuffisance du traitement administré pour guérir la péripneumonie : mais l'observation prouve que souvent l'affection tuberculeuse a précédé la péripneumonie (Voyez obs. 3 et 9). D'un autre côté, j'ai ouvert un grand nombre de sujets morts d'une péripneumonie chronique, et dans ces cas, il n'y avoit pas de tubercules dans les poumons qui étoient carnifiés ou hépatisés (Obs. 46).

Je puis dire de la pleurésie aiguë ou chronique, la même chose que de la péripneumonie. Mais on ne doit jamais oublier que la pleurésie et la péripneumonie sont bien plus dangereuses chez les sujets affectés de tubercules au poumon, que chez les autres individus. Ces tubercules, placés dans un organe enflammé ou irrité par les secousses de la toux, rendent incurables des pleurésies et des péripneumonies qui auroient pu se terminer par la guérison. Aussi, parmi les malades qui meurent de la pleurésie chronique, ceux qui n'ont pas de tubercules succombent ordinairement bien plus tard que ceux qui en ont ; et la mort de ceux qui offrent cette complication est d'autant plus prompte que la dégénérescence tuberculeuse est plus grande. On observe cela, surtout chez les sujets de dix-huit à vingt-cinq ans, exposés à des causes nombreuses d'irritation des poumons.

II. La péripneumonie et la pleurésie viennent fréquemment aussi compliquer la phthisie parvenué au deuxième ou au troisième degré. Dans ce cas, elles exaspèrent les souffrances du malade et abrègent sa vie; mais il est si évident qu'elles sont des complications de la phthisie, que personne n'est tenté de leur attribuer l'origine de cette maladie.

III. Les catarrhes pulmonaires, aigus ou chroniques, ont aussi été regardés comme la cause de la phthisie qui, d'après ce préjugé autrefois universel, s'appelle encore vulgairement *rhume négligé.* Mais tous les médecins pensent aujourd'hui que, pour l'ordinaire, ce prétendu rhume étoit le premier degré de la phthisie. Il faut cependant se rappeler que les tubercules, en irritant les poumons et la membrane muqueuse des voies aériennes, sont bien capables de provoquer et d'entretenir le rhume; et c'est principalement le catarrhe pulmonaire chronique qui, par sa durée et par l'abondance de l'expectoration, épuise et fait succomber quelques-uns de ceux qui, sans ulcération du poumon, meurent avec la phthisie granuleuse (Obs. 14).

IV. L'hémoptysie, qui est un des symptômes les plus graves de la phthisie pulmonaire, et qui, dans d'autres circonstances, en est une complication, passe pour être une des causes les plus fréquentes de phthisie. Il suffit, pour se désabuser à cet égard, de faire attention aux observations suivantes :

A. Souvent un individu qui n'étoit pas soupçonné phthisique périt tout à coup d'hémoptysie, et le poumon est déjà farci de tubercules (Obs. 4 et 6).

B. Plusieurs sujets qui ont eu des hémoptysies plus ou moins graves n'offrent aucune trace de tubercules ni d'ulcération des poumons, soit qu'ils aient succombé à l'hémoptysie, soit qu'une autre maladie les ait enlevés.

C. Un grand nombre de phthisiques n'éprouvent les premières atteintes de l'hémoptysie que dans le second ou le troisième degré de la phthisie pulmonaire; ce qui montre bien que la phthisie provoque l'hémoptysie, mais non pas qu'elle eu est le résultat.

Il est encore une question qu'il importe de traiter ici : Lorsque la phthisie se déclare après une pleurésie, une hémoptysie, une péripneumonie chronique, ou même après un catarrhe pulmonaire prolongé, ne peut-on pas, ou plutôt ne doit-on pas présumer que la phthisie a été produite par la phlegmasie chronique du poumon?

Cette question est d'un intérêt d'autant plus grand, que plusieurs habiles médecins ont regardé le catarrhe pulmonaire comme la cause la plus fréquente de la phthisie, et ont même avancé que le rhume, par les suites qu'il entraîne, faisoit périr plus d'individus que la peste.

Pour répondre à la question qui vient d'être exposée, il suffit de rappeler les faits suivans :

1º. Je puis assurer que sur mille personnes, il n'y en a peut-être pas une qui périsse d'un catarrhe pulmonaire chronique sans complication. Ce qui a fait regarder le rhume prolongé comme une maladie dangereuse, c'est qu'on a confondu avec le catarrhe pulmonaire diverses affections qui sont accompagnées de quelques symptômes analogues à ceux du rhume. Les affections qui en ont imposé le plus souvent sont, la phthisie au premier degré ; les phthisies très-prolongées ; les péripneumonies chroniques (Observation 46), et enfin les péripneumonies aiguës qui ont compliqué des catarrhes pulmonaires chroniques. Lorsque l'erreur du diagnostic tient à ces deux dernières complications, elle est facile à rectifier, pourvu que les auteurs qui sont tombés dans cette erreur aient tracé des descriptions exactes des maladies dont ils parlent : il suffit de lire les ouvertures de cadavres qu'ils rapportent. Malgré l'espèce de préoccupation que leur a donnée l'idée d'un catarrhe pulmonaire simple, ils disent : le poumon étoit *durci, carnifié, hépatisé ;* ou ils emploient toute autre expression analogue, qui désigne l'état des poumons affectés de péripneumonie aiguë ou chronique, tandis que dans le catarrhe pulmo-

naire chronique simple, le poumon n'est ni carnifié, ni durci : on observe seulement un léger
épaississement de la membrane muqueuse des voies
aériennes, qui laisse exsuder une grande quantité
de matière muqueuse. Cet épaississement et cette
mucosité sont bien visibles soit dans les sujets qui
périssent du catarrhe pulmonaire simple, soit chez
ceux qui, ayant un catarrhe pulmonaire chronique, deviennent la victime de toute autre maladie (Obs. 48 et 49).

2°. L'on voit des tubercules nombreux chez des
sujets qui n'ont été malades que quelques jours, et
qui sont morts d'une péripneumonie (Obs. 3, 9),
d'une pleurésie, d'une hémoptysie (Obs. 4, 6),
ou de toute autre maladie aiguë (Obs. 1, 2, 5,
8, etc.)

3°. L'on rencontre fréquemment le poumon
sans ulcération ni tubercules, après la péripneumonie chronique (Obs. 46), après la pleurésie
chronique (Obs. 41, 42, 44, 45), après l'hémoptysie fréquemment répétée, et après le catarrhe
pulmonaire chronique le plus opiniâtre (Ob. 49).
Ces observations montrent que si, dans quelques
cas analogues, le poumon est tuberculeux ou rempli de granulations miliaires, c'est parce qu'il y
avoit deux maladies. Or, dans les cas de cette
complication, la maladie tuberculeuse peut bien
avoir précédé la phlegmasie (Obs. 10 et 18).

4°. La dégénérescence tuberculeuse étant une

maladie chronique extrêmement fréquente, qui ne garantit pas des autres maladies, et qui en provoque quelques-unes, il n'est pas surprenant qu'on rencontre des tubercules chez plusieurs sujets qui ont éprouvé une phlegmasie chronique de la poitrine. Car lorsqu'une hémoptysie, un catarrhe pulmonaire, une pleurésie, une péripneumonie ou toute autre maladie inflammatoire attaque un individu qui avoit des granulations miliaires ou une affection tuberculeuse des poumons, les granulations et les tubercules, en stimulant continuellement cet organe rendu plus sensible par une phlegmasie, contribuent à entretenir la disposition inflammatoire : ils rendent chronique l'inflammation qui auroit pu se terminer favorablement en peu de jours ; et parmi les phlegmasies qui devoient suivre une marche chronique, les tubercules rendent incurables ou mortelles la plupart de celles qui, par un traitement bien entendu, auroient pu, sans cette complication funeste, se terminer par la guérison. Pour mieux faire sentir cette vérité, nous allons examiner l'influence des tubercules et des granulations miliaires du poumon dans les cas d'inflammation de la plèvre, et l'on verra combien cette phlegmasie est plus dangereuse lorsqu'elle est compliquée d'une dégénérescence préexistante dans l'organe de la respiration.

L'inflammation de la plèvre, à un léger degré

doit être fort commune , puisqu'il n'y a presque aucun cadavre dans lequel on ne trouve des adhérences du poumon avec quelques-unes des parties contiguës. Or, ces adhérences, comme tout le monde le sait, ne surviennent que par l'effet d'une inflammation. Cependant il est rare que le léger degré de phlegmasie suffisant pour déterminer la formation de membranes accidentelles, soit assez intense pour occasionner les symptômes de la pleurésie. Cette légère inflammation de la plèvre se guérit facilement quand elle n'est entretenue par aucune cause particulière. Il n'en est pas de même si le poumon est déjà affecté de granulations ou de tubercules, quelles que soient la nature et la quantité de ceux-ci. Lorsque cette coïncidence a lieu, l'inflammation de la plèvre et la phthisie s'influencent réciproquement, et le malade finit par succomber. On trouve alors, à l'ouverture du cadavre, la plèvre enflammée et le poumon tuberculeux. Mais il ne faut pas conclure de là que c'est la pleurésie qui a déterminé les tubercules ; elle a seulement accéléré la marche de ceux qui tendoient au ramollissement et à la suppuration. Aussi on voit des pleurésies chroniques de longue durée, sans tubercules dans les poumons (Obs. 41, 42, 44, 45); on rencontre des tubercules nombreux dans des sujets dont la pleurésie, quoique chronique, n'a pas duré très-long-temps. On peut même affirmer qu'en général la pleurésie chronique simple est ordinairement de très-longue durée : et quand elle est compliquée de tubercules, la mort, comme nous l'avons dit précédemment, est d'autant plus prompte que les tubercules sont plus nombreux. Enfin, dans les pleurésies chroniques, il y a souvent des tubercules dans les deux poumons, quoique la pleurésie n'occupe qu'un côté de la poitrine ; et fréquemment les tubercules sont plus nombreux du côté où la plèvre n'étoit pas enflammée. D'autres fois, il n'y a de tubercules que dans le poumon du côté opposé à la pleurésie (Obs. 43), ou bien il y a des tubercules au mésentère comme au poumon. Ces faits prouvent que le développement des tubercules dépend d'une diathèse générale, et non pas seulement d'une irritation locale.

5°. L'affection tuberculeuse est très-probablement de nature scrophuleuse, comme M. Portal me semble l'avoir prouvé dans son Traité de la Phthisie pulmonaire : quelques autres auteurs sont aussi du même avis. Or, le vice scrophuleux est une lésion spéciale, qui n'est pas l'effet des affections inflammatoires, même chroniques ; et ce vice ne se développe point chez ceux qui ne sont pas scrophuleux, lors même qu'ils éprouvent une phlegmasie soit aiguë, soit chronique.

Les diverses considérations que nous venons d'exposer, nous paroissent prouver que les affections inflammatoires sont bien plus rarement qu'on

ne pense, des causes déterminantes de la phthisie.
D'ailleurs, comme nous l'avons déjà dit, si ces
phlegmasies occasionnoient cette maladie, la plupart d'entr'elles, à ce qu'il nous semble, devroient
déterminer la phthisie ulcéreuse ; or, c'est précisément le contraire que nous avons constamment
observé. C'est toujours la phthisie tuberculeuse
qu'on rencontre dans les exemples qui sembleroient militer en faveur de la production de la
phthisie par les phlegmasies aiguës ou chroniques. On n'a qu'à consulter, dans les divers traités
de la phthisie, les faits relatifs à cet objet, et l'on
se convaincra, jusqu'à l'évidence, qu'ils doivent
être rapportés à la phthisie tuberculeuse, comme
ceux qui se sont présentés à nous.

V. Les maladies du cœur et la syphilis accompagnent souvent la phthisie pulmonaire ; mais
est-il bien incontestable que ces maladies la produisent quelquefois ? Les faits cités à cet égard ,
ne nous paroissent pas assez décisifs pour établir
l'affirmative.

CHAPITRE VIII.

TRAITEMENT DE LA PHTHISIE PULMONAIRE.

Le traitement de la phthisie diffère selon l'espèce et le degré de cette maladie ; et toujours il doit être adapté à la constitution individuelle des malades, aux complications qui se présentent, et à la prédominance de tel ou tel symptôme. Plusieurs auteurs ont tracé avec précision la conduite qu'il est convenable de tenir dans la plupart de ces circonstances. Mais comme ils n'ont pas toujours assigné avec exactitude les nombreuses complications de la phthisie ; et qu'ils n'ont presque jamais distingué les espèces de cette maladie d'après la nature de l'affection générale qui détermine la plupart d'entr'elles, il devient nécessaire d'indiquer les moyens dont il convient de faire usage dans chaque espèce, et dans chaque complication. Pour parvenir à ce but, je diviserai ce chapitre en quatre articles : le premier comprendra le traitement de la maladie ; le second, le traitement des complications ; le troisième, le traitement des symptômes. Dans le quatrième, je déterminerai les circonstances qui décident, dans chaque cas

6

particulier, quels sont, parmi les moyens proposés contre la phthisie, ceux dont il convient de faire usage; et je tâcherai d'apprécier à leur juste valeur la plupart de ces moyens.

ARTICLE PREMIER.

Traitement de la phthisie, d'après sa distinction en six espèces.

Pendant la vie des malades, il est quelquefois très-difficile, ou même impossible, de distinguer les espèces de phthisies que j'ai cru devoir admettre d'après le résultat des ouvertures de cadavres. Cette difficulté de distinguer plusieurs maladies du même genre, ne doit point paroître surprenante, puisqu'il est même quelquefois impossible de reconnoître si un malade déjà parvenu à un état de marasme, est atteint d'une phthisie pulmonaire, ou d'une autre maladie chronique. On sera frappé de la vérité de cette dernière proposition, en lisant les Obs. 39, 42, 48, 49, 52, 53; et plusieurs autres analogues, qu'on trouve dans l'ouvrage de M. Portal et dans la plupart des observateurs. Néanmoins, à l'aide des symptômes que j'ai assignés à chaque espèce de phthisie, et que présentent presque tous les individus qui en sont affectés, on pourra, dans la plupart des cas, reconnoître la nature de celles que l'on aura à traiter. Mais lorsque cette distinction est impossible, l'obscurité du diagnostic rend les indications bien plus difficiles à connoître et à remplir. En effet, on ne peut connoître avec exactitude les indications que présente la phthisie pulmonaire, que lorsqu'on est parvenu à distinguer son espèce, puisque, comme on le verra bientôt, chaque espèce est d'une nature différente et présente des indications particulières. Or, il est impossible de traiter convenablement un malade sans remplir exactement les indications que présente la nature de la lésion dont il est affecté. Lorsqu'on se trompe sur l'espèce de la phthisie, on se trompe aussi sur la véritable indication, puisque celle-ci est subordonnée à la nature de la phthisie : dèslors on ne peut traiter convenablement la maladie. Si on se décide pour un traitement, on agit au hasard, et souvent on diminue encore les chances de guérison ou de soulagement qui restoient au malade, s'il se fût abandonné aux soins de la nature. Ce que j'avance sur la différence du traitement qui convient à chaque espèce de phthisie, ne peut souffrir aucune contestation : car peut-on espérer de guérir ou de soulager par les mêmes moyens les affections cancéreuses et les affections scrophuleuses, et convient-il de traiter de la même manière la phthisie déterminée par des calculs et celle qui est l'effet d'un ulcère ?

On ne sauroit donc rechercher avec trop de soin quelle est l'espèce de la phthisie que l'on a à traiter, et quelle est sa nature intime. C'est là le point essentiel pour déterminer le traitement convenable. Cet objet a été peu développé par les auteurs, c'est ce qui nous engage à l'examiner ici.

Dans chacune des six espèces de phthisies que nous avons décrites, la dégénérescence des poumons est d'une nature spéciale, et appartient à un genre d'altérations morbifiques qui ne se développent pas exclusivement dans l'organe de la respiration. Pour nous en convaincre, examinons en particulier les maladies auxquelles on peut rapporter les différentes espèces de phthisies. Ces maladies sont les tubercules, le cancer, la mélanose, les calculs, les ulcères, et le développement de cartilages accidentels.

Les affections tuberculeuses et les maladies cancéreuses se développent, comme on sait, non seulement dans les poumons, mais encore dans presque toutes les autres parties. Les concrétions calculeuses se forment aussi dans divers organes; et celles qu'on trouve dans les poumons des phthisiques, paroissent de même nature que les calculs et les amas de matière calcaire, qu'on voit dans les articulations de quelques goutteux. La mélanose est une dégénérescence spéciale qui affecte les poumons, le foie, le mésentère, les intestins, et d'autres organes. Les ulcères peuvent se manifester dans toutes les parties, et la plupart d'entr'eux tiennent à une disposition générale. Les granulations miliaires transparentes, sont une affection qui tient au développement spontané de cartilages accidentels; et ces cartilages ne se forment pas seulement dans les poumons , mais encore dans les intestins , dans le péritoine , dans la matrice , dans le cœur et dans plusieurs autres parties.

Telles sont les six maladies générales qui occasionnent autant d'espèces de phthisies. On voit que ces maladies n'appartiennent pas exclusivement aux poumons; que toutes sont d'une nature différente , et que chacune détermine une espèce particulière de phthisie. La ressemblance de la plupart des symptômes de ces diverses espèces de lésions des poumons , tient à ce que , dans toutes , c'est le même organe qui est lésé ; mais il y a dans chaque espèce une réunion de symptômes qui la caractérisent. Le diagnostic n'est donc point impossible , et la ressemblance de la plupart des symptômes ne doit pas empêcher de convenir que ces altérations du poumon sont réellement des maladies de nature tout à fait différente : il seroit absurde de regarder la mélanose comme une dégénérescence de même nature que les granulations cartilagineuses. Cela est tellement évident, qu'on ne doit pas même supposer qu'il puisse y avoir deux avis à cet égard.

- Ces considérations sont extrêmement importantes sous le rapport de la médecine pratique.

En effet, pour établir un traitement rationel de la phthisie, il faut principalement examiner la diathèse spéciale qui a produit la lésion des poumons, parce que souvent cette lésion n'est qu'un résultat de la maladie générale. Aussi dans la phthisie cancéreuse, on voit quelquefois des squirrhes dans divers organes; et dans la phthisie tuberculeuse on observe fréquemment des tubercules dans plusieurs parties.

Le traitement de la phthisie tend à prévenir l'invasion de cette maladie, et à la combattre lorsqu'elle s'est manifestée. Pour la prévenir, il faudroit surtout remédier à la disposition générale qui y conduit; et quand la phthisie s'est déclarée, c'est encore en grande partie contre cette disposition générale qu'on doit diriger les moyens curatifs. Mais n'oublions jamais que, quel que soit le traitement qu'on a choisi, s'il paroît soulager, on doit insister longtemps sur son emploi, et ne pas l'administrer de telle manière que son effet ne soit que momentané : car dans ce dernier cas on n'en retire presqu'aucun avantage. Cette remarque peut s'appliquer à un très-grand nombre de cas dans le traitement des maladies, en général.

Nous exposerons dans cet article le traitement des six espèces de phthisies pulmonaires, lorsqu'elles suivent leur marche dans leur état de simplicité. Mais les complications de la phthisie avec diverses maladies accidentelles, et la prédominance de certains symptômes dangereux qui surviennent pendant le cours de la maladie, exigent des modifications dans le traitement consacré aux diverses espèces. Je parlerai dans le 2ᵉ. et le 3ᵉ. article, de ces différentes modifications, que je me contenterai d'indiquer. On trouvera d'ailleurs les détails les plus précis sur l'emploi des moyens curatifs dans les traités particuliers de la phthisie : on y verra même ce qu'il convient de faire dans chaque complication ; car la plupart des auteurs ont réuni sous le même nom, et comme appartenant à une même espèce, les variétés et même les complications qui présentent les mêmes indications, et qui nécessitent l'emploi des mêmes moyens. La lecture de leurs ouvrages ne laissera aucun doute à cet égard, dès qu'on aura bien médité les faits que j'expose dans ces Recherches sur la phthisie.

Jetons maintenant un coup-d'œil rapide sur les principes généraux du traitement qui convient à chaque espèce de phthisie, et indiquons sommairement les moyens particuliers dont il est utile de faire usage lorsqu'on est parvenu à connoître la nature de la phthisie dont on observe les symptômes. Nous avons tracé dans le chapitre III les symptômes et la marche de chaque espèce de phthisie ; nous ne croyons pas devoir y revenir ici : mais nous développerons avec plus de détail la nature intime de chacune des espèces de ce genre de maladies.

1°. *Traitement de la phthisie tuberculeuse.* Cette maladie est de nature scrophuleuse : elle est souvent héréditaire. On doit chercher à la prévenir dans les personnes qui ont la poitrine étroite et allongée, les épaules saillantes, le col trop long, et les lèvres épaisses. Mais, lors même que des sujets nés de parens scrophuleux ont la plus belle conformation de la poitrine, ils ne doivent pas être regardés comme à l'abri de la phthisie héréditaire, si quelqne individu de leur famille est mort de phthisie tuberculeuse. De même que ceux dont la poitrine est trop étroite, ils seront soumis aux règles que l'hygiène prescrit contre les effets des scrophules ; et dans le traitement de leurs indispositions les plus légères, on n'oubliera jamais qu'il y a chez eux un vice scrophuleux et une disposition à la phthisie : on les préservera souvent ainsi de cette redoutable maladie. Si ces moyens sont insuffisans, dès que les premiers symptômes de la phthisie se manifesteront, on se hâtera de prescrire l'usage des secours particuliers qu'exige le siége de la maladie : on continuera d'ailleurs le traitement que réclame le vice scrophuleux. Nous exposerons ce traitement dans le quatrième article de ce chapitre ; mais nous devons remarquer ici que la phthisie tuberculeuse étant l'espèce la plus commune, le traitement qui lui convient est aussi le mieux connu : c'est celui qu'on a conseillé indistinctement contre la phthisie, dans la plupart des ouvrages sur cette maladie. Quant aux modifications qu'on doit apporter à ce traitement d'après les différentes complications ou la prédominance de quelques symptômes dangereux, nous en parlerons dans le second et le troisième article de ce chapitre.

2°. *Traitement de la phthisie granuleuse.* La phthisie granuleuse paroît tenir au développement d'un très-grand nombre de petits corps cartilagineux. La médecine ne peut détruire ces cartilages accidentels, non plus que ceux qui se développent dans d'autres parties. Pour l'ordinaire, les corps de nature cartilagineuse sont peu inquiétans ; la plupart passent à l'état osseux, et n'occasionnent presqu'aucun désordre. Mais il n'en est pas de même de ceux qui se développent sous la membrane muqueuse des voies aériennes, et sous celle du conduit alimentaire : ils deviennent souvent des causes de mort, comme les cartilages placés soit aux orifices du cœur, soit à l'intérieur de la matrice. Les granulations miliaires du poumon, à moins qu'elles ne soient en très-petit nombre, entraînent à leur suite des toux rebelles, le catarrhe pulmonaire chronique, l'hémoptysie, l'ulcération du poumon, le marasme, la fièvre hectique et la mort.

Dès que le médecin aperçoit quelques symptômes qui annoncent le développement de ces granulations miliaires, il ne doit rien négliger pour en retarder les funestes résultats. Dans cette vue, il cherche à prévenir ou à modérer les altérations que ces corps cartilagineux occasionnent dans l'organe de la respiration ; et il pallie les symptômes qu'il ne peut faire disparoître.

D'après la nature de la phthisie granuleuse, cette maladie exige dans tous les temps de sa durée, et surtout à son invasion, l'usage des révulsifs, des calmans, des adoucissans et des narcotiques.

On a recours aux vésicatoires, aux cautères, aux bains de pied, quelquefois à la saignée. On prescrit le petit-lait, le lait d'ânesse, les bouillons de veau, de poulet, de grenouille, et un grand nombre d'autres remèdes analogues. Mais parmi tous ces moyens, il n'en est peut-être pas de plus avantageux que ceux qui diminuent l'excitabilité des poumons. Nous avons employé dans cette vue, avec le plus grand succès, les extraits de ciguë, de jusquiame, de belladone, d'aconit, soit isolément, soit combinés entr'eux, et quelquefois unis à l'opium. Nous avons ainsi appaisé la toux et diminué les symptômes alarmans. Mais lorsque le catarrhe, la phthisie, ou la fièvre hectique se sont déjà manifestés, ces derniers médicamens sont insuffisans. On retire alors de grands avantages des délayans, dont nous avons parlé, et des

révulsifs. On insiste sur ces moyens, afin de retarder autant qu'il est possible la marche de ces maladies, qui toutes peuvent devenir mortelles, sans
en excepter le catarrhe pulmonaire chronique, qui
épuise le malade par l'abondance de l'expectoration
qu'il détermine. Dans ce catarrhe symptomatique,
de même que dans le catarrhe pulmonaire chronique essentiel, on obtient les meilleurs effets des résineux et des balsamiques, prodigués trop fréquemment avec une confiance aveugle, dans toutes les
espèces de phthisies, et dans toutes les époques
de leur durée.

3°. *Traitement de la phthisie avec mélanose.*
Cette espèce survient ordinairement dans un
âge avancé. Elle est incurable : mais elle est souvent peu douloureuse, et sa marche est quelquefois extrêmement lente. Il semble que la plupart
de ceux qu'elle fait périr ne succombent que par
l'effet de l'épuisement des forces, et du marasme,
qui sont produits tantôt par la fièvre hectique,
tantôt par la débilité des organes digestifs, et
quelquefois par l'abondance de l'expectoration,
ou par l'insomnie. Lorsqu'on traite des individus
atteints de cette espèce de phthisie, on prolonge
leurs jours par l'usage bien entendu et alterné
des calmans, des analeptiques, des toniques et
des amers. On prescrit le quinquina, le cachou, la
gentiane, le lichen d'Islande, l'opium, les gelées
animales ou végétales. Il convient également d'en-

gager les malades à éviter tout ce qui seroit capable de porter une nouvelle cause d'irritation dans le poumon déjà lésé. Il faut surtout défendre les excès de café, de vin et de liqueurs alkooliques. Ces boissons contribuent à entretenir les vices de la digestion , l'insomnie et la fièvre hectique. Quoiqu'on ne doive pas tout à fait en proscrire l'usage , il faut le limiter avec soin ; attendu que la plupart de ces malades ont un penchant décidé pour les substances excitantes, qui paroissent leur redonner des forces, et leur rendre la santé pour quelques instans.

4°. *Traitement de la phthisie ulcéreuse.* Cette maladie est de même nature que les autres ulcères, et elle exige le même traitement général. Si l'ulcération du poumon n'étoit pas entretenue par une cause locale ou par une diathèse générale, il est probable qu'elle ne seroit pas incurable ; car il est aujourd'hui bien reconnu que lorsque les ulcères ne sont point entretenus par les complications dont il s'agit, ils marchent spontanément vers la guérison. C'est pour cela que les cautères sont si faciles à guérir ; ils tendent même à se cicatriser avec tant d'énergie, qu'il est quelquefois impossible de les entretenir. Si la plupart des ulcérations du poumon ne guérissent pas, cela ne tient point au mouvement de cet organe, puisque ce mouvement n'empêche pas la guérison des plaies du poumon produites par une cause externe;

et nous avons même trouvé une balle de mousquet renfermée dans un kyste accidentel et placée au milieu d'un lobe sain. Il faut donc rechercher la cause de l'opiniâtreté des ulcères du poumon dans un vice particulier ; et c'est ce vice universel ou local, qu'on doit surtout combattre. On jugera de la nature de l'ulcère par l'état général du malade et par l'expectoration : c'est d'après cet examen qu'on se décidera sur le choix des moyens généraux qu'il conviendra d'employer. Il ne faut pas cependant négliger tout à fait le traitement local ; mais comme on ne peut appliquer aucun topique, on pourroit essayer de faire respirer au malade des vapeurs médicamenteuses, des fluides aériformes, et un air approprié à la nature présumée de l'ulcère. On doit en outre prescrire le repos, ou un exercice modéré, et une nourriture très-légère prise en petite quantité. Si l'ulcération du poumon paroissoit être peu étendue, il seroit convenable d'employer les révulsifs les plus puissans, et d'établir à l'extérieur de très-larges exutoires.

5°. *Traitement de la phthisie calculeuse.* — Quoique dans la plupart des cas, les calculs pulmonaires soient formés par du phosphate de chaux, on ne peut pas affirmer que tous sont de même nature, parceque les analyses faites jusqu'à ce jour n'ont pas été assez multipliées.

Du reste, quelle que soit la composition de ces concrétions d'apparence crétacée, on ne connoît pas encore de médicament capable d'en délivrer les malades, non plus que des autres calculs qui se développent dans divers organes : peut-être n'en connoitra-t-on jamais. La phthisie calculeuse est donc incurable; et elle doit devenir mortelle toutes les fois qu'il y a une grande quantité de cette matière calculeuse dans les poumons. Mais on peut toujours être utile aux personnes affectées de cette redoutable maladie : on retarde quelque-fois leur mort, et presque toujours on diminue leurs souffrances. Pour parvenir à ce but, il convient d'employer un traitement analogue à celui de la phthisie granuleuse. On retireroit peut-être encore quelques avantages de divers médicamens que le caractère chimique des calculs expectorés pourroit engager à essayer.

6°. *Traitement de la phthisie cancéreuse.* Cette espèce de phthisie est de même nature que les autres cancers. Il est donc évident qu'elle doit être traitée par les médicamens qui ont paru les plus convenables pour guérir les squirrhes, ou plutôt pour ralentir la marche des maladies cancéreuses. Parmi ces médicamens, on compte principalement les extraits d'aconit, de jusquiame, de ciguë, de belladone, de pavot, et un grand nombre d'autres substances dont il seroit superflu de parler ici, puisqu'on peut consulter à cet égard plusieurs ouvrages dans lesquels le traitement des affections cancéreuses est exposé avec soin.

ARTICLE II.

Traitement des complications de la phthisie.

Pour traiter convenablement la phthisie, quelle que soit son espèce, il ne suffit pas toujours de combattre la diathèse générale qui a déterminé la lésion des poumons : on est souvent obligé de remédier aux complications accidentelles qui accélèrent la marche de la phthisie, et qui pourroient même déterminer une mort prompte.

Parmi ces complications, les unes, comme les fièvres éruptives et les hémoptysies, arrivent surtout dans les premiers temps de la maladie ; les autres, comme la pleurésie et les inflammations partielles du poumon, surviennent principalement dans la deuxième ou la troisième période, et même lorsque la phthisie est parvenue au dernier degré: Les complications qu'il devient souvent indispensable de combattre, sont :

1º. Les maladies éruptives aiguës ;

2º. La répercussion des maladies cutanées ;

3º. Le catarrhe pulmonaire aigu ;

4º. Le catarrhe pulmonaire chronique ;

5º. La coqueluche, et quelques autres affections convulsives.

6°. L'hémoptysie ;

7°. Les inflammations partielles du parenchyme pulmonaire, autour des altérations locales qui causent la phthisie ;

8°. L'inflammation de la plèvre.

Parcourons ces diverses complications, et examinons les moyens par lesquels on peut diminuer les dangers qu'elles entraînent.

1°. Dans le traitement des maladies éruptives aiguës qui surviennent chez les phthisiques, il convient de modérer l'inflammation pendant la durée de la phlegmasie cutanée. Lorsque l'éruption a parcouru tous ses degrés, il devient nécessaire de combattre l'irritation pulmonaire, si elle persiste, ce qui n'est que trop ordinaire. On est alors obligé de faire usage de la saignée, des délayans, des bains, et même des vésicatoires, des purgatifs et des opiacés. Ces divers moyens deviennent souvent indispensables, surtout à la suite de la rougeole, de la fièvre scarlatine, et de quelques autres affections analogues.

2°. Lorsqu'une maladie cutanée chronique a précédé la phthisie ou s'est déclarée pendant son cours, il faut entretenir à l'extérieur la maladie éruptive, et l'y rappeler si elle a disparu ; ou suppléer à sa disparition. Si on ne peut la faire reparoître, les exutoires, les sudorifiques, la douce-amère, les eaux hydro-sulfureuses, etc., et les autres médicamens consacrés au traitement des maladies cutanées , deviennent utiles dans les cas dont il s'agit ici.

3°. Les rhumes ou catarrhes pulmonaires aigus, qui compliquent la phthisie, doivent être combattus avec un soin particulier; car ils accélèrent singulièrement la marche des tubercules placés dans les poumons; et ils les font passer à l'état de suppuration bien avant l'époque où la maladie , sans complication, auroit produit ce funeste résultat. On remédiera à ces rhumes par les moyens connus, qui seront combinés avec les médicamens particuliers que réclame la phthisie qu'ils compliquent.

4°. Le catarrhe pulmonaire chronique s'unit assez fréquemment avec la phthisie, et cette complication exige des médicamens excitans et toniques : mais il faut faire un choix d'après la connoissance de l'état dans lequel se trouve le malade. Quand cette complication se rencontre chez des sujets très-irritables, et disposés à l'inflammation par les plus petites causes, on peut associer avec avantage les opiacés avec les amers et les toniques. La gelée de lichen d'Islande et les sirops faits avec cette substance unie aux sudorifiques, deviennent très-convenables, de même que les autres médicamens analogues. Mais , si la trop grande excitabilité du malade ne s'y oppose pas, on retirera de bien plus grands avantages encore les résineux et les balsamiques, tels que la téré-

7

benthine , le baume de Tolu , le baume de Copahu , le sirop de Tolu , les pilules balsamiques de
Morton, le baume de Lucatel, etc.

5°. La coqueluche et les autres affections convulsives méritent aussi une attention particulière.
C'est ici surtout , que les antispasmodiques deviennent quelquefois indispensables,de même que
les opiacés , et dans certains cas les vomitifs et
les purgatifs. Ces évacuans agissent ordinairement
d'une manière très-marquée comme révulsifs.
Mais lorsque la maladie convulsive tient à un état
spasmodique du cœur , il n'est rien qui produise
d'aussi bons effets que la digitale pourprée.

6°. L'hémoptysie , assez fréquente chez les
phthisiques, exige les soins indiqués par tous les
auteurs qui se sont occupés de l'hémoptysie par
disposition phthisique. On emploie ordinairement
la saignée , les rafraîchissans , le vésicatoire,
et, vers la fin , on prescrit quelquefois de légers
astringens , tels que le suc d'ortie , le sirop de
coings , etc.

7°. Il survient assez souvent dans les poumons
des phthisiques, plusieurs inflammations partielles autour des altérations locales qui constituent
le germe de la phthisie. Lorsque cette complication a lieu , le malade éprouve tantôt des points
douloureux , tantôt un sentiment d'oppression,
de chaleur , de malaise intérieur indéfinissable ;
le pouls s'élève ou devient tendu et roide ; assez

souvent la face est plus animée et les forces sont abattues. Pour remédier à cette complication, on suspend le traitement de la phthisie, ou bien on le modifie, et en même temps on fait usage des moyens propres à combattre l'affection inflammatoire qui vient compliquer la maladie. C'est alors surtout que conviennent la saignée, les sangsues, les délayans, le petit-lait, les bouillons de veau et de poulet, et les autres moyens usités contre les phlegmasies qui se manifestent chez les individus doués d'une constitution foible, ou affectés d'une maladie chronique.

8d. L'inflammation plus ou moins étendue de la plèvre, vient souvent aussi aggraver les maux des phthisiques. La douleur locale décèle ordinairement cette inflammation ; et lorsque cette douleur n'a pas lieu, ce qui arrive assez souvent, on voit néanmoins paroître la plupart des autres signes généraux qui font connoître les phlegmasies. Le pouls, la chaleur de la peau, la coloration de la face, la diminution subite des forces, etc. servent à reconnoître cet état, qu'il est quelquefois indispensable de combattre, même dans le troisième degré de la phthisie, par les saignées, les sangsues, les vésicatoires et autres topiques analogues. Nous avons vu des sujets qui paroissoient aux portes du tombeau, et qui ont vécu plusieurs mois à l'aide de ces secours, prudemment administrés. C'est surtout dans les complications inflammatoires qu'il faut soumettre le malade à une diète sévère longtemps prolongée , et à l'usage de tous les antiphlogisti-ques recommandés dans ce cas par divers auteurs.

A R T I C L E   I I I.

Traitement des symptômes.

Lorsqu'on a dissipé les complications dange-reuses , on reprend le traitement de la maladie ; mais trop souvent , la phthisie sans complication suit une marche funeste , que rien ne peut arrê-ter , et qui doit entraîner la mort. Le médecin peut encore être très-utile dans ces cas désespérés, Il n'opère point la guérison , mais il diminue l'in-tensité de quelques symptômes , qui livrés à eux-mêmes, deviennent assez violens pour abréger la vie des malades et rendre leurs derniers jours affreux.

Les symptômes qu'il est quelquefois nécessaire de combattre , dans les divers degrés de la phthi-sie , sont :

1°. La fièvre ; 2°. la toux ; 3°. l'insomnie ; 4°. le crachement de sang ; 5°. les douleurs de poitrine ; 6°. les sueurs nocturnes ; 7°. les vomissemens ; 8°. les aphthes ; 9°. le dévoiement ; 10°. l'œdème.

Parmi ces symptômes , les uns sont principale-ment dangereux dans les premiers temps de la maladie ; les autres sont surtout redoutables dans le dernier degré. Mais il n'en est aucun qui ne puisse déterminer une mort prompte , lorsqu'il acquiert une trop grande intensité ; et c'est en modérant la gravité de ces symptômes prédominans, qu'on diminue les souffrances du malade, et qu'on prolonge quelquefois ses jours jusqu'à ce qu'il soit arrivé au dernier degré de la consomption.

1°. *Traitement de la fièvre.* — Lorsque la fièvre est très-violente, si elle tient à quelque complication , on la modère en combattant la complication. Lorsque la fièvre ne dépend que de la marche de la phthisie, il convient d'examiner si les redoublemens commencent par le frisson ou sans frisson. Dans le premier cas, on réussit quelquefois à modérer la fièvre en employant l'extrait de quinquina , de gentiane , de centaurée , de feuilles d'oranger , et même le quinquina en substance ; et l'on parvient fréquemment à faire cesser le frisson qui accompagnoit les paroxysmes. Si la fièvre est violente , et sans frisson au commencement des redoublemens, on varie le traitement d'après l'idiosyncrasie de l'individu. Je l'ai vue souvent diminuer beaucoup par l'usage des bains, des pectoraux adoucissans , et chez d'autres individus , par les toniques et l'opium. On se décide pour les uns ou les autres de ces moyens, d'après l'état général du malade.

2°. *Traitement de la toux.* — Lorsque la toux tient à la nécessité d'expectorer les matières sécrétées , il seroit dangereux de la combattre. Mais souvent elle est due à un excès d'excitabilité, à une disposition convulsive, etc. Alors elle détermine quelquefois des quintes qui menacent de suffoquer les malades, lors même que l'expectoration est presque nulle; d'autres fois cette toux occasionne des vomissemens presque continuels.

Les pilules de cynoglosse, les extraits de jusquiame, de belladone, et quelquefois les antispasmodiques, tels que le musc et l'assa-fœtida, peuvent modérer cette toux, qui chez d'autres malades ne cède qu'au bouillon de grenouille, à l'eau de veau, à la tisane de mou de veau, etc, Je ne pourrois pas indiquer avec précision, quels sont ceux de ces moyens qu'il convient d'employer dans chaque cas particulier; car j'ai vu des malades qui sembloient tout à fait dans la même position, et doués d'une constitution analogue, et qui cependant n'étoient pas soulagés par le même moyen. Je dois seulement observer que lorsqu'on a fait choix d'un médicament, on doit en continuer longtemps l'usage, lorsqu'il opère une diminution de la toux ; si on l'abandonne trop tôt, la toux ne tarde pas à reparoître.

3°. *Traitement de l'insomnie.* — Si l'insomnie est l'effet d'un autre symptôme prédominant, on ne peut la faire cesser qu'en combattant le symptôme qui la détermine. Mais lorsqu'elle est indépendante des autres symptômes, il convient de la combattre par les moyens que l'état général du malade peut suggérer, et en outre, on donne de l'extrait d'opium gommeux, ou du sirop dia-code, ou quelque autre préparation opiacée. Mais il convient de n'administrer les narcotiques que de deux jours l'un : car autrement, si le malade est déjà constipé, ils augmentent presque toujours la constipation, ou bien ils occasionnent des sueurs abondantes ou ils produisent quelque autre effet nuisible.

4°. *Traitement du crachement de sang.* — Il ne s'agit point ici de l'hémoptysie, qui est une complication plutôt qu'un symptôme : le crachement de sang dont nous parlons consiste dans l'expectoration de quelques filets ou de quelques gouttes de sang qui teignent les crachats dans différens temps de la maladie. Ce redoutable symptôme peut amener l'hémoptysie quand il n'est pas combattu. On peut y remédier assez souvent par l'usage de l'orangeade, ou de la limonade légère ; et quelquefois par une petite quantité d'eau de rabel, mise dans la boisson. Cependant lorsque le pouls est plein, dur, tendu, et vif, les sangsues et même la saignée, peuvent devenir indispensables, surtout si le malade a eu précédemment des hémoptysies dangereuses. Lorsqu'au contraire le sang est très-liquide, et le pouls foible ou mou, il devient utile d'appliquer des vésicatoires volans sur la poitrine.

5°. *Traitement de la douleur de poitrine.* Lors même qu'il n'y a aucune complication inflammatoire évidente, quelques malades éprouvent vers le haut du sternum ou dans d'autres points de la poitrine des douleurs presqu'intolérables, qui se présentent sous diverses formes : tantôt c'est un feu brûlant, tantôt une vive cuisson, ou un *grattement* très-douloureux ; quelquefois c'est une douleur fixe et perçante, ou bien un sentiment de constriction dans une grande étendue. Ces différens symptômes peuvent souvent être combattus avec succès par l'usage des topiques ; nous les avons vu céder à l'application de l'avoine bouillie dans le vinaigre, et à celle d'un liniment volatil ; d'autres fois on les calme par des fomentations émollientes, ou narcotiques, ou par des linimens soit camphrés, soit opiacés. L'éther appliqué extérieurement, et même donné à l'intérieur, les fait cesser chez quelques individus, surtout lorsque la douleur se présente sous la forme d'une constriction qui empêche presque de respirer. D'autres fois on parvient à les calmer à l'aide de l'orangeade, ou des looks légèrement opiacés.

6°. *Traitement des sueurs nocturnes.* Les sueurs des phthisiques deviennent quelquefois tellement abondantes, qu'elles jettent les malades dans un état d'épuisement extrême. On n'est pas toujours assez heureux pour remédier à ce symptôme. Cependant on parvient quelquefois à le modérer. On donne , dans cette vue, des boissons légèrement acidulées, et quelquefois de légers astringens. On a encore recommandé les trochisques d'agaric à la dose de deux grains; quelques amers ont réussi lorsque l'estomac faisoit mal ses fonctions. J'ai vu des sueurs nocturnes très-abondantes cesser presqu'entièrement après quelques bains que j'avois conseillés à des malades dont le pouls étoit vif, tendu et fréquent, et qui ressentoient en outre des picotemens incommodes à la peau.

7º. *Traitement des vomissemens.* Les vomissemens ne sont point rares chez les phthisiques. Ils dépendent assez souvent des quintes de toux. D'autres fois ils sont déterminés par une irritation sympathique de l'estomac, dans lequel abondent tantôt des matières glaireuses fades ou acides, tantôt une étonnante quantité de bile jaune et amère. Il est inutile de traiter ce symptôme lorsqu'il ne fatigue pas trop le malade. Mais s'il dérange les digestions et s'il anéantit l'appétit, il est urgent d'y remédier. De légers purgatifs et une boisson de chiendent acidulée conviennent pour faire cesser le reflux de la bile dans l'estomac. Les absorbans sont utiles pour combattre les acides, lorsqu'ils prédominent dans cet organe. Les amers et les toniques peuvent diminuer l'abondance des sécrétions d'une mucosité glaireuse et insipide ; mais je ne connois aucun moyen qui soit constamment efficace. Les antispasmodiques ne pro-

duisent ordinairement aucun effet contre les vomissemens qui dépendent de la toux. Du reste,
quand on a modéré la cause de ce vomissement,
on doit chercher à en prévenir le retour à l'aide
des alimens que le malade digère avec le plus de
facilité. Après plusieurs tentatives infructueuses,
on en trouve quelquefois; mais c'est l'instinct du
malade, plutôt que l'art, qui peut faire ce choix.

8°. *Traitement des aphthes.* Lorsqu'on aperçoit les premiers symptômes de l'éruption des
aphthes, on prescrit la décoction d'orge unie
avec le miel et le sirop de mûres, ou bien acidulée
avec l'acide sulfurique; mais ce même moyen ne
convient plus lorsque la membrane muqueuse est
excoriée et très-douloureuse. Aucun médicament
n'est alors préférable aux gargarismes adoucissans
et narcotiques. Enfin lorsque la douleur a cédé, on
a quelquefois recours aux gargarismes détersifs.
Mais toujours il faut se régler pour le choix ou
la continuation des gargarismes, sur le degré de
sensibilité des parties qui sont le siége des aphthes.

9°. *Traitement du dévoiement.* Le dévoiement est un des symptômes qui tourmentent le
plus les phthisiques, surtout dans les derniers
temps de leur maladie. Quelle que soit la cause de
ce dévoiement, on le nomme *colliquatif* lorsqu'il
entraîne un amaigrissement dont les progrès ont
une rapidité effrayante. On a cru que ce flux étoit
l'effet de la fonte des solides. Mais il dépend presque

toujours des ulcérations de la membrane muqueuse de l'iléon, et quelquefois aussi de celles
qui se forment dans les gros intestins. Nous avons
vu (page 59), que sur cent phthisiques, soixante-
sept avoient de semblables ulcérations ; il est
donc inutile de recourir à une prétendue fonte des
solides, pour expliquer ce dévoiement. On le modère quelquefois à l'aide des narcotiques et des autres calmans; mais on l'irrite par les astringens et
par les toniques.

L'engorgement des glandes du mésentère, assez
fréquent dans la phthisie tuberculeuse, surtout
chez les jeunes sujets, produit aussi quelquefois
le dévoiement colliquatif qui, comme on sait,
est un des symptômes du carreau. Les astringens
ni les toniques ne conviennent point dans cette
circonstance, non plus que les médicamens trop
mucilagineux.

Mais il est quelques phthisiques qui ont la
diarrhée, sans ulcération des intestins, et sans engorgement des glandes mésentériques. C'est dans
ce cas qu'on réussit quelquefois parfaitement lorsqu'on emploie les toniques, les astringens, et
même les narcotiques et les adoucissans : aussi
avons-nous vu la décoction de simarouba et le diascordium réussir parfaitement chez plusieurs malades. D'autres ont été soulagés par une dose convenable d'eau de rabel avec laquelle on aciduloit
leur boisson.

10°. *Traitement de l'œdéme.* Quoique l'œdême des jambes, des bras, ou des cuisses ne soit point un symptôme douloureux, il effraie beaucoup la plupart des malades. Il se manifeste fréquemment et à diverses reprises, bien longtemps avant la mort, chez plusieurs des individus qui sont atteints de la phthisie avec mélanose. J'ai vu chez le même malade, ce symptôme se dissiper plusieurs fois par la tisane de chiendent unie au nitrate de potasse. Quand ce dernier moyen devient insuffisant, l'œdême peut encore céder à l'usage longtemps continué de l'oxymel scillitique et des tisanes diurétiques. Dans les cas de phthisie avec mélanose, de même que dans la phthisie cancéreuse, les scillitiques n'ont aucun inconvénient; car presque toujours les malades n'ont qu'une excitabilité très-modérée. J'ai vu quelques individus chez lesquels la phthisie étoit compliquée d'un anévrisme du cœur, et dont la vie paroissoit menacée d'un danger très-prochain. Lorsque les diurétiques ne produisoient plus aucun effet, ou qu'ils ne pouvoient être employés parce qu'ils augmentoient les symptômes de la phthisie, je suis parvenu à prolonger les jours des malades en faisant pratiquer à diverses reprises de légères mouchetures aux jambes. Il s'écouloit par ce moyen une très-grande quantité de liquide, et le malade sembloit revenir pour quelque temps à la vie.

Jetons maintenant un coup-d'œil rapide sur la

plupart des moyens curatifs employés contre la phthisie.

ARTICLE IV.

Détermination des circonstances qui décident dans chaque cas particulier, quels sont, parmi les moyens proposés contre la phthisie, ceux dont il convient de faire usage. — Appréciation de la plupart de ces moyens.

La phthisie est presque toujours incurable et mortelle ; mais elle est souvent confondue avec d'autres maladies, dont quelques unes guérissent avec facilité. Ces guérisons ont fait croire que des phthisiques parvenus au troisième degré, avoient été guéris : de là, une infinité de remèdes proposés avec confiance contre la phthisie ; de là aussi les succès étonnans que quelques personnes se persuadent avoir obtenus par l'usage de moyens quelquefois diamétralement opposés. Nous ne nous occuperons pas ici de cette multitude de recettes infaillibles consignées dans divers recueils : nous ne parlerons que des moyens proposés et mis en usage par des médecins instruits. Ces moyens sont fort nombreux ; nous ne dirons que quelques mots sur chacun d'eux. On pourra examiner en détail ce qui les concerne, dans les bons traités *ex professo* sur la phthisie pulmonaire.

Comme la phthisie tuberculeuse est l'espèce la plus commune, plusieurs auteurs ont conseillé de traiter la phthisie à peu près comme les affections scrophuleuses. Ce traitement est en effet très-convenable pour prévenir la phthisie tuberculeuse, et pour la combattre dans ses premières périodes. C'est ainsi qu'on a retiré de grands avantages de l'exercice du cheval, des voyages soit sur terre, soit sur mer, de la déclamation, des vins généreux pris modérément, des antiscorbutiques, des amers, des alkalis, des carbonates alkalins, du muriate de baryte, des martiaux, etc. mais les médicamens qu'on a surtout recommandés sont le raifort sauvage, le cochléaria, le cresson, le quinquina, la gentiane, le polygala de Virginie, le carbonate de soude, la chaux, le muriate d'ammoniaque, etc. Tous ces remèdes sont plus ou moins utiles pour prévenir la phthisie tuberculeuse, surtout lorsqu'on favorise leur action par un bon régime et par une nourriture fortifiante, choisie principalement parmi les substances animales qui renferment beaucoup de matière extractive, telles que le bœuf, le mouton, le lièvre, le pigeon, etc. Mais lorsque les premiers symptômes de cette maladie se manifestent, on parvient encore quelquefois à les mitiger, ou même à les faire cesser pour long-temps, en continuant l'exercice, les toniques, les amers, les antiscorbutiques, en même temps qu'on prescrit un usage répété des vomitifs , et quelquefois même des purgatifs amers, de loin en loin. Les voyages sont encore fort utiles à cette époque , où la déclamation deviendroit nuisible.

Mais trop souvent les symptômes de la phthisie résistent à l'usage de ces moyens. On a alors employé avec succès les eaux minérales sulfureuses , telles que les eaux Bonnes , les eaux de Cauterets, celles de Bagnères, celles du Mont-d'Or, etc. On sait combien ces eaux, prises sur les lieux, sont efficaces pour combattre les affections scrophuleuses. Mais ces mêmes eaux , qui produisent des effets avantageux dans les premières périodes de la phthisie , deviennent pernicieuses dans les derniers temps de cette maladie. Elles sont même dangereuses dans toutes les époques , lorsqu'il existe un état de pléthore ou une complication inflammatoire.

Dans les degrés de la phthisie où l'on ne peut plus faire usage des toniques , des antiscorbutiques ou des amers très-actifs , on peut encore prescrire avec avantage ceux de ces médicamens dont l'énergie est moindre , ou combiner les amers avec des substances qui diminuent leur activité. On ordonne à cette époque le sirop de quinquina , la gelée de lichen d'islande, l'infusion de petit-chêne , etc.

Lorsqu'il y a quelque complication syphilitique ou dartreuse, ou quelqu'autre maladie cutanée, on emploie avec succès différentes préparations actives capables de combattre la complication qui aggrave la maladie. On l'atténue alors quelquefois extrêmement, et on retarde sa marche au point de rendre pour plusieurs années à la société des individus qui paroissoient voués à une mort prochaine. C'est dans ces cas qu'on a réussi en administrant le soufre, le kermès minéral, ou d'autres préparations antimoniales, la douce-amère, les tisanes sudorifiques de salsepareille, de gayac, de squine et de sassafras, le muriate suroxigéné de mercure (sublimé corrosif), et plusieurs autres substances qui remplissent les mêmes indications.

Un grand nombre de maladies chroniques paroissent céder à l'usage longtemps continué de certains médicamens très-actifs tirés des végétaux vénéneux. La plupart de ces médicamens, qu'on peut porter progressivement jusqu'à une forte dose, semblent entraver la marche de ces maladies en émoussant en quelque sorte la sensibilité organique. Par cette diminution de l'excitabilité des organes, on prévient les accidens que déterminent les granulations cartilagineuses, les squirrhes, les concrétions calculeuses, etc. Aussi a-t-on retiré de grands avantages de l'usage bien entendu de la ciguë (*conium maculatum*), de l'aconit (*aconitum napellus*), de la jusquiame (*hyosciamus niger*), de la belladone (*atropa bella-dona*), de la digitale pourprée (*digitalis purpurea*), du fenouil d'eau

(phellandrium aquaticum), etc. Je suis parvenu à
suspendre pendant longtemps la toux occasionnée
par les granulations miliaires du poumon, en faisant prendre quelques-uns de ces médicamens, dont
on augmentoit progressivement la dose. Je les
ai donnés quelquefois isolément, et d'autres fois j'ai
combiné plusieurs d'entr'eux ; mais ils ne produisent aucun effet lorsqu'on les administre dans la
phthisie tuberculeuse parvenue à la fin du premier ou au deuxième degré. J'ai employé inutilement la digitale pourprée chez des individus
affectés de phthisie tuberculeuse commençante.
Mais ce médicament, dont j'ai progressivement
augmenté la dose que j'ai quelquefois portée
jusqu'à quarante grains, a paru produire de très-
bons effets dans diverses espèces de phthisies, et
même dans la phthisie tuberculeuse, chez les sujets trop excitables, dont le pouls offroit une très-
grande fréquence. Il détermine alors une sorte de
révulsion en agissant sur l'estomac ; et soit par cet
effet sympathique, soit par un autre effet qui
n'est inconnu, il diminue l'excitabilité de tous les
organes, et il ralentit ordinairement la circulation :
aussi réussit-il très-bien dans les palpitations de
cœur, et dans les cas d'anévrisme de ce viscère.
Chez quelques individus, lorsque la phthisie
est prête à se déclarer, la diathèse générale, avant
d'exercer ses ravages sur les poumons, commence
à se manifester en déterminant dans divers orga-

nes, et même dans la poitrine des symptômes qui donnent des craintes fondées sur l'issue des phénomènes vagues et variables qu'on a sous les yeux. Les révulsifs sont alors ordinairement convenables, et l'on prévient quelquefois une terminaison funeste par l'emploi des vésicatoires, du moxa, des cautères, des sétons, pendant que l'on combat d'ailleurs la diathèse générale qu'on a reconnue.

Lorsque la phthisie se décèle par ses premiers symptômes, le malade qui jouit quelquefois de l'embonpoint et de la fraîcheur de la jeunesse, est dans un état de pléthore, ou dans une disposition très-prochaine aux inflammations partielles des parties fréquemment irritées. Si on ne combat pas cette disposition, les tubercules, les granulations miliaires, les concrétions calculeuses, ou les autres dégénérescences qui se développent dans les poumons, y établissent un foyer d'irritation pernicieux; de sorte que plusieurs petites inflammations partielles ne tardent pas à s'y manifester. On prévient ces suites dangereuses, ou du moins on les modère par la saignée, par les sangsues, par les exutoires, par les adoucissans, tels que le bouillon de grenouille, de poulet, de mou, de veau, de tortue, de limaçons. On fait encore usage du lait d'ânesse, de vache ou de chèvre, de l'eau de veau, du petit-lait, des pectoraux adoucissans, des looks, etc. Les narcotiques ne peuvent être employés , à cette époque, qu'avec une très-grande circonspection.

Dans les catarrhes pulmonaires chroniques qui .simulent la phthisie , et dans ceux qui la compliquent, quand il n'y a pas trop de vivacité dans le pouls, on obtient de très-bons effets des résineux et des balsamiques. C'est dans de pareils cas qu'on a employé avec succès l'eau de goudron, les bourgeons de pin et de sapin , le mille-pertuis , l'ivette , (*teucrium camœpitys*), les baumes, les résines, les gommes-résines, les pilules balsamiques de Morton, le baume de Lucatel , etc. Cependant si la maladie principale est la phthisie tuberculeuse, on ne peut longtemps continuer ces remèdes, excepté lorsque les poumons ne renferment que très-peu de tubercules.

En parlant du traitement de la phthisie , nous avons indiqué dans quelles espèces on pouvoit conseiller les fumigations et l'usage d'un air factice ; mais on peut quelquefois se servir de ces moyens dans toutes les espèces de phthisies, lorsqu'il y a une indication locale à remplir. Seulement il est bon de se rappeler qu'on a exagéré leur efficacité thérapeutique.

Les bains chauds ordinaires , de même que la saignée et les médicamens propres à diminuer l'excitabilité, soit générale, soit locale, tels que les pectoraux adoucissans, le petit-lait, etc. conviennent dans divers temps de la phthisie et dans diverses complications : il ne faut cependant regarder ces moyens que comme des palliatifs sur lesquels on ne doit pas trop compter pour opérer la guérison.

Du reste, quelle que soit l'espèce de la phthisie, et à quelque degré que la maladie soit arrivée, on est souvent obligé de varier, de combiner ou de modifier le traitement. Il n'est aucun des remèdes que nous venons d'indiquer, qui ne puisse quelquefois être employé avec succès pour ralentir la marche de la maladie, lorsqu'on ne peut plus en espérer la guérison. Dans tous les temps, quand il n'y a point de contr'indication particulière, rien n'est plus convenable que l'exercice du cheval, la promenade, le changement d'air, et les voyages, etc. : ces moyens préviennent quelquefois la phthisie ; et lors même qu'elle est déclarée, ils peuvent singulièrement ralentir sa marche.

Quand on fait l'essai d'un nouveau remède, on ne sauroit trop se tenir en garde contre les fausses conclusions auxquelles peut donner lieu un succès inespéré. Tous les malades qui paroissent phthisiques, ne le sont point ; et parmi ceux qui le sont, il en est quelques-uns qui vivent fort long-temps. Cette longue durée de certaines phthisies ne doit pas nous surprendre, d'après ce qui a été exposé plus haut La lésion des poumons n'étant quelquefois ni grave ni fort étendue, ainsi que nous l'avons dit, il est des cas dans lesquels la maladie semble s'arrêter, quoiqu'elle persiste à un degré modéré pendant un grand nombre d'années. Malgré le traitement le plus rationnel, on ne la guérit pas; mais elle ne s'exaspère point. Il paroît que dans ces circonstances, l'ulcération des poumons s'est bornée, de sorte que la maladie devenue locale fait l'office d'un cautère. Mais cette heureuse issue dépend de la nature et n'est point un effet de l'art : on se tromperoit en l'attribuant aux remèdes dont le malade a fait usage. Il faut seulement en conclure qu'on ne doit pas toujours désespérer de la vie des phthisiques, lors même que leur maladie est incurable.

Il ne me reste plus rien d'important à dire sur le traitement de la phthisie, de ses complications et de ses symptômes, non plus que sur les moyens curatifs proposés contre cette maladie. Je n'ai fait qu'indiquer sommairement ce qu'il convient de faire dans chaque circonstance, parce que les auteurs ont tracé avec un très-grand détail la manière d'administrer chacun des moyens curatifs dont j'ai parlé. Il étoit seulement nécessaire de déterminer dans quelle espèce, dans quelle complication, et contre quel symptôme il faut employer l'un ou l'autre de ces moyens, puisqu'il n'en est aucun qui n'ait été recommandé par des praticiens d'un mérite reconnu.

CHAPITRE IX.

OBSERVATIONS PARTICULIÈRES.

Les observations contenues dans ce chapitre, ont pour but de faire connoître, 1°. l'état des poumons dans les diverses périodes de la phthisie (depuis l'Obs. 1ʳᵉ. jusqu'à la 18ᵉ.); 2°. la différence de nature de l'altération du parenchyme pulmonaire dans les différentes espèces de phthisies (depuis l'Obs. 14ᵉ. jusqu'à la 37ᵉ.); 3°. l'existence de certaines phthisies latentes qui simulent d'autres maladies (6ᵉ. Section et Obs. 38 et 39); 4°. l'intégrité de la substance du poumon dans des cas où une partie de ce viscère paroît tantôt ulcérée, tantôt totalement détruite (depuis l'Obs. 40ᵉ. jusqu'à la 45ᵉ.); 5°. quelle est la lésion des poumons dans la péripneumonie chronique (Obs. 46), et dans la phlogose désignée sous le nom d'engouement des poumons (Obs. 47) ; 6°. dans quel état se trouve ce viscère chez les sujets affectés d'un catarrhe pulmonaire chronique qui simule la phthisie (Obs. 48 et 49) ; 7°. la possibilité de guérir diverses maladies dont les symptômes ressemblent à ceux de la phthisie pulmonaire parvenue à un degré incurable (Obs. 5o, 51, 52, 53, 54).

Pour confirmer divers points de doctrine que j'ai cherché à établir dans cet ouvrage, je serai obligé de rapporter un grand nombre d'observations soit de phthisie, soit de pleurésie chronique, soit d'autres maladies. Mais j'éviterai d'exposer deux faits entièrement semblables; et comme la lecture des observations offre nécessairement une monotonie qui nuit à l'attention, je rangerai sous différens titres les histoires particulières, et je placerai quelques réflexions à la suite de plusieurs d'entr'elles. Ce chapitre se trouvera ainsi partagé en huit sections, dont chacune sera composée d'une réunion de faits analogues entr'eux, mais bien différens de ceux qui sont placés sous un autre titre. La première section comprend les observations relatives aux quatre périodes de la phthisie, et elle renferme des exemples des deux premières espèces de ce genre de maladie. La deuxième section contient les faits relatifs à la phthisie avec mélanose. Dans la troisième sont comprises les histoires qui ont trait à la phthisie ulcéreuse. La quatrième section contient les observations de phthisie calculeuse; la cinquième, celles de phthisie cancéreuse ; la sixième, celles de phthisie parvenue à son dernier degré sans offrir la réunion des symptômes pathognomoniques de la phthisie. La septième section renferme six histoires particulières de pleurésie chronique destinées à montrer combien cette maladie diffère de la phthisie pulmonaire, avec laquelle on l'a si souvent confondue. Enfin, on trouvera dans la huitième section plusieurs observations propres à faire connoître avec exactitude la lésion des poumons dans les deux variétés de la péripneumonie chronique, et l'état de ce viscère dans les cas de catarrhes pulmonaires chroniques qui simulent la phthisie, et qui se terminent quelquefois par la mort, mais plus ordinairement par la guérison.

SECTION PREMIÈRE.

État des poumons dans les quatre périodes de la phthisie tuberculeuse, et de la phthisie granuleuse.

On a vu dans le chapitre V que c'étoit surtout dans la phthisie tuberculeuse et dans la phthisie granuleuse que j'avois pu observer l'état des poumons dans les quatre periodes de la phthisie. C'est pour cela que je placerai dans cette section, les histoires qui concernent ces deux espèces.

Pour séparer nettement les observations qui appartiennent aux diverses périodes, je diviserai cette section en quatre articles. Chacun de ces articles comprendra les observations relatives à l'une des périodes de la maladie ; et comme la nature marche par nuances de l'un à l'autre de ces degrés de la phthisie , j'ai presque toujours indiqué cette marche progressive, en plaçant dans chaque article , d'abord les histoires qui appartiennent au commencement de la période , et à la fin celles qui forment le passage de cette période à la période suivante.

ARTICLE PREMIER.

Première période. — *Observations de phthisie occulte ou de germe de la phthisie.*

Je rapporterai dans cet article, six observations de germe de la phthisie. On y verra des tubercules enkystés (Obs. 1 et 5) de diverse grosseur , des tubercules non enkystés (Obs. 3) , des granulations miliaires (Obs 2 et 4) , et ces diverses altérations tantôt isolées (Obs. 1 , 2 , 3 , 4, 5) , tantôt réunies (Obs. 6) dans le même individu. On peut encore rapporter à la même période de la phthisie , l'observation que j'ai insérée dans des remarques sur les tubercules (Journal de Méd. Chir. et Pharm. tome 6 , page 43 , germinal an XI).

Iere. OBSERVATION.

PREMIÈRE PÉRIODE. — *Phthisie tuberculeuse oc-culte, ou phthisie que rien ne décéloit encore. — Poumons farcis de tubercules. — Mort dans un accès de fièvre intermittente irrégulière.*

Une cuisinière âgée de vingt ans, d'une taille médiocre, d'une constitution robuste, ayant toute la fraîcheur et tout l'embonpoint de la plus florissante jeunesse, fut reçue à la Charité le 13 septembre 1806. Sa maladie avoit commencé depuis un mois, par une suppression subite des règles, à l'occasion d'une vive frayeur. Dès ce moment, elle avoit toujours éprouvé des coliques qui l'empêchoient de travailler, et qui enfin la forcèrent d'entrer à l'hôpital. Elle avoit joui jusqu'à sa vingtième année, d'une très-bonne santé ; elle n'étoit point mariée et ses mœurs étoient très-pures, d'après le témoignage des personnes qui la placèrent à la Charité.

Deux jours après son entrée, elle fut prise d'une fièvre intermittente irrégulière. Les accès débutoient par un frisson violent qui étoit suivi d'une chaleur brûlante, et ensuite d'une sueur souvent très - abondante : ils revenoient dans l'après-midi, tantôt tous les jours, tantôt tous les deux jours ; et le pouls conservoit ordinairement un peu de fréquence dans leur intervalle. Malgré tous ces symptômes, et la continuation des coliques, la malade ne maigrissoit point; mais son teint prit la couleur blême un peu jaunâtre, qu'on voit chez tous les sujets affectés de fièvre intermittente. On lui faisoit prendre des amers.

A la fin de septembre, cette fille éprouvoit toujours des coliques, et elle étoit oppressée. Cependant elle paroissoit beaucoup mieux. Son pouls n'avoit plus de fréquence entre les accès de fièvre, qui étoient bien plus éloignés. L'appétit étoit assez bon.

Vers le 10 octobre, elle recommença à avoir le pouls très-fréquent, même dans les intervalles des accès; et dès ce moment, quoiqu'elle ne maigrît pas sensiblement, elle eut toujours beaucoup de fréquence du pouls; les accès de fièvre revinrent d'une manière assez irrégulière. Les coliques étoient assez fréquentes, mais il n'y avoit pas de dévoiement; la malade disoit ne ressentir aucune douleur en allant à la selle ni en urinant. Vers le milieu d'octobre, il lui survint des douleurs vagues dans la poitrine, et une toux violente qui n'avoit lieu que pendant la nuit, et qui n'étoit suivie d'aucune expectoration : l'appétit persistoit. Le 24 octobre, cette malade n'avoit point encore maigri, et elle ne craignoit point le froid : elle prenoit une tisane pectorale et des apozêmes amers.

Du 25 au 29 octobre, elle fut à peu près dans le même état : seulement elle étoit frileuse, elle avoit plus d'oppression, et disoit se sentir plus malade. Le 29, elle mangea encore la demi-portion : elle resta levée tout le jour comme à son ordinaire ; mais elle se tenoit près du feu, et disoit se trouver fort mal à son aise : elle se coucha aux approches de la nuit, étant fort oppressée. Bientôt elle fut prise de l'accès de fièvre : le frisson se prolongea longtemps ; tout le corps étoit glacé, et la malade mourut à minuit le 29 octobre, au moment où personne ne s'y attendoit.

Ouverture du cadavre.

Le cadavre présentoit un état d'embonpoint et de fraîcheur remarquables.

Tête. — Tout étoit bien sain dans la cavité du crâne, qui fut examinée avec soin.

Thorax. — Dans toute leur étendue, les poumons adhéroient aux parties voisines à l'aide de lames cellulaires assez lâches. Ils étoient tous farcis de tubercules miliaires et lenticulaires, fermes, d'un blanc opaque, grisâtre ou jaunâtre ; et le parenchyme pulmonaire étoit plus ferme, plus rouge que dans l'état naturel autour de la plupart de ces tubercules, dont aucun n'étoit encore en suppuration. Le cœur étoit sain.

Abdomen. — Le foie adhéroit au péritoine

par une multitude de lames cellulaires accidentelles ; sa couleur étoit foncée et tirant sur le
noir ; il étoit de consistance mollasse. La rate
étoit volumineuse, fort brune, et fort consistante.

L'estomac, qui étoit sain, contenoit encore des
liquides qui le distendoient. L'épiploon étoit ulcéré, et présentoit des filamens et des lambeaux
membraneux de diverses grosseurs, et de longueur
variée. Il contenoit peu de graisse; on voyoit à
son extrémité inférieure une tumeur noirâtre,
dure, granuleuse, de la grossseur d'une noisette,
et évidemment tuberculeuse.

Les intestins grêles, étoient d'une couleur rougeâtre.

La matrice étoit saine, et les deux ovaires formoient chacun une tumeur dure, inégale, d'un
rouge noirâtre à l'extérieur, d'un blanc grisâtre à
l'intérieur, qui offroit une suppuration granuleuse : l'ulcération étoit même visible sur une
partie de la surface externe. Le vagin étoit
rougeâtre ; la membrane hymen étoit intacte et
percée d'une ouverture très-étroite.

La vessie adhéroit très-intimément à la face
intérieure de la matrice. Sa membrane interne
avoit une couleur d'un rouge-brun foncé ; elle
étoit couverte de tubercules assez rapprochés, de
grandeur miliaire et lenticulaire, de couleur blanchâtre à leur intérieur. Ceux qui étoient déjà sup-

purés et ulcérés dans leur centre, ressembloient à des aphthes.

Réflexions. On voit que cette fille est morte dans un accès de fièvre intermittente. Les douleurs qu'elle ressentoit dans le ventre étoient détermi- nées par la maladie des ovaires, du péritoine ou de ses replis. Il est étonnant qu'il ne se soit point manifesté de douleur dans la vessie, qui, comme on l'a vu, étoit déjà gravement lésée.

Si une mort inopinée n'eût pas terminé les jours de cette fille, qui n'a éprouvé des signes mani- festes de lésion du poumon, que pendant les der- niers jours, elle auroit succombé au bout de plu- sieurs mois, après avoir passé par tous les degrés d'une phthisie pulmonaire déjà incurable lors- qu'on auroit aperçu les signes évidens du pre- mier degré de cette terrible maladie.

Il ne faut pas confondre les tubercules miliaires dont il est question dans cette observation, avec les granulations miliaires dont il s'agit dans la sui- vante. Ces tubercules sont opaques et d'un blanc terne. Les granulations sont luisantes et demi- transparentes comme les cartilages.

2ᵉ. OBSERVATION.

PREMIÈRE PÉRIODE. — *Phthisie granuleuse. — Poumons farcis de granulations miliaires transparentes. — Mort dans un accès de suffocation.*

Un postillon, âgé de vingt-quatre ans, d'un tempérament bilieux, avoit toujours joui d'une bonne santé, lorsqu'il fut pris d'une toux sèche, le 17 novembre 1806. Quelques jours après, en courant la poste, il tomba avec *son porteur*. Sa poitrine reçut une vive commotion, et dès ce moment il éprouva une gêne considérable de la respiration qui devint très-courte; la toux augmenta, et le 29 novembre la voix commença à être voilée. Quelques jours après, la toux et la gêne de la respiration augmentèrent; il s'établit une expectoration qui ressembloit à de la salive très-épaisse et mousseuse; la voix devint très-enrouée, et le 6 décembre les jambes parurent un peu enflées. Cependant le malade conservoit l'appétit, et il alloit à la selle comme en santé; mais il ne pouvoit plus travailler. C'est ce qui le força d'entrer à la Charité, le 7 septembre : dès ce moment il ne quitta plus le lit.

Le 8 septembre, il fut examiné avec soin. Il avoit l'embonpoint et la fraîcheur de la jeunesse.

Le thorax étoit parfaitement bien conformé ; l'appétit persistoit ; les évacuations par les selles et les urines continuoient à être régulières. Mais quoique la poitrine résonnât bien par la percussion, dans toute son étendue, l'essoufflement étoit très-considérable ; le pouls étoit excessivement petit, fréquent et irrégulier. Les battemens du cœur n'offroient rien de remarquable ; il y avoit une toux assez forte, et le malade crachoit des matières pituiteuses épaisses et *très-écumeuses.*

La langue rouge et peu humectée au centre, présentoit sur chacun des deux côtés, une bande blanchâtre formée par un mucus très-épais et humide. Le regard paroissoit éteint et fixe ; la face étoit tirée, la voix presqu'éteinte, et les membres abdominaux légèrement infiltrés. On ordonna du petit-lait édulcoré et nitré, l'hydromel nitré, et une potion scillitique : il passa le jour et la nuit dans un état de malaise continuel.

Le 9 décembre au matin, son état ayant empiré, l'essoufflement étoit très-grand et le pouls presqu'insensible. A deux heures moins un quart, le malade ressentit un froid interne violent ; bientôt il fut pris d'une sorte de suffocation convulsive, et il expira à deux heures de l'après-midi, vingt-deux jours après l'invasion de la toux.

Ouverture du cadavre.

Etat extérieur. Corps d'une belle stature et d'un embonpoint musculaire et graisseux remarquable. Face pleine : membres abdominaux un peu infiltrés de sérosité.

Tête. Tout parut sain dans le crâne, examiné avec soin.

Thorax. Le thorax offroit le type de la plus belle conformation. Un sculpteur qui étoit présent, regardoit ce buste comme un beau modèle. Les deux poumons étoient bien libres; ils avoient beaucoup de volume et étoient assez pesans. Examinés extérieurement, ils paroissoient bien sains, mais un peu gorgés de sang. Lorsqu'on les coupoit, on voyoit leur tissu partout rouge et surchargé d'une quantité innombrable de petits grains cartilagineux, blancs, demi-transparens, tous à peu près de la grosseur d'une tête d'épingle. Ces granula_ tions miliaires transparentes étoient très-rapprochées vers la partie supérieure des poumons, et elles le devenoient moins à mesure qu'on approchoit des parties les plus éloignées de leur racine : l'un et l'autre étoient absolument dans le même état. Le cœur étoit sain, mais remarquable par la force et l'épaisseur de ses parois.

Abdomen. Le foie et la vésicule biliaire parurent dans l'état naturel. La rate, mollasse et d'une couleur très-brune, avoit à peu près le double de son volume ordinaire. L'estomac étoit sain, et les intestins grêles paroissoient rapetissés comme on l'observe dans les cas de mort presque subite, apparemment parce qu'alors ces parties n'ont pas encore perdu toute leur tonicité. L'épiploon avoit contracté quelques adhérences au dessous de la région ombilicale, et il présentoit dans son tissu plusieurs portions noires comme de l'encre, mais de consistance naturelle : la plus grosse de ces parties, affectées de *mélanose*, n'excédoit pas le volume d'un grain de millet. Les organes urinaires et reproducteurs n'offrirent aucune altération.

Réflexions. — Au commencement de novembre, époque où la toux n'avoit pas encore commencé, en examinant ce jeune homme, qui paroissoit jouir de la plus brillante santé, et dont la poitrine étoit parfaitement bien conformée, quel est le médecin qui auroit soupçonné une phthisie? quel est celui qui n'auroit pas été tenté d'assurer que rien ne pouvoit la faire craindre? Cependant, elle existoit déjà : déjà elle étoit incurable. Si ce postillon n'eût pas fait une chûte, il est vraisemblable que la toux survenue vers le milieu de novembre, auroit continué longtemps malgré tous les moyens employés pour la combattre. La phthisie pulmonaire se seroit enfin déclarée, et on auroit eu de la peine à croire qu'elle étoit incurable

dès les premiers symptômes qui avoient fait soupçonner son existence.

La chûte que fit ce jeune homme imprima au
poumon une secousse dont les suites dérangè-
rent les fonctions de cet organe, et amenèrent la
mort. Mais si, au lieu de cet accident, ce malade
avoit éprouvé une légère hémoptysie, une fièvre
éruptive, ou toute autre maladie analogue, et que
la mort fût arrivée dans le dernier degré de la
phthisie, quel est le médecin qui auroit craint
de se tromper, en affirmant que la phthisie avoit
été causée par la maladie qui avoit précédé l'apparition de ses premiers symptômes ?

Supposons encore qu'il fût survenu une pleurésie chronique qui eût accompagné la phthisie jusqu'à son dernier degré : les signes de la pleurésie
ayant précédé ceux de la phthisie, auroit-on
craint d'affirmer que l'inflammation de la plèvre
avoit irrité le poumon et fait développer dans ce
viscère une infinité de petites granulations ? Les
mêmes réflexions sont applicables à tous les cas
de phthisie terminée par la mort dans la première ou la deuxième période.

Combien un scepticisme renfermé dans de jus-
tes bornes est souvent raisonnable, et quelle
prudence ne faut-il pas, quand il s'agit de prononcer sur la nature d'une maladie, et surtout
d'assigner les véritables causes des lésions organiques ?

9*

3ᵉ. Observation (1).

Première période. — *Phthisie tuberculeuse.* — *Larges tubercules non enkystés.* — *Mort le huitième jour d'une péripneumonie.*

Un chapelier, âgé de dix-huit ans, d'un tempérament sanguin, né d'un père et d'une mère qui jouissoient d'une bonne santé à l'époque où cette observation fut recueillie, avoit toujours été lui-même bien portant, à quelques rhumes près, qui s'étoient promptement dissipés, lorsqu'il fut atteint, pendant l'été de l'an 1803, d'une hémorrhagie nasale, qui revint fréquemment, surtout pendant les repas. Bientôt après, il eut des coliques et un dévoiement, qui disparurent et revinrent à plusieurs reprises ; son appétit diminua.

Dans le mois de janvier 1804 (nivôse an XII), il survint, pendant l'intermittence des coliques, une toux accompagnée d'expectoration ; les crachats furent souvent teints d'un sang très-rouge ; et lorsque les coliques revenoient, le crachement de sang diminuoit ; il augmentoit au contraire, lorsque les coliques cessoient : celles-ci disparurent enfin tout à fait, dans le mois de février suivant, à la suite de quelques lavemens calmans.

(1) Par M. Nysten, docteur en médecine, professeur de matière médicale, etc.

La toux et l'expectoration allèrent en augmentant. La toux occasionnoit une douleur déchirante derrière le sternum ; l'hémoptysie s'arrêtoit et revenoit alternativement. Le malade fit usage d'une tisane pectorale, et continua son travail.

Dans le milieu du mois de mars, l'hémoptysie, qui s'étoit de nouveau manifestée, fut arrêtée par une saignée ; mais la toux ne fut pas calmée, et l'expectoration resta abondante. L'hémoptysie reparut vingt jours après la saignée, et cessa de nouveau le 3 ou le 4 avril ; mais la toux et l'expectoration continuant, et la voix s'obscurcissant, le malade entra à l'hôpital de la Charité, le 9 du même mois ; c'est-à-dire environ trois mois après le développement des premiers symptômes de la lésion de la poitrine.

Le 10 avril, il n'avoit pas de maigreur ; son visage étoit plein et coloré ; ses lèvres épaisses, sa langue nette, sa respiration bien libre ; mais il éprouvoit une toux fréquente, accompagnée d'une douleur déchirante dans la poitrine ; les crachats, muqueux et mousseux, contenoient de petits points miliaires, de petits grumeaux solides, blanchâtres, et quelques stries de sang rouge. Il y avoit un peu de constipation ; le pouls étoit petit, vif, un peu fréquent. On prescrivit du petit-lait édulcoré, une tisane pectorale, un look, et la demi-portion pour nourriture.

Les jours suivans , il survint plusieurs hémorrhagies nasales , et l'expectoration redevint sanglante. La respiration étoit embarrassée; elle étoit surtout pénible quand le malade étoit couché sur le côté gauche; il y avoit du dévoiement.

Le 17 avril , on lui pratiqua une saignée à la suite de laquelle l'expectoration se supprima : la respiration devint de plus en plus pénible ; la voix s'obscurcit davantage , et les forces du malade diminuèrent considérablement. Il perdit l'appétit, passa les nuits dans l'insomnie , éprouvant quelquefois des sueurs considérables. Il avoit sept ou huit selles toutes les vingt-quatre heures.

Dans la nuit du 20 au 21 avril , le râle survint.

Le 21 avril , foiblesse considérable , quoique le malade eût peu maigri depuis son entrée à l'hôpital : visage coloré , langue couverte d'un enduit muqueux, peu humectée ; soif assez vive ; respiration très-courte , en grande partie abdominale, accompagnée de râle , et de la dilatation des ailes du nez ; toux fréquente , très-pénible, augmentant par le décubitus sur le côté gauche ; expectoration nulle , douleur déchirante dans toute la poitrine , augmentant par la toux ; thorax résonnant assez bien par la percussion à la région sternale, et rendant un son un peu mat sur les parties latérales. Ventre gonflé , non douloureux par la pression. Continuation du dévoiement ; moiteur à la peau ; pouls très-fréquent , faible et inégal ; aucune lésion dans les fonctions intellectuelles ; seulement léger étourdissement. On prescrivit la potion cordiale. Le râle cessa sur la fin de la journée ; le malade passa la nuit dans l'insomnie , et couché sur le côté droit.

Le 22 avril, augmentation de la foiblesse générale, langue sèche, peu de soif, même état de la respiration; diminution du râle; tendance à l'assoupissement ; sécheresse , chaleur brûlante et âcre à la peau , pouls plus foible et formicant. On ordonna le suc de bourrache, le miel scillitique, l'hydromel composé nitré, la potion cordiale mineure, et deux bouillons. — Insomnie pendant la nuit.

Le 23 avril, le visage étoit toujours coloré, la langue un peu humectée, la respiration plus embarrassée, et accompagnée d'un râle très-marqué; la toux étoit moins fréquente et sans expectoration ; la voix étoit très-basse, la peau toujours sèche et moins brûlante que la veille. Même prescription.

Le 24 avril, foiblesse extrême , augmentation du râle, respiration extrêmement courte, et rendant la parole très-difficile. Le malade n'avoit plus la force de tousser. Le soir, sa respiration extrêmement pénible, faisoit entendre un râle très-considérable; il conservoit toute sa raison, et à minuit, il mourut en étouffant. Il n'y avoit que huit jours que les symptômes de la péripneumonie s'étoient manifestés.

Ouverture du cadavre.

L'extérieur du corps présentoit l'embonpoint et la fraîcheur de la jeunesse; les poumons étoient libres, volumineux, durs, *hépatisés* dans toute leur étendue. On trouva partout à leur intérieur de grosses et larges masses tuberculeuses non enkystées, la plupart de la grosseur de petites noix, d'autres du volume d'une noisette, et quelques-unes plus petites; elles étoient d'un blanc terne très-opaque, sans aucune teinte de rouge, de manière que leur couleur tranchoit fortement avec le rouge des parties hépatisées. Aucun de ces tubercules n'étoit ramolli dans son centre. La membrane muqueuse des ramifications bronchiques étoit d'une rougeur remarquable. Le cœur et tous les autres viscères furent trouvés dans l'état naturel. Mais il y avoit dans le mésentère des glandes tuberculeuses dans presque toute leur étendue, et aussi grosses que des amandes.

Réflexions sur l'observation précédente.

Si cette péripneumonie n'avoit pas terminé les jours de ce jeune chapelier, il auroit éprouvé les symptômes pathognomoniques de la

phthisie pendant la convalescence de la péripneumonie , et l'on auroit regardé la dégénération tuberculeuse des poumons comme l'effet de l'inflammation de cet organe mal guérie. Ici la coïncidence de l'état tuberculeux du mésentère et du
poumon; le caractère aigu de la péripneumonie ,
et le caractère chronique de l'affection tuberculeuse ne permettent pas de tomber dans la même
erreur : il est évident que c'est la maladie tuberculeuse qui a provoqué, ou du moins aggravé la
maladie inflammatoire.

Les hémorrhagies nasales qui avoient eu lieu
pendant l'été, et les hémoptysies qui survenoient de
loin en loin étoient probablement l'effet du développement de l'affection tuberculeuse du poumon ; de
même que les coliques et les diarrhées qui avoient
lieu de temps en temps dépendoient de la même
dégénérescence qui se développoit dans les glandes
mésentériques. Les symptômes qu'éprouvoit le
malade quand il entra à la Charité , étoient suffisans pour faire craindre une phthisie, mais non
pour la caractériser. Aussi je range cette observation parmi celles qui peuvent faire connoître
l'état du poumon dans la première période de la
phthisie.

4ᵉ. Observation.

PREMIÈRE PÉRIODE. — *Phthisie granuleuse. — Poumon rempli de granulations miliaires. — Mort déterminée par une abondante hémoptysie.*

Un journalier âgé de 3o ans, d'un tempérament sanguin, avoit toute la fraîcheur et l'embonpoint de la jeunesse, lorsqu'il fut reçu à la Charité le 14 mai 18o5. Il étoit cependant indisposé depuis trois ans, sujet à des rhumes répétés, et il n'avoit jamais cessé entièrement de tousser et de cracher depuis sa vingt-huitième année. Cependant il n'avoit point maigri.

Deux mois avant son entrée à l'hôpital, il avoit eu une abondante hémoptysie; et depuis six mois il ressentoit continuellemont un malaise interne indéfinissable, et il avoit souvent des sueurs la nuit; mais il n'étoit jamais constipé.

Le 7 mai, il fut pris, vers le soir, d'une nouvelle hémoptysie; il rendit plus d'une chopine de sang pendant la nuit. Les jours suivans, la quantité de sang dans les crachats alloit toujours en diminuant; et l'hémoptysie finit par disparoître tout à fait avant le septième jour.

Le 15 mai, cet homme fut examiné à la Charité. Il avoit appétit, ne paroissoit point malade, avoit le teint frais, et n'offroit pas la moindre trace d'amaigrissement; l'état de son pouls n'annonçoit pas la plus légère indisposition. Il y avoit seulement de la toux ; les crachats n'étoient pas sanglans ; ils étoient abondans, muqueux, et d'un blanc opaque. On ordonna du petit-lait édulcoré, de l'eau de riz avec la gomme arabique et le sirop de grande-consoude.

Du 15 au 17 mai, l'état de cet homme s'améliora progressivement, et il se proposoit de sortir bientôt de l'hôpital.

Le 18 mai, à huit heures du matin, il se trouvoit encore très-bien.

A neuf heures il fut pris subitement d'une hémoptysie très-abondante, et d'une violente suffocation.

Il expira dans cet état un quart d'heure après.

Ouverture du cadavre.

Etat extérieur. Le sujet conservoit l'embonpoint et la fraîcheur de la jeunesse ; les chairs étoient fermes, et d'un beau rouge.

Tête. Tout étoit parfaitement sain dans le crâne, qui fut examiné avec soin.

Thorax. Le cœur contenoit du sang caillé ; il étoit dans l'état naturel, de même que l'aorte qu'on ouvrit dans toute son étendue, jusqu'à la naissance des artères iliaques.

Les poumons étoient libres et paroissoient sains au premier coup-d'œil ; mais leur tissu étoit rempli d'un grand nombre de granulations miliaires ou lenticulaires, dures et résistantes, qu'on distinguoit facilement en pressant le poumon entre les doigts. Après l'avoir incisé, on voyoit ces granulations qui étoient demi-transparentes, et d'un blanc luisant; il y avoit à leur centre un petit point opaque noir ou blanc renfermé dans une enveloppe transparente et ferme. Ces granulations, plus nombreuses dans les lobes supérieurs que dans les inférieurs, ressembloient à de petits grains de grêle.

La trachée-artère, les bronches et les ramifications bronchiques étoient remplies de sang caillé, consistant. La membrane muqueuse des voies aériennes étoit parfaitement saine et n'offroit absolument *aucune rougeur*. Dans le bord inférieur des lobes des poumons, le sang paroissoit en quelques endroits un peu extravasé dans le tissu parenchymateux. Mais dans ces endroits même, lorsqu'on examinoit une ramification bronchique, on en trouvoit la membrane muqueuse saine; de sorte qu'il étoit impossible de découvrir par où s'étoit faite l'hémorrhagie qui avoit fait périr le malade.

Abdomen. L'estomac renfermoit un caillot de sang d'un beau rouge et du volume des deux poings réunis, qui baignoit du côté du pylore dans une certaine quantité de sang liquide très-écumeux et vermeil. Cependant la membrane muqueuse étoit saine dans toute l'étendue de l'estomac, ainsi que dans l'œsophage. Il n'y avoit pas de sang dans le duodénum. Celui qui étoit dans l'estomac paroissoit avoir été avalé.

Tout étoit d'ailleurs parfaitement sain dans l'abdomen ; les intestins n'avoient pas perdu leur ressort. Le foie, la rate, le pancréas, l'épiploon et le mésentère, de même que les organes urinaires et reproducteurs, étoient dans l'état sain.

Réflexions. Cet homme éprouvoit depuis trois ans une toux avec expectoration glaireuse ou muqueuse. Cependant, comme il n'avoit pas de fièvre et qu'il ne maigrissoit point, on ne devoit pas le regarder comme dans le premier degré de la phthisie. On pouvoit néanmoins soupçonner cette maladie : mais auroit-on pu la prévenir si l'hémoptysie n'eût pas déterminé la mort ? Je ne le pense pas. Il paroît que la première période de la phthisie avoit été extrêmement longue, et que les autres auroient suivi une marche très-lente ; car la phthisie granuleuse simple paroît une des espèces les plus chroniques de ce genre de maladies. Mais à combien d'erreurs cette affection n'auroit-elle pas donné lieu avant sa terminaison ? à combien de causes imaginaires n'en auroit-on pas attribué l'origine et la continuation ? combien de fois l'opiniâtreté de cette maladie n'auroit-elle pas fait le tourment du médecin, à qui on n'auroit cessé de demander avec instance des remèdes pour faire cesser la toux et pour prévenir la phthisie ? Il n'auroit cependant pu ni empêcher le développement de cette terrible maladie, ni la guérir.

5°. Observation.

Première période. — *Phthisie tuberculeuse.* — *Tubercules nombreux dans le poumon.* — *Mort déterminée par une fièvre ataxique.*

M. D. élève en chirurgie, âgé de dix-neuf ans, d'un tempérament bilieux, d'une forte constitution, ayant la poitrine large et bien développée, étoit né d'un père dartreux. Il avoit eu lui-même une foible complexion dans son enfance, et étoit affecté de deux hernies, dont l'une fut guérie par une femme qui fit l'extirpation du testicule, du même côté; l'autre fut contenue par un bandage, et disparut à l'aide de médicamens internes, ou plutôt spontanément.

A l'époque de la puberté, ce jeune homme s'adonna à la chasse; il grandit beaucoup, et il prit une force et une vigueur inattendues. Depuis, il jouit pendant quelques années d'une très-bonne santé. Mais dans ses 17°. 18°. et 19°. années, il éprouvoit au printemps un rhume opiniâtre. Il en fut, à chaque fois, guéri presque tout à coup après des vomissemens provoqués par l'ipécacuanha. Mais depuis le premier de ces rhumes, il avoit une légère toux habituelle. Cependant, il étoit frais et vigoureux. Dans le mois de juillet 1805 , personne n'auroit cru qu'il portoit le germe d'une phthisie tuberculeuse déjà incurable, lorsqu'il fut pris d'une fièvre-ataxique qui le fit succomber le 9 septembre 1805 , après vingt-deux jours de maladie. Je crois devoir décrire en détail, la marche de cette fièvre :

Sept à huit jours avant son invasion , M. D. éprouva un désir très-vif de revoir ses parens. Il se dégoûta de l'étude , devint triste et morose ; et dès ce moment, il fut tourmenté par l'idée de son séjour à Paris, et il ressentit de violentes douleurs de tête. La fièvre se déclara le 1er. fructidor an XIII (19 août 1805), et suivit la marche suivante :

1er. jour. Frissons , dégoût, fièvre, céphalalgie susorbitaire violente.

2e. et 3e. jours. Mêmes symptômes , et douleur vive à l'épigastre; nausées , soif, enduit blanchâtre très-épais sur la langue ; douleurs articulaires.

4e. jour. Trois grains d'émétique ; deux vomissemens abondans ; dans l'après-midi, céphalalgie excessive, chaleur vive , peau sèche. Hémorrhagie copieuse par la narine gauche.

5e. jour. Fièvre augmentant toujours; céphalalgie , retours de l'hémorrhagie nasale , vomissement spontané d'une bile verte ; déjections abondantes ; traitement par les acides végétaux.

6e. jour. Retour de l'hémorrhagie nasale ; ces

sation presque complète de la céphalalgie. Trouble dans les idées.

7ᵉ. jour. Délire ; carphologie , soubresauts des tendons, mouvemens convulsifs des muscles buccinateurs ; parole difficile , langue fuligineuse ; lèvres un peu encroûtées ; pouls fort , fièvre intense ; ventre souple et libre.

8ᵉ. jour. Mêmes symptômes. Il se lève plusieurs fois , et dit qu'il veut partir pour aller dans son pays. On prescrit une chopine de décoction de kina acidulée avec l'acide sulfurique , à prendre en deux doses, la première le matin , et la deuxième le soir.

Du 9 au 14, augmentation progressive des symptômes ; fièvre violente , avec délire et agitation extrême toutes les nuits ; œil vif, étincelant ; désir ardent de revoir son pays. Alternatives de chaleur vive , de moiteur , et de sueur abondante ; ventre gonflé , quoique souple ; urines rouges et rares ; tuméfaction à l'hypogastre , formée par la distension de la vessie.

15ᵉ. jour. Même état ; suppression du kina et de l'acide sulfurique. Potion antispasmodique.

16ᵉ. jour. Sueurs sans rémission des symptômes. Du 17ᵉ. au 19ᵉ. jour, malgré le délire le malade reconnoît ceux qui l'environnent.

20ᵉ. jour. Ecoulement jaunâtre, abondant, par la narine droite ; pouls encore développé.

21ᵉ. jour. Même état des facultés intellectuelles ; nulle céphalalgie, tremblotement universel et convulsif ; soubresaut des tendons, pouls petit, très-fréquent ; ventre gonflé, non tendu ; selles faciles ; urines rares ; soif vive ; lèvres, dents, et langue sèches et encroûtées d'une couche noire ; délire pendant toute la nuit ; mort à une heure après minuit., au commencement du 22°. jour de la maladie.

Ouverture du cadavre.

État extérieur. — Il n'y avoit pas la moindre trace de marasme.

Tête. — La tête fut examinée avec soin. Le cerveau étoit bien sain, de même que les méninges. Il n'y avoit pas quinze gouttes de sérosité dans chacun des deux ventricules latéraux du cerveau.

Thorax. — Le cœur étoit sain ; il contenoit du sang cailleboté. Les poumons étoient bien libres ; l'un et l'autre un peu gorgés de sang, principalement à leurs lobes inférieurs, ce qui étoit encore plus marqué dans le poumon gauche. Mais le droit offroit lui-même de légères taches rouges ; et sa surface étoit enduite d'un commencement d'exsudation membraniforme. Le lobe inférieur du poumon gauche contenoit plus de douze tubercules, dont les uns étoient enkystés, et les autres non enkystés ; ils étoient de diverse grosseur depuis le volume d'un pois jusqu'à celui d'une grosse noisette; les uns étoient encore fermes; les autres déjà en suppuration. La matière purulente remontoit dans les ramifications bronchiques, et en remplissoit plusieurs. Aux environs des tubercules la substance pulmonaire étoit plus rouge et un peu plus dense que dans l'état naturel. Partout ailleurs, le parenchyme pulmonaire étoit parfaitement sain.

Abdomen. — Le foie étoit sain; mais il contenoit une certaine quantité de sang. La rate étoit un peu molle, le pancréas sain, de même que l'estomac. Les intestins grêles un peu rouges, offroient à l'intérieur, surtout près du cœcum, des ulcérations légères, à bords rouges et à surface blanche, ce qui est très-fréquent dans les fièvres soit adynamiques, soit ataxiques. On trouva quelques vers trichurides dans le cœcum, comme on en trouve dans le cœcum de presque tous les cadavres.

Les organes urinaires et reproducteurs, étoient dans l'état naturel : mais il n'y avoit qu'un testicule. Les chairs étoient fermes, d'un rouge brun, et très-poisseuses.

Remarques. — L'état du lobe inférieur du poumon gauche, montre que cet élève, s'il ne fût pas mort de la fièvre, seroit devenu phthisique dans sa convalescence. L'état de suppuration de quelques-uns des tubercules ne permet pas d'en douter. Les symptômes nerveux avoient masqué la lésion des poumons·pendant cette maladie mais on sait qu'à la suite des fièvres nerveuses , dès que le système nerveux est calmé , tout rentre dans l'ordre ; et s'il y avoit une complication soit inflammatoire , soit d'une autre nature , les symptômes de cette affection concomitante recommencent quand ils avoient été suspendus , et ils se manifestent , s'ils n'existoient pas auparavant. Ici la phthisie auroit été peut-être regardée comme un dépôt de la *matière morbifique* dans les poumons. La connoissance de la nature des dégénérescences tuberculeuses ne permet pas de douter que les tubercules ne fussent antérieurs à la fièvre. Il est même probable qu'ils existoient depuis quelques années , et qu'ils tendoient , à chaque printemps , à déterminer une phthisie au premier degré.

Les ulcérations des intestins sont très-fréquentes dans les fièvres adynamiques et dans les fièvres ataxiques : elles rendent la maladie plus grave , mais n'en empêchent pas la guérison ; et quand les fièvres ne se terminent pas d'une manière funeste , ces ulcérations se cicatrisent. On en verra un exemple dans notre mémoire sur l'œdême de la glotte (histoire de Pierre Salard) (1). Nous en avons recueilli beaucoup d'autres qu'il seroit superflu de rapporter ici.

(1) Ce mémoire est imprimé parmi ceux que la Société de la Faculté de Médecine doit faire paroître incessamment.

6ᵉ. OBSERVATION.

PREMIÈRE PÉRIODE. — *Phthisie occulte.—Tubercules et granulations. — Mort à la suite d'une hémoptysie déterminée par le scorbut aigu.*

Un cocher, âgé de trente-cinq ans, d'un tempérament bilieux, ayant cependant la peau blanche, jouissoit habituellement d'une bonne santé; il n'étoit malade que depuis trois jours, lorsqu'il fut reçu à la Charité, le 11 septembre. La maladie avoit débuté sans signes précurseurs, par une évacuation abondante de sang vermeil, qui sortit de la bouche à diverses reprises, comme par gorgées.

Le deuxième jour, le corps étoit couvert de taches pétéchiales rouges et lenticulaires. Il y eut de nouvelles évacuations de sang par la bouche.

Le troisième jour, il ne se passa rien de particulier.

Le quatrième jour, 12 septembre, les taches pétéchiales étoient devenues d'un rouge blanchâtre. Le malade étoit assez bien portant d'ailleurs. On prescrivit la limonade végétale, le petit-lait acidulé avec l'eau de rabel, et une potion astringente.

Le cinquième jour, les taches étoient moins rouges et moins bleuâtres.

Le sixième jour, 14 septembre au matin, le ma-

Iade avoit rendu dans la nuit plus d'une chopine de sang fort rouge qu'il disoit sentir monter du haut de l'épigastre , sans douleur, ni ardeur , ni picotement ; mais il ne rendoit jamais ce sang qu'après avoir toussé. La toux, quoique légère, continua tout le jour , et l'expectoration étoit toute composée de crachats sanglans. Il y avoit beaucoup d'oppression, et le pouls étoit un peu fréquent. On ordonna le suc d'ortie, la limonade minérale, et une potion avec le sirop de grande-consoude.

Le 15 septembre , l'oppression étoit encore marquée; mais il n'y avoit plus de sang dans les crachats , qui étoient muqueux , visqueux, et blancs.

Le 16 , l'oppression continuoit; les taches lenticulaires des cuisses étoient devenues jaunâtres.

Du 17 au 22 septembre, les taches de la peau disparurent complètement; la toux persista : l'expectoration étoit toujours abondante et d'un blanc opaque. Le pouls devenoit chaque jour plus vif et plus fréquent; l'oppression alloit toujours en augmentant.

Le 24 septembre (1er. vendém. an XII), cet homme mourut à trois heures du matin. Il s'étoit encore levé la veille , et ne paroissoit pas menacé d'une mort aussi prochaine.

Ouverture du cadavre.

État extérieur. Embonpoint charnu : nul amaigrissement.

Tête. Tout étoit parfaitement sain dans le crâne ; il y avoit peu de sérosité entre l'arachnoïde et la pie-mère.

Thorax. Les poumons adhéroient un peu aux parties contiguës, à l'aide de lames cellulaires.

La membrane muqueuse de la trachée-artère étoit un peu rougie, et la couleur en étoit d'autant plus foncée, qu'on avançoit plus avant dans les bronches ; mais cette membrane redevenoit blanche et saine, dans les petites ramifications bronchiques.

La surface des poumons offroit un grand nombre d'inégalités. On y distinguoit par la pression, plusieurs petites duretés partielles. Quoiqu'ils fussent encore crépitans, ils étoient plus fermes que dans leur état naturel. Le sommet des lobes supérieurs étoit dense et assez pesant pour tomber au fond de l'eau. On voyoit partout dans le parenchyme des poumons, un grand nombre de granulations miliaires demi-transparentes, et comme cartilagineuses, des tubercules miliaires opaques, et un certain nombre de tubercules pisiformes d'un blanc jaunâtre ou grisâtre à leur intérieur qui étoit dense et ferme. Autour de la plupart des granulations et des tubercules miliaires ou pisiformes, la substance propre du poumon étoit un peu endurcie.

Le cœur étoit sain : il contenoit des caillots de sang noir et une concrétion de fibrine.

L'estomac et les intestins étoient sains, tant à l'extérieur qu'à l'intérieur.

Abdomen. Le foie, la rate, et le pancréas parurent tout à fait dans l'état naturel, de même que les organes urinaires.

Les muscles étoient encore assez volumineux et bien rouges ; les portions de la peau qui avoient été le siége des pétéchies, paroissoient dans l'état naturel.

ARTICLE II.

DEUXIÈME PÉRIODE DE LA PHTHISIE. — *Observations de phthisie au premier degré.*

Je place dans cet article, quatre exemples auxquels on peut ajouter les Obs. 34 et 43, qui appartiennent, la première à la phthisie calculeuse, et la dernière à la phthisie tuberculeuse, quoique le sujet ait succombé à une pleurésie chronique.

7°. Observation.

Deuxième période. — *Phthisie granuleuse et ul-céreuse au premier degré. — Mort par une fièvre ataxique.*

Un peintre, âgé de quarante-cinq ans, d'un tempérament bilieux, et d'une constitution robuste, éprouvoit, depuis un an, une toux opiniâtre, accompagnée d'expectoration muqueuse. Cependant, il ne maigrissoit point. Ces symptômes cessèrent le 27 octobre 1802, et furent remplacés par une céphalalgie violente, que rien ne put calmer. Il y avoit, en outre, de la douleur à l'épigastre, une insomnie continuelle ; la langue étoit blanchâtre et le pouls à peu près dans l'état naturel. L'appétit avoit totalement disparu. Ce malade fut reçu à la Charité, le 10 octobre 1802. Il survint, dans la nuit du 11 au 12, un état analogue à l'idiotisme. — Le 13, même état dans la journée : le soir, langue nette, pouls dans l'état naturel, abdomen aplati. — La maladie fut traitée comme une fièvre ataxique.

Le 14, pouls assez petit, souple, régulier et sans fréquence ; langue un peu brune vers le fond. Même état des fonctions intellectuelles ; nulle convulsion ; léger délire. Le malade se leva plusieurs fois dans la nuit ; il étoit comme hébété, et ne pouvoit saisir deux demandes à la fois.

Le 15 matin , à peu près même état que les jours précédens. Il se plaignoit d'être bien malade.

Le 16 , même désordre des facultés intellectuelles ; air hébété , pouls naturel.

Le 17 , à trois heures de l'après-midi , exacerbation très-forte ; délire, convulsions violentes. On fut obligé de l'attacher à huit heures du soir. A neuf heures , la respiration devint très-pénible ; le râle se fit entendre ; une écume très-abondante sortoit de la bouche ; les yeux étoient éteints, injectés de sang , et dirigés vers l'orbite. L'agonie fut dès-lors manifeste ; elle continua pendant plusieurs heures. La mort survint à une heure après minuit, le 18 novembre 1802.

Ouverture du cadavre , faite trente heures après la mort.

Etat extérieur. — Nul amaigrissement.

Tête. — On trouva un peu de sérosité entre les méninges. Les ventricules latéraux étoient très-dilatés par plus d'un once et demie de sérosité un peu trouble , contenue dans chacun deux. Il y avoit aussi un peu de sérosité dans les autres ventricules. On en trouva près d'une once à la base du crâne. Cette sérosité étoit aussi trouble que celle qui étoit contenue dans les ventricules latéraux du cerveau.

Thorax. — Les poumons adhéroient à la plèvre costale par leurs lobes supérieurs, à l'aide
d'un tissu cellulaire lâche. On trouva dans leur
parenchyme, 1°. un nombre infini de granulations
miliaires demi-transparentes très-dures, semblables à de petits grains de grêle ; 2°. deux ou trois
petits foyers purulens, contenant chacun environ
un scrupule de pus blanc. Les granulations étoient
surtout abondantes dans le poumon gauche, et
les foyers purulens étoient situés dans les lobes
supérieurs des deux poumons, qui étoient un peu
plus consistans que les lobes inférieurs, et qui
n'avoient pas cependant l'aspect d'un poumon
hépatisé.

Le cœur étoit sain : il renfermoit des caillots
de sang noir dans le ventricule gauche. Une
grande concrétion jaunâtre, tremblotante, comme
polypeuse, contenue dans les cavités droites, se
prolongeoit dans les veines-caves. La plèvre étoit
un peu rouge, comme chez les sujets morts de
fièvre adynamique.

Abdomen. — Le foie étoit sain : le lobe gauche de ce viscère avoit contracté quelques adhérences avec les parties voisines de la surface convexe ; ces adhérences étoient formées par de larges filamens, et par des membranes accidentelles
qui formoient une sorte de tissu cellulaire. Il y
avoit peu de bile dans la vésicule biliaire.

La rate, de volume ordinaire, un peu dense,

et décolorée , avoit contracté d'anciennes adhé-rences avec les parties contiguës à sa face con-vexe. Le pancréas étoit sain ; le conduit alimen-taire distendu par des gaz ; l'estomac très-volumi-neux. Le colon descendant n'avoit presque que la grosseur d'un doigt. Les reins parurent sains , de même que la vessie, qui contenoit près d'une pinte d'urine. Les chairs paroissoient de couleur na-turelle : elles n'étoient ni brunes , ni poisseuses.

Réflexions. Ce malade étoit à peine parvenu au premier degré de la phthisie pulmonaire, à en juger d'après les symptômes. On ne pouvoit pas même encore caractériser sa maladie d'une ma-nière bien certaine : le poumon présentoit cependant déjà le même état que dans la phthisie con-firmée ; ce qui prouve évidemment que le passage de l'un à l'autre des degrés de la phthisie, présente un nombre infini de nuances , et que ces degrés sont plutôt une invention de notre esprit, qui aime à grouper les objets , qu'une différence réelle existant dans la nature.

8ᵉ. Observation.

Deuxième période. — *Phthisie granuleuse et tu-berculeuse au premier degré. — Mort par une maladie cérébrale.*

M. T... employé dans un bureau , âgé de vingt-quatre ans , d'une forte constitution et d'un tem-

pérament bilieux sanguin , étoit né de parens
sains.

Son père étoit mort à l'âge de soixante ans,
d'une apoplexie forte, qui le fit expirer en quinze
heures, et qui survint après une paralysie du côté
droit , qui avoit commencé par la perte du mouvement des extrémités inférieures , et qui avoit
dégénéré depuis six mois en hémiplégie. Sa mère
jouit d'une bonne santé. Un de ses frères est bossu ;
une de ses sœurs est morte de maladie chronique,
avec fièvre hectique , à l'âge de huit ans. Sur
quinze enfans , dix sont encore vivans.

M. T. .... avoit toujours joui d'une assez bonne
santé ; il fut pris en 1804 , à l'âge de vingt-deux
ans, d'une affection scrophuleuse, dans laquelle les
glandes cervicales des deux côtés du col étoient
très - volumineuses , depuis les glandes paroti-
des , jusques aux clavicules. Il y avoit une toux
sèche , qui dura plusieurs mois. Le malade fut
mis à l'usage de la tisane de houblon , et de
l'élixir amer , de temps à autre remplacé par le
sirop antiscorbutique. La toux cessa ; mais plusieurs des glandes cervicales suppurèrent des
deux côtés , près les clavicules , pendant plusieurs
mois , en 1805 et au commencement de 1806.
Dans le commencement de cette dernière année ,
le malade contracta une gonorrhée qui dura plusieurs mois, et qui fut suivie d'un écoulement mu-

queux jaunâtre , qui tachoit encore les chemises à la fin de la même année.

Cependant , au printemps de 1806, la plupart des glandes cervicales étoient revenues à leur volume naturel ; quelques autres restoient assez volumineuses. Parmi celles qui avoient suppuré, les unes étoient revenues à l'état naturel , les autres , encore un peu volumineuses , marchoient progressivement vers la résolution. Toutes les fonctions étoient d'ailleurs en fort bon état ; et pendant l'été et l'automne de 1806, M. T... cessa l'usage de tout médicament , parce qu'il se regardoit comme en parfaite santé.

Dans le commencement de décembre de la même année , il fut pris d'un rhume qui paroissoit léger, et qu'il négligea pendant plus de vingt jours ; il continuoit ses travaux ordinaires. Cependant , vers le 20 décembre , se trouvant plus mal à son aise qu'à l'ordinaire , il fit appeler un médecin. Il étoit alors un peu *enrhumé*, il avoit le pouls un peu fréquent ; il toussoit souvent et crachoit peu. Il étoit frileux ; mais l'appétit persistoit. On lui prescrivit une tisane pectorale adoucissante, l'eau de veau, des looks blancs , un régime analeptique et l'abstinence du vin pur. Il passa plusieurs jours dans le même état de simple indisposition : il avoit un peu de fièvre le soir, l'appétit diminuoit. Le 26, le pouls étoit encore un peu plus fréquent que dans l'état naturel ; l'appétit avoit diminué , et il y avoit beaucoup de toux.

Le 29 au matin , la fièvre et la toux avoient diminué ; le malade, qui rapportoit diverses circonstances relatives à sa gonorrhée , paroissoit un peu troublé , et il recommençoit souvent plusieurs fois la même phrase ; les idées même ne paroissoient pas très-nettes. Mais tout cela parut l'effet de l'émotion dans laquelle il étoit, d'autant mieux que la plus légère cause suffisoit quelquefois pour produire chez lui les mêmes accidens , même en pleine santé. Dans la journée, on n'apperçut plus rien de particulier.

Le 30 décembre , vers midi, il paroissoit avoir les idées confuses ; il cherchoit les mots , exprimoit mal ses idées , et se fâchoit de ce qu'on ne comprenoit pas tout de suite ce qu'il vouloit dire. Il vomit un peu le soir , et dans le milieu de la nuit : il étoit agité , et sembloit ne parler qu'avec quelque difficulté.

Le 31 décembre , il se leva , mais pendant peu de temps. Il mangea très-peu ; il se remit dans son lit où il étoit un peu agité. Cependant, il ne se plaignoit de rien ; ses idées ne paroissoient pas bien nettes ; il ne se leva plus , et il vomit le soir quelque peu de matières aqueuses. La nuit se passa dans le même état ; il ne toussoit presque plus ; et le pouls n'étoit plus fréquent.

Le 1er. janvier 1807 , il vomit un peu à neuf

heures du matin , et la toux n'avoit plus lieu. Le pouls étoit tout à fait naturel : il n'étoit ni dur, ni fréquent , ni foible ; la langue étoit bien nette : il n'y avoit plus de nausée : les idées étoient un peu embrouillées ; la parole , parfois un peu gênée ; il recommençoit plusieurs phrases , et ne répondoit jamais aux questions, que par des phrases très-courtes. Il s'agitoit beaucoup dans son lit , se retournoit de tout côté ; de temps à autre il poussoit de profonds soupirs; il faisoit même entendre des gémissemens continuels. Les tendons des poignets éprouvoient beaucoup de soubresauts , surtout ceux du côté droit. Le malade , quand on l'interrogeoit, ouvroit largement les yeux, et fixoit avec un air étonné. Il ne se plaignoit de rien. En lui demandant pourquoi il s'agitoit , il répondoit *je n'en sais rien ;* il disoit seulement , *j'ai eu parfois cette nuit une violente douleur dans toute la tête ;* en lui demandant s'il souffroit , il répondoit *je ne souffre pas actuellement.*

D'après la constitution du malade , d'après l'affection scrophuleuse qui avoit précédé, et surtout d'après les symptômes existans , le médecin qui soignoit ce jeune homme déclara la maladie excessivement grave , et en avertit les parens. Il prescrivit les antispasmodiques et les toniques , en tisane, en potions, en lavemens, en topiques; et de plus , fit appliquer un large vésicatoire à la nuque. Le jour se passa dans le même état. Le soir, le malade ne répondoit plus que deux mots à chaque question. Il ne se plaignoit de rien, malgré son agitation ; il ne demandoit rien ; mais il prenoit ce qu'on lui donnoit. La nuit fut très-agitée. Le malade interrogé, disoit ne sentir aucun mal à la tête : il commençoit plusieurs phrases qu'il ne finissoit point ; la toux avoit totalement disparu.

Le 2 janvier, il n'y avoit presque plus de soubresauts des tendons Les idées étoient tout à fait confuses, ou plutôt le malade ne paroissoit plus en former. Lorsqu'on l'interrogeoit, il ne répondoit que *oui* et *non*, mais à propos. Quoiqu'il prononçât avec facilité, le manque d'idées sembloit l'empêcher de parler ; et il oublioit les questions qui exigeoient une répartie de deux ou de plusieurs mots ; ou s'il commençoit la réponse, il s'arrêtoit après avoir prononcé le premier mot. En lui demandant s'il avoit mal à la tête, il répondoit *non*. Le regard étoit comme la veille ; tous les mouvemens paroissoient libres, excepté ceux du bras droit, qui étoient un peu gênés. Le pouls étoit un peu plus élevé que la veille ; mais il avoit tout à fait la fréquence naturelle, et il étoit bien régulier. La peau étoit comme en santé, et le visage sans altération. Il n'y avoit plus de vomissement, et l'on entendoit quelques hoquets de loin en loin. Les médicamens paroissoient sans effet. Dans la journée, l'agitation continua ; le malade ne

connoissoit presque jamais les assistans; il avoit
l'air étonné ; il prenoit le verre et oublioit de
boire , s'amusoit parfois avec ses mains , comme
les enfans, ou simuloit différens jeux. Il oublioit
d'uriner ou urinoit dans son lit, et y rendoit aussi
les selles. Vers le soir il n'urina plus, et la nuit
la vessie forma une tumeur très-sensible à l'hypogastre : l'urine commença bientôt à sortir par re-
gorgement.

Le 3 janvier au matin, le malade avoit les yeux
fermés , il ne répondoit plus à aucune question.
Il se contractoit un peu lorsqu'on le pinçoit même
légèrement ; les avant-bras étoient fléchis sur les
bras , les mains sur les avant-bras , et les doigts
vers la paume des mains. Cette flexion étoit un
spasme tonique bien plus marqué au bras droit
qu'au gauche. Il y avoit des mouvemens convulsifs partiels sur la face, qui étoit un peu décompo-
sée. Le malade avoit rendu les selles et les urines
dans son lit. Le pouls n'étoit ni fréquent, ni irrégulier , ni foible; mais comme en pleine santé. On
continua tous les médicamens déjà prescrits ; on
plaça dans la vessie une sonde de gomme
élastique; et des vésicatoires furent appliqués aux
jambes. Dans la journée tout empira progressivement. Vers le soir il se manifesta un râle qui devint de plus en plus bruyant ; le bras droit étoit
presque paralysé , le gauche encore un peu contracté. Le pouls devint fréquent , inégal , irrégu-

lier, et à huit heures du soir il étoit sans consistance : bientôt la face se décomposa tout à fait.
Deux heures après, le malade tomba dans un état
de prostration extrême, et il expira sans convulsion. Sa face reprit alors à peu près la même expression qu'elle avoit en santé pendant le sommeil.

*Ouverture du cadavre, faite conjointement avec
MM. Moutard-Martin et Cayol, trente-six
heures après la mort.*

Etat extérieur. — Le corps ne paroissoit pas
sensiblement amaigri. La poitrine étoit grande et
très-bien conformée.

Tête. — La tête fut ouverte avec précaution.
Les vaisseaux sanguins des méninges contenoient
beaucoup de sang non coagulé ; mais le cerveau
n'étoit pas plus gorgé de sang qu'à l'ordinaire.

Toute la substance cérébrale fut examinée avec
soin ; elle parut parfaitement saine partout ; on
trouva seulement sous la pie-mère à la surface du
cerveau, une légère altération moins étendue que
l'ongle du petit doigt, et formée par des corps
miliaires, ronds, d'un blanc terne et opaque.
Les plus volumineux de ces petits corps n'excé-
doient pas la grosseur d'une tête d'épingle. Ils
étoient opaques à leur intérieur.

Il y avoit dans les deux ventricules latéraux
de la sérosité rougeâtre, un peu moins abon-

dante dans le côté droit que dans le gauche, où elle fut évaluée à un scrupule.

Le cervelet fut examiné avec soin : en le coupant par petites tranches comme on avoit coupé le cerveau, il fut trouvé sain partout.

La moelle allongée parut beaucoup plus ferme que dans l'état naturel : on trouva presque dans son centre, mais à gauche, un peu au-dessus de l'éminence pyramidale et de l'éminence olivaire de ce côté, un corps presque rond, de la grosseur d'un petit pois, isolé, contigu, et non continu, à la substance médullaire qui l'environnoit de toutes parts. Ce corps étoit d'un blanc jaunâtre et un peu luisant, à son extérieur : c'étoit un kyste à parois très-épaisses, qui contenoit dans son intérieur un petit noyau tuberculeux opaque, d'un blanc terne et jaunâtre qui contrastoit fortement avec la couleur des parois du kyste.

Col. — Parmi les glandes cervicales, les unes étoient tuberculeuses, dures, grisâtres ou d'un blanc opaque, et semblables à du fromage dur ; les autres seulement volumineuses, offroient de petites portions tuberculeuses isolées et éloignées les unes des autres dans la même glande. La portion de la glande qui étoit tuberculeuse, étoit dure, d'un blanc terne très-opaque, tandis que la portion qui n'étoit que gonflée, étoit molle, rosée et peu opaque, de sorte qu'elle contrastoit fortement avec les parties devenues tuberculeuses.

11*

Thorax. — Les poumons étoient libres. Ils paroissoient un peu bosselés, et ils étoient d'un rouge bleuâtre. On sentoit, en les comprimant, un grand nombre de corps durs, formés dans leur tissu. En les incisant, on trouva partout, mais principalement dans les lobes supérieurs, un très-grand nombre de tubercules miliaires opaques, et de granulations miliaires transparentes. Il y avoit en outre beaucoup de tubercules lenticulaires, et même des tubercules plus gros que des pois. La plupart de ces tubercules étoient gris, ou d'un gris jaunâtre; quelques-uns étoient noirâtres, presque tous étoient fermes. On n'en trouva qu'un seul en suppuration : il étoit placé dans le lobe supérieur du poumon gauche. Les lobes inférieurs étoient moins lésés, quoiqu'ils continssent un grand nombre de tubercules miliaires, et beaucoup de granulations miliaires transparentes, isolées.

Le tissu propre du poumon étoit mollasse, gorgé de sang et de sérosité; mais il n'étoit ni durci ni enflammé. Le cœur étoit très-flasque.

Réflexions. — Il est vraisemblable que les poumons de ce jeune homme étoient tuberculeux depuis longtemps. Le rhume qui se manifesta près d'un mois avant la mort, ne paroissoit pas grave ; il n'y avoit point d'amaigrissement ; mais il y avoit un peu de fièvre, et il est bien probable que la phthisie débutoit par ces premiers symptômes : en un mot, quoiqu'on ne pût pas assurer que ce malade allait devenir phthisique, il y avoit des signes suffisans pour faire soupçonner que le rhume prétendu étoit une phthisie à son premier degré. Si une maladie aiguë n'eût point abrégé les jours de ce jeune homme, l'affection de la poitrine auroit parcouru successivement tous les degrés de la phthisie pulmonaire, déjà incurable au moment de son apparition.

On a vu aussi, dans cette observation, la différence qu'il y a entre l'état intérieur des glandes devenues tuberculeuses, et celui des mêmes glandes seulement tuméfiées, engorgées, et entretenues dans un état de phlegmasie chronique par une irritation locale, telle que l'état tuberculeux d'un ou de plusieurs points de la glande.

Il y avoit un mouvement général dans les glandes et dans les tubercules, lorsque la maladie aiguë qui a emporté le malade s'est déclarée; et il est vraisemblable que celle-ci a été occasionnée par le corps tuberculeux développé dans la moelle allongée. Depuis que j'ai publié mes remarques sur les dégénérescences tuberculeuses, j'ai vu plusieurs personnes qui ont succombé à des dégénérations tuberculeuses survenues dans le cerveau, le cervelet ou la moelle allongée. Ces tubercules, placés dans l'encéphale, ont déterminé divers symptômes nerveux, dont je parlerai dans une notice que je me propose de publier sur différentes maladies du cerveau réunies par la plupart des auteurs sous le nom d'apoplexie, et confondues ordinairement avec l'apoplexie essentielle.

9ᵉ. OBSERVATION.

DEUXIÈME PÉRIODE. — *Phthisie tuberculeuse au premier degré. — Tubercules non enkystés dans le poumon. — Mort causée par une péripneumonie.*

Un boucher, âgé de vingt-sept ans, d'un tempérament sanguin, d'une assez forte constitution et d'une taille élevée, avoit joui d'une bonne santé jusqu'à sa vingt-septième année. Il eut, vers le milieu de septembre 1804, une fièvre adynamique (putride), qui fut très-longue, et dont la convalescence fut très-pénible. Il toussoit ; il avoit le pouls fréquent, et ne reprenoit ni l'appétit ni les forces. L'appétit reparut enfin vers le 3 novembre, et il augmenta les jours suivans. Mais ses moyens de subsistance venant à s'épuiser, ce convalescent fut obligé, pour vivre en attendant le retour de ses forces, d'entrer à la Charité le 12 novembre. Il avait alors le pouls encore un peu fréquent, et quoiqu'il eût depuis huit jours un appétit vif, sa langue étoit blanchâtre. Il ne survint aucun changement pendant le mois de novembre, si ce n'est que la toux diminua : elle avoit presqu'entièrement disparu à la fin du mois. En décembre, la langue devint nette ; l'appétit étoit vif ; le pouls sembloit être presque dans

(167)

l'état naturel. Mais les forces ne revenoient qu'avec
une extrême lenteur, quoique le malade ne fût
pas, à beaucoup près, aussi maigre que lors de son
entrée à l'hôpital. Vers le milieu de décembre, et
jusqu'au 12 janvier 1805, il commença à éprouver beaucoup de gêne dans toute la poitrine ; il
fut repris d'une toux sèche, et le pouls redevint
manifestement plus fréquent ; les forces ne revenoient point : il faisoit usage d'une tisane pectorale.

Du 16 au 19 janvier, la langue conservant une
belle couleur, le pouls acquit encore plus de fréquence ; la toux étoit plus fréquente et moins sèche ; elle étoit suivie d'une expectoration muqueuse, qui ne sembloit avoir rien de suspect.
Mais le 20 janvier, le sang commença à paroître
dans les crachats, et la respiration devint très-
gênée : il n'y avoit pas plus de souffrance dans un
côté de la poitrine que dans l'autre, et le malaise
dans toute la poitrine étoit extrême. On fit mettre des sangsues à l'anus ; on prescrivit un look
astringent, et la tisane de riz édulcorée avec le
sirop de grande-consoude. L'oppression alla en
augmentant. Les crachats, de jour en jour plus sanglans, sortoient aussi en bien plus grande quantité. Dès le 22 janvier, il survint un dévoiement
que rien ne put calmer. Du 23 au 28 janvier,
toutes les souffrances allèrent en augmentant ; le
pouls étoit petit, tendu, très-fréquent et foible.

Le 29 et le 30, les angoisses augmentèrent encore, et le malheureux jeune homme ne cessoit de crier et de s'agiter de toutes les manières dans son lit. Il fut délivré de ses souffrances le 30 jan vier 1805, à une heure après midi.

Ouverture du cadavre.

Etat extérieur. — Le cadavre n'étoit pas extrêmement amaigri ; mais les chairs étoient un peu flasques.

Téte. — Dans le crâne, tout parut dans l'état naturel.

Thorax. — Le poumon gauche étoit sain. Celui du côté droit étoit volumineux ; son lobe inférieur parut sain ; les deux autres étoient denses, carnifiés, très-compactes et rougeâtres ; ils tomboient au fond de l'eau ; leur surface étoit légèrement recouverte çà et là d'une pellicule albumineuse très-mince et fort molle. Le lobe supérieur offroit à sa surface deux taches blanchâtres de plus d'un pouce de largeur sur deux de longueur. Ces taches étoient formées par un très-grand nombre de corps miliaires, obronds, opaques, tuberculeux, et d'un blanc mat en dedans du poumon. Sous ces tubercules miliaires, il y avoit trois tubercules évidemment continus au tissu du poumon, et sans aucun kyste. L'un de ces derniers étoit gros comme une noisette, et le plus petit égaloit le volume d'un pois.

La plèvre costale étoit un peu rougie et parsemée de quelques filets d'albumine molle, qui s'enlevoient très-facilement. On trouva environ demi-pinte de sérosité épanchée dans ce côté du thorax.

Le cœur, volumineux et sain, contenoit du sang caillé dans les quatre cavités : on trouva dans le ventricule droit, des caillots jaunes fibrineux, mous et imbibés d'un peu de sérosité.

Abdomen. — Le foie étoit pâle et volumineux, mais il n'étoit pas gras. La vésicule biliaire contenoit une petite quantité de bile pâle, qui n'avoit point coloré ses parois en jaune. La rate étoit grosse, lobée, molle et adhérente. Le pancréas parut sain, de même que l'épiploon.

Le conduit alimentaire étoit énormément distendu par des gaz : l'estomac étoit sain. En examinant les intestins, on voyoit dans un très-grand nombre d'endroits, des taches rouges circulaires bien circonscrites, et des portions d'intestins, plus ou moins étendues, d'un rouge brun. Dans aucun de ces endroits, l'intestin n'étoit dilaté; mais ses parois étoient épaissies, et on trouvoit à l'intérieur des ulcérations circulaires profondes, à bords relevés. Ces ulcérations étoient surtout très-nombreuses près la valvule iléo-cœcale. On en trouva aussi dans le cœcum. Les reins et la vessie étoient dans l'état naturel.

Réflexions. — Il paroît que chez ce malade, il étoit resté, à la suite de la fièvre putride, une légère péripneumonie chronique, qui fut entretenue par les tubercules placés dans le poumon. Le repos, une nourriture plus réglée, et quelques médicamens diminuèrent d'abord la péripneumonie, qui reprit sa marche en décembre, et qui, dès ce moment, fit chaque jour de nouveaux progrès, et devint même aiguë vers le milieu de janvier. C'est sans doute en grande partie la péripneumonie aiguë qui finit par causer la mort. La couche albumineuse encore molle, placée sur la surface du poumon, ne permet pas de méconnoître l'état aigu de l'inflammation, qui avoit déjà été indiqué par les symptômes qui eurent lieu dans les derniers jours de la vie.

La phthisie pouvoit à peine être soupçonnée : car la toux et la fièvre habituelle dépendoient plutôt de la péripneumouie chronique que de la phthisie. Quant aux ulcérations des intestins, comme elles ont souvent lieu dans la fièvre putride, il est possible qu'elles eussent été presque guéries, et que la fièvre aiguë qui accompagnoit la péripneumonie dans les derniers temps, les eût fait reparoître ; car il semble que ce malade étoit fort éloigné du dernier degré de la phthisie, qui est l'époque où l'on voit souvent des ulcérations

analogues dans les intestins. Cependant, je n'ose-
rois rien décider à cet égard, et je ne saurois trop
répéter qu'on ne peut jamais avoir trop de
circonspection, quand il s'agit d'assigner la véritable cause des lésions organiques.

10ᵉ. OBSERVATION.

DEUXIÈME PÉRIODE. — *Phthisie tuberculeuse au premier degré. — Tubercules dans les poumons. — Mort par la pleurésie et le carreau.*

Une fille âgée de treize ans fut conduite au dispensaire, par sa mère, femme d'une structure assez grêle, âgée de plus de cinquante ans, et qui portoit depuis plus de dix-huit années, sous le côté droit du menton, une glande dure, indolente, un peu plus grosse qu'une noisette. La fille étoit très-petite, et très-intelligente eu égard à son âge. Elle avoit les yeux vifs, les cheveux noirs, et la peau brune. Depuis l'âge de six ans, elle avoit au côté droit du col, sous le menton, deux glandes dures et indolentes, presqu'aussi grosses que celle que sa mère avoit au même endroit; et depuis quelques mois, il lui étoit survenu de nouvelles glandes à la région cervicale droite. La maladie pour laquelle elle venoit demander des soins, étoit un dévoiement opiniâtre, que rien n'avoit pu arrêter. Depuis plus d'un an, cette petite fille avoit une toux sèche peu incommode; et depuis plusieurs mois, son ventre avoit grossi progressivement, et il étoit devenu sensible lorsqu'on le comprimoit. On n'y distinguoit aucune tumeur; mais il étoit balloné, et le dévoiement qui avoit lieu sans interruption depuis plus de six mois, avoit réduit la malade à un état de maigreur excessive : elle ressembloit, pour me servir d'une expression vulgaire, à un *squelette ambulant*. La peau étoit sèche et terreuse; le pouls vif et fréquent : mais l'appétit se soutenoit bien; le sommeil étoit passable, malgré les sueurs nocturnes, et il y avoit bien plus de forces qu'on ne l'auroit cru d'après l'état de maigreur extrême. La maladie fut regardée comme un carreau compliqué de phthisie, et traitée au dispensaire, pendant près d'un mois. En avril 1804, les médicamens avoient paru augmenter les forces : cependant ils n'avoient point agi d'une manière marquée sur la maladie; et dans le mois de mai, cette fille se rendit dans un hôpital. Elle eut encore appétit pendant quelques jours; mais vers le 4 juin, elle ressentit de vives douleurs dans la poitrine, de l'oppression, une toux beaucoup plus fréquente et plus forte, mais toujours sèche. Dès ce moment, elle ne quitta plus le lit. Le pouls étoit extrêmement fréquent; les symptômes qui existoient auparavant, et ceux qui étoient survenus en dernier lieu, ne cessèrent plus. Cette fille mourut le 12

(173)

uin, ayant éprouvé tous les symptômes de la
pleurésie aiguë , chez un sujet réduit au dernier
degré de marasme.

Ouverture du cadavre.

Etat extérieur. — Le cadavre étoit petit ,
grêle , et offroit l'image du dernier degré de
marasme. Il n'y avoit aucun signe de puberté.
La membrane hymen étoit à peine un peu la-
eérée au côté droit.

Il y avoit sous le menton , vers l'angle droit
de la mâchoire inférieure, quatre à cinq glandes
lymphatiques , grosses comme des pois et des
noisettes , qui étoient devenues blanches , opaques, les unes étoient encore fermes, les autres déjà
un peu ramollies dans leur centre ; il y en avoit
une qui n'étoit blanche opaque que dans un petit
endroit bien circonscrit, et assez saine dans tout le
reste de son étendue, quoique tuméfiée partout,
et un peu rosée dans la portion qui n'étoit pas
tuberculeuse.

Thorax. — Il y avoit environ une pinte de
sérosité dans chacun des deux côtés du thorax ;
une légère exsudation albumineuse recouvroit la
surface des deux plèvres. Les poumons qui étoient
libres , paroissoient bien sains , et ils l'étoient en
effet , excepté à leur racine. On les trouva presque
partout privés d'air , ce qui étoit dû à la com-

pression exercée par le liquide épanché dans la poitrine. Les glandes situées à la racine des poumons étoient grosses comme des lentilles et des pois ; elles étoient presque toutes transformées en matière blanche opaque , et tuberculeuses , comme celles qui étoient placées sous l'angle droit de la mâchoire.

Le cœur étoit sain.

Abdomen. L'abdomen étoit assez volumineux, et un peu gonflé par des vents. On n'y sentoit pas de tumeur distincte , et on n'y trouva aucun épanchement séreux.

Le foie étoit sain, mais dur, et d'un jaune de soufre pâle ; cependant il ne graissoit pas le scalpel. La rate étoit saine , de même que le pancréas et l'estomac. Le canal intestinal étoit distendu par des gaz. Les intestins grêles présentoient plusieurs taches noirâtres plus nombreuses vers la fin de l'iléon ; et à l'intérieur , les portions de la membrane muqueuse qui correspondoient à ces taches étoient le siége d'ulcères ronds, larges comme une lentille et même comme l'ongle , à surface noire et inégale , à bords inégaux, frangés et relevés. Des ulcérations de même nature se trouvoient à l'intérieur de divers endroits des gros intestins. L'épiploon étoit dépourvu de graisse. Le mésentère renfermoit un très-grand nombre de glandes, dont le volume varioit depuis la grosseur d'une lentille jusqu'à celle d'une très-grosse noisette.

Quelques-unes de ces glandes n'étoient que volumineuses ; mais la plupart étoient transformées en une substance blanche opaque, tuberculeuse. Cependant presqu'aucune d'entr'elles n'étoit encore bien ramollie dans son centre. Celles qui n'étoient que gonflées étoient saines à leur intérieur, et plus molles que les autres.

Les reins et la vessie étoient dans l'état naturel.

Réflexions. Cette fille mourut d'une pleurésie qui vint compliquer le carreau. La maladie abdominale avoit fait bien plus de progrès que la phthisie, et elle auroit entraîné la mort de la malade, qui n'étoit réellement qu'au premier degré de la phthisie pulmonaire, puisque la toux étoit encore sèche, et les poumons presqu'entièrement sains avant l'invasion de la pleurésie.

Les glandes cervicales, volumineuses depuis longtemps, étoient tuberculeuses ; et il est à peu près certain que celle que sa mère porte dans le même endroit est aussi tuberculeuse, mais dans un état stationnaire.

ARTICLE III.

TROISIÈME PÉRIODE.—*Observations qui concernent la phthisie au deuxième degré.*

Trois exemples m'ont paru suffisans pour bien faire connoître l'état des poumons dans ce degré, qui est l'époque de la mort d'un assez grand nombre de phthisiques, chez lesquels il survient quelque complication grave lorsque déjà ils sont très-affoiblis par la phthisie pulmonaire. On peut encore rapporter à cette période les Obs. 24 et 32.

IIe. OBSERVATION.

TROISIÈME PÉRIODE. — *Phthisie au deuxième degré. — Tubercules non enkystés.*

Un tailleur, âgé de 21 ans, d'un tempérament sanguin, ayant la peau très-blanche et les cheveux un peu roux, jouissoit d'une assez bonne santé, lorsqu'il fut pris, le 15 mars 1803, d'une maladie aiguë, qui détermina, dès le troisième jour, une expectoration sanglante, quoiqu'il n'y eût point de douleur de côté. Depuis cette maladie, ce jeune homme ne cessa plus de tousser ; il eut la voix rauque et des sueurs nocturnes abondantes, principalement sur la poitrine. Il maigrit par degrés dans les mois d'août, mai, juin et juillet. Il fut reçu à la Charité, le premier août 1803. Il y avoit alors quatre mois et demi qu'il étoit malade, et depuis quelques jours il avoit une fièvre continue. Les symptômes dont il a été parlé persistoient ; il disoit pouvoir dormir sur tous les côtés, et cependant il étoit toujours couché sur le côté droit. — La poitrine résonnoit très-bien par la percussion; il n'y avoit ni dévoiement, ni constipation.

Depuis le 1er. août jusqu'au 16, la maladie fébrile suivit la marche d'une fièvre gastrique; et à la fin du mois le malade parut convalescent de la fièvre. Mais la maladie de poitrine continuoit. Chaque jour, le matin en s'éveillant, et dans la journée, ce jeune homme expectoroit une matière grise cendrée puriforme, qui étoit parfois mêlée d'un peu de sang, et environnée d'une matière glaireuse tenace. Les joues étoient très-vermeilles, et la droite étoit un peu gonflée. La langue étoit nette, et l'appétit se soutenoit. Le pouls étoit très-petit, foible et un peu fréquent.

Depuis le 22 du mois d'août jusqu'au 23 septembre, l'amaigrissement fit chaque jour des progrès; il n'y avoit pas de diarrhée, mais le malade éprouvoit des sueurs nocturnes assez abondantes. La face ne maigrissoit pas extrêmement, mais elle devenoit de jour en jour très-pâle. On ordonna la diète lactée. Au commencement du mois de septembre, la marche de la maladie ne paroissoit pas ralentie. Cependant la diarrhée ne survint point. Les sueurs nocturnes furent chaque jour plus abondantes, et la maigreur plus marquée; la poitrine résonnoit bien à gauche, mais elle rendoit un son mat du côté droit.

Enfin, le 23 septembre 1803, ce jeune homme

12

expira à trois heures du matin, n'étant encore que médiocrement amaigri, mais étant d'une pâleur extrême depuis quelques jours.

Ouverture du cadavre.

Etat extérieur. — La face avoit conservé encore assez d'embonpoint, et la maigreur du corps n'étoit pas extrême.

Tête. — On trouva beaucoup de sérosité dans le tissu de la pie-mère et à la base du crâne. Il y en avoit environ trois gros dans chaque ventricule latéral, et un gros dans le quatrième ventricule.

Depuis la parotide droite jusqu'au thorax, on voyoit un léger gonflement au col. Après avoir enlevé la peau et le muscle sterno-mastoïdien, on trouva un cordon non interrompu de glandes blanchâtres presque rondes, beaucoup plus grosses que des amandes ; ces glandes offroient dans leur intérieur, les unes une matière déjà aussi molle que du fromage mou, les autres une matière blanche, rude au toucher, semblable à du plâtre.

Thorax. — Lorsqu'on ouvrit le côté gauche du thorax, il en sortit, comme par une sorte d'explosion, une grande quantité de gaz. Il y avoit dans ce côté un grand vide qui auroit pu contenir trois pintes de liquide : on n'y trouva qu'environ deux onces de sérosité.

Le poumon gauche, refoulé du côté du médiastin, étoit durci, inégal et ferme. En l'incisant, on voyoit partout sa substance dégénérée en une matière blanchâtre, encore organisée, mais semblable à l'intérieur des tubercules. On y voyoit en outre un très-grand nombre de petites cavités enduites de pus, tapissées d'une membrane qui étoit en communication avec les bronches. Ce poumon étoit presqu'entièrement libre.

Le poumon droit adhéroit fortement à toutes les parties contiguës; il étoit plus dur que le gauche, et présentoit d'ailleurs les mêmes lésions.

Le cœur, presque vide, nageoit dans plus d'une chopine de sérosité transparente, épanchée dans le péricarde.

Abdomen. Le foie parut sain : les parois de la vésicule biliaire étoient épaissies et infiltrées de sérosité, de même que le tissu cellulaire de tout l'abdomen.

La rate parut saine. Le pancréas étoit assez gros, un peu dur et fort blanc. L'épiploon et le mésentère étoient dans l'état naturel; on trouva les glandes mésentériques un peu volumineuses et molles.

L'estomac étoit sain. Les intestins grêles contenoient beaucoup de matière qui ressembloit à une sorte de bouillie jaune ; ils renfermoient en outre une mucosité épaisse et sanieuse. Plusieurs petites portions du canal intestinal étoient rouges

12*

et épaissies ; et dans les endroits où l'on observoit cette altération, la membrane muqueuse étoit épaissie et ulcérée, ou bien elle étoit gonflée par de nombreux vaisseaux sanguins rouges et fort injectés.

Les reins et la vessie parurent dans l'état naturel.

Les chairs étoient d'un rouge assez marqué. Les côtes étoient très-solides et fort difficiles à casser.

Remarques. — Ce jeune homme mourut dans le passage du second au troisième degré de la phthisie pulmonaire. Il paroît qu'il s'étoit fait chez lui un épanchement de sérosité dans la cavité gauche de la poitrine. La sérosité avoit été résorbée et remplacée par un fluide aériforme. Ce dernier phénomène n'est pas très-rare : il a fourni à M. Itard le sujet d'une dissertation très-intéressante sur le *Pneumo-thorax.*

12ᵉ. OBSERVATION.

TROISIÈME PÉRIODE. — *Phthisie au deuxième degré. — Tubercules dans diverses parties. — Catarrhe pulmonaire aigu. — Ascite.*

Un scieur de long, âgé de vingt-un ans, d'un tempérament bilieux, étoit malade depuis six mois, le 4 janvier 1803, jour de son entrée à la Charité. Sa maladie avoit débuté par la toux et par une expectoration abondante et glaireuse, qui

avoit paru dès l'invasion. En outre, depuis quatre
mois, il étoit survenu dans la poitrine des douleurs qui, depuis deux mois, étoient devenues
assez vives derrière le tiers inférieur du sternum.
Enfin, depuis six semaines, la respiration étoit
fort gênée, surtout quand le malade marchoit.
L'essoufflement étoit très-facile. Cependant l'appétit persistoit; la langue étoit nette ; la soif va-
riable, et les selles comme en santé.

Ce malade fut traité à l'hôpital pendant quatre
mois. En février, il y avoit beaucoup de toux et
d'expectoration glaireuse. La toux diminua au
commencement de mars ; et enfin, elle cessa
presque tout à fait. Dès ce moment l'abdomen
commença à devenir volumineux.

La maladie fut traitée par les apozêmes amers et
par une tisane apéritive. Cependant l'abdomen devint manifestement fluctuant, et l'appétit persistoit; le malade mangeoit la demi-portion. Il ne toussoit et n'expectoroit presque plus lorsque, le 19
avril, il s'exposa au grand air dans la cour. Le soir
du même jour il fut pris d'une forte toux, avec douleur dans le pharynx, ce qui fut regardé comme un
rhume accidentel. On ordonna un gargarisme ra-
fraîchissant et une tisane pectorale. Le 20 avril,
le rhume persistoit, le dévoiement se manifesta.
L'abdomen étoit assez gros et fluctuant, mais il n'y
avoit point d'enflure aux membres abdominaux. On
prescrivit l'infusion amère, l'infusion vulnéraire

avec le sirop de Tolu et le gargarisme rafraîchis-
sant. Le 21 avril, le pouls étoit très-lent et très-rare.
Le malade se trouvoit très-foible; il étoit émacié,
mais n'avoit point de fièvre ; le rhume et le dévoiement persistoient. On prescrivit la potion
cordiale majeure, et l'infusion vulnéraire avec le
sirop de Tolu. Le 22 avril tout paroissoit dans le
même état, mais le pouls étoit encore plus rare,
et la foiblesse étoit à son comble. A huit heures
et quart le malade fut pris subitement de convulsions. Il tournoit les yeux, et ses membres étoient
froids, roides et tendus ; les bras étoient tantôt
éloignés du corps , et tantôt fixés près de la
poitrine : il n'y avoit pas d'écume à la bouche.
Cet état de convulsion continuoit encore à neuf
heures ; il diminua alors graduellement, et la vie
s'éteignant par degrés , ce malade expira à dix
heures.

Ouverture du cadavre.

Etat extérieur.—Maigreur considérable, mais
pas de marasme absolu. Thorax résonnant assez
bien en avant et mal en arrière, surtout à droite.
Abdomen de volume presque naturel, mais faisant éprouver à la main un sentiment de fluctuation bien distinct.

Tête. — On trouva une très-grande quantité
de sérosité entre la pie-mère et l'arachnoïde. Il

y en avoit environ cinq gros dans chaque ventricule latéral, et plus d'une once à la base du crâne.

Thorax. — Le cœur étoit libre, petit et très-sain.

Les poumons adhéroient presque partout aux parties contiguës. La membrane muqueuse des voies aériennes étoit saine au larynx et vers le haut de la trachée ; elle parut à peine rouge à la partie inférieure de la trachée et dans les bronches. On trouva dans divers endroits beaucoup de tubercules très-gros, et très-irréguliers, formés par une substance blanche et comme caséeuse, mais qui étoit assez solide, et qui, lorsqu'on l'écrasoit entre ses doigts, laissoit appercevoir des filamens bien distincts ; aucun de ces tubercules n'étoit continu au parenchyme du poumon. Le tissu de ce viscère étoit mou et très-sain, sans aucun endurcissement ; on y voyoit seulement quelques petits corps miliaires durs, gris, demi-transparens. Le siége des tubercules, dans les deux côtés de la poitrine, étoit : 1°. entre les muscles intercostaux ; 2°. sous la plèvre pulmonaire et costale ; 3°. dans le tissu cellulaire placé derrière le sternum. Plusieurs tubercules étoient presque aussi gros que deux noix réunies, et ils étoient plus ou moins aplatis ; d'autres égaloient tout au plus le volume d'une noisette ou d'un pois. Les uns étoient placés derrière les poumons, d'autres sembloient développés dans leur tissu ; mais on pouvoit se convaincre facilement par la dissection, qu'ils étoient seulement placés sous la plèvre ou entre les lobes du poumon. Quelques-uns étoient situés entre la partie antérieure du médiastin et le sternum. Enfin, on en trouva plus de vingt, qui étoient aplatis et placés entre les muscles intercostaux externes et les internes, sans aucune communication avec la plèvre. Il y en avoit un très-grand nombre au-dessous de la mamelle droite, et entre les trois dernières vraies côtes. Aucun de ces différens tubercules n'avoit de kyste bien distinct. Quelques-uns d'entr'eux commençoient à être ramollis dans leur centre, et on observoit surtout ce ramollissement dans les plus gros.

Abdomen. — Il y avoit environ trois pintes de sérosité de couleur citrine, dans l'abdomen. Le foie, refoulé vers le diaphragme, offroit un très-grand nombre de petits corps miliaires grisâtres, presque transparens, situés sous sa membrane propre. Quelques-uns de ces petits corps avoient le volume d'une lentille. On en voyoit de très-petits dans l'intérieur du foie. Ce viscère étoit sain d'ailleurs. La vésicule d'un jaune pâle étoit distendue par de la bile. La rate avoit au moins trois fois son volume ordinaire ; elle offroit un nombre infini de petites bosselures de la largeur d'un pois. Tout son parenchyme étoit rempli d'un grand nombre de petits corps grisâtres, fermes, d'apparence tuberculeuse, de la grosseur d'un pois, qui presque tous étoient sans enveloppe propre. Le pancréas parut bien sain.

Le mésentère renfermoit plusieurs glandes qui étoient grosses comme des noisettes, et qui contenoient dans leur intérieur une matière blanche, caséiforme, consistante et facile à isoler. L'estomac et le conduit intestinal parurent dans l'état naturel. La membrane muqueuse de ces viscères étoit saine. On ne trouvoit pas d'ulcération dans l'intérieur des intestins grêles. Les organes urinaires et reproducteurs examinés avec soin, n'offrirent aucune lésion. Les glandes du col étoient saines, et celles du pli de l'aine presque dans l'état naturel.

13ᵉ. Observation.

Troisième période. — *Phthisie au second degré. — Granulations et tubercules.*

Un chargeur, âgé de cinquante ans, d'un tempérament sanguin, d'une constitution athlétique, ayant le thorax très-large et bien conformé, fut pris, au commencement du mois de juin 1803, d'une toux sèche, qui dura six mois sans amener d'expectoration. Vers le septième mois il survint des crachats, dont la quantité augmenta par degrés. Ils ne furent jamais sanglans ; mais six mois après l'époque où ils avoient commencé à paroître, ils devinrent extrêmement abondans. Ils étoient formés par une matière blanche, opaque et visqueuse, qui nageoit dans beaucoup de pituite liquide, glaireuse et filante. L'amaigrissement progressif et la diminution des forces obligèrent le malade à se rendre à la Charité, le 26 juillet 1804, treize mois après l'invasion de sa maladie.

Depuis un mois la voix s'étoit éteinte ; il y avoit une aphonie complète. Le malade éprouvoit beaucoup de malaise dans la partie supérieure du thorax derrière le sternum ; il étoit encore très-charnu ; mais il disoit avoir perdu beaucoup d'embonpoint et avoir diminué de moitié. Cependant il n'avoit discontinué son travail que depuis trois semaines ; il étoit sans fièvre. Il n'avoit jamais éprouvé de sueurs nocturnes, quoiqu'il eût été quelquefois constipé, et qu'il n'eût presque pas eu le dévoiement.

Son état parut s'améliorer pendant la première semaine de son séjour à l'hôpital. Mais bientôt après, l'expectoration devint très-abondante ; elle étoit presque en entier glaireuse et filante. Au commencement du mois d'août, la langue se couvrit d'une couche jaune. Il s'établit ne fièvre continue, et les forces s'épuisèrent complètement. Enfin, ce malade très-affoibli, mourut le 14 août 1804, à cinq heures du matin.

Ouverture du cadavre.

Larynx. — On trouva la surface inférieure de l'épiglotte marquetée de points rouges, et les cartilages du larynx ossifiés dans plusieurs endroits. Les ventricules du larynx présentoient une ulcération superficielle, dont la surface étoit portée sur des ossifications affectées d'un commencement de carie. Les bords de l'ulcération laissoient appercevoir la membrane muqueuse du larynx, qui étoit plus élevée que le fond de l'ulcère où cette membrane étoit détruite.

Thorax. — Les poumons étoient libres inférieurement, et sains. Mais on trouva à leur partie supérieure un grand nombre d'excavations capables de loger une noisette et même un corps plus gros. Ces excavations étoient pleines de pus blanc et épais ; elles étoient tapissées par une membrane bien distincte ; on voyoit dans divers endroits des granulations miliaires, transparentes ou demi-transparentes, et en même temps des tubercules miliaires, des tubercules pisiformes, et d'autres bien plus gros. Mais tous étoient d'un gris opaque. Ils étoient peu nombreux, et on n'en trouvoit que dans les lobes supérieurs.

Le cœur étoit sain : il renfermoit du sang noir et cailleboté.

Abdomen. — Le foie, la rate, le pancréas, le mésentère et l'épiploon parurent sains, de même que l'estomac et les gros intestins, excepté le cœcum, où l'on voyoit quelques petites ulcérations. Les intestins grêles avoient contracté un grand nombre d'adhérences peu fermes, qui unissoient entr'elles plusieurs circonvolutions du canal intestinal. Ces adhérences avoient depuis un travers de doigt jusqu'à un ou deux pouces de longueur ; et dans ces endroits la tunique péritonéale étoit légèrement ulcérée ; on voyoit au-dessous de cette tunique beaucoup de tubercules miliaires opaques. Des tubercules semblables et très-nombreux, étoient placés partout dans la tunique musculaire ; et à ces endroits, qui paroissoient gris lorsqu'on examinoit la surface des intestins, on voyoit, après avoir fendu le conduit intestinal, que la membrane muqueuse étoit ulcérée. Les ulcères étoient de même largeur que la portion épaissie. Ils avoient une surface inégale, et une couleur grise, rouge, blanchâtre, ou formée par le mélange de toutes ces couleurs. On observoit ces épaississemens et ces ulcères dans presque tout le jéjunum et l'iléon. Dans la plupart des endroits ainsi altérés, les parois des intestins avoient acquis deux à trois lignes d'épaisseur et même davantage.

ARTICLE IV.

QUATRIÈME PÉRIODE DE LA PHTHISIE. — *Observations de phthisies tuberculeuses et de phthisies granuleuses, parvenues à leur dernier degré.*

Je place dans cet article cinq histoires particulières des deux espèces les plus communes de la phthisie, parvenues à leur dernier degré. L'Observation 14° est un exemple de la phthisie granuleuse parvenue à son dernier degré sans ulcérer le poumon. L'Obs. 15°. montre la même espèce simple qui a déterminé des ulcérations dans les voies aériennes. On verra de plus dans l'Obs. 16°., des tubercules miliaires qui sont une dégénérescence totalement différente des granulations miliaires; dans l'Obs. 17°., des tubercules développés dans divers organes, chez le même sujet; et enfin dans l'Obs. 18°., la réunion de la phthisie tuberculeuse avec la phthisie granuleuse. On peut encore rapporter à la quatrième période de la phthisie, la plupart des observations qui se trouvent dans les 2°., 3°., 4°., 5°., et 6°. sections.

14ᵉ. Observation.

QUATRIÈME PÉRIODE. — *Phthisie granuleuse parvenue au troisième degré. — Granulations miliaires dans les poumons.*

Un chapelier, âgé de quarante-six ans, d'un tempérament bilieux, jouissant habituellement d'une assez bonne santé, fut pris d'une toux sèche opiniâtre, accompagnée, au bout de quelques mois, d'une expectoration muqueuse. Cet homme avoit la poitrine large et bien conformée, et il ne paroissoit point prédisposé à la phthisie. Cependant, ce fut inutilement qu'on employa les pectoraux adoucissans, les préparations scillitiques, les vésicatoires, le cautère, etc. : rien ne put guérir la toux qu'il éprouvoit et qu'on attribuoit à un rhume ; et pendant plus d'une année son état empira de jour en jour : l'amaigrissement devint sensible, il y eut des mouvemens fébriles, des sueurs nocturnes, et enfin tous les symptômes s'aggravant progressivement, cet homme parvint à la dernière période de la phthisie, dans le mois d'août 1806. Il fut reçu à la Charité, le 21 du même mois. Il ne pouvoit plus quitter le lit depuis treize jours : il étoit très-amaigri ; une toux fatigante lui faisoit expectorer une matière muqueuse, d'un blanc opaque, médiocrement abon-

(191)

dante. Il étoit tourmenté en même temps par des sueurs nocturnes et par le dévoiement colliquatif.

Pendant son séjour à la Charité, rien ne put apporter du soulagement à son état. Les extrémités inférieures s'infiltrèrent, et le malade mourut le 24 septembre, à dix heures du matin, environ un mois après son entrée à l'hôpital, et plus d'un an après les premiers symptômes de la phthisie.

Ouverture du cadavre.

Etat extérieur. — Marasme porté au dernier degré.

Téte. — Tout étoit sain dans le crâne.

Thorax. Les poumons, de volume et de couleur ordinaires, adhéroient aux parties contiguës, à l'aide d'un tissu cellulaire abondant. Leur intérieur renfermoit, surtout dans la partie postérieure et supérieure, un grand nombre de granulations miliaires, blanches, luisantes, demi-transparentes, agglomérées en masses plus ou moins considérables. Aucune de ces granulations n'étoit en suppuration. Il n'y avoit aucune ulcération dans le poumon. On y distinguoit encore beaucoup de parties qui ne renfermoient pas de ces petits grains cartilagineux. Mais dans ces endroits, le tissu pulmonaire avoit perdu presque toute son élasticité : en le comprimant, on l'aplatissoit comme un linge mouillé , et il ne reprenoit pas un volume plus considérable que celui auquel on l'avoit réduit par la pression. La membrane muqueuse des voies aériennes étoit pâle et enduite d'une mucosité blanchâtre.

Abdomen. — Le foie , la rate , le pancréas , les reins et la vessie , étoient dans l'état naturel. Les intestins paroissoient aussi n'avoir aucune lésion lorsqu'on les examinoit extérieurement ; mais après avoir fendu le canal intestinal , on trouva à la surface interne du cœcum , un grand nombre d'ulcères fongueux et granuleux , qui n'affectoient que la membrane muqueuse.

Les chairs de tout le corps se déchiroient avec la plus grande facilité ; celles des membres abdominaux étoient pâles et très-infiltrées.

Réflexions. — La mort de ce chapelier ne peut être attribuée aux ulcérations du poumon , puisqu'il n'y en avoit pas. On observe ordinairement la même chose dans plusieurs de ceux qui succombent à la phthisie granuleuse simple. Ils ne meurent que par l'effet de l'épuisement qu'entraînent le dévoiement, la fièvre hectique et l'expectoration. C'est l'absence de l'ulcération des poumons , dans plusieurs cas de cette espèce , qui est la cause de la longue durée de la phthisie granuleuse chez certains sujets qui vivent dans cet état pendant un grand nombre d'années , sans qu'on observe jamais la moindre trace de pus dans leurs crachats , et ans qu'on puisse prononcer avec certitude sur le véritable caractère de la maladie.

15e. OBSERVATION.

QUATRIÈME PÉRIODE. — *Phthisie granuleuse au troisième degré (pulmonaire et laryngée.) Granulations miliaires.*

Un ouvrier en crin, âgé de quarante ans, d'un tempérament sanguin, fut pris, vers la fin d'avril 1805, d'un rhume opiniâtre. Au bout de quelques mois, continuant toujours à tousser, il ressentit des points douloureux dans diverses parties de la poitrine, et ses crachats furent teints d'un peu de sang. Les douleurs, ainsi que le crachement de sang, se dissipèrent en peu de temps; mais la toux persista. L'expectoration glaireuse devenoit chaque jour plus abondante. En octobre, les douleurs de poitrine reparurent, et le malade ne pouvoit dormir que sur le côté droit ou sur le ventre. Lorsqu'il étoit couché sur le côté gauche, ou sur le dos, il éprouvoit des tiraillemens douloureux, qui augmentoient la toux d'une manière fatigante; bientôt il survint des sueurs nocturnes et un peu d'amaigrissement. Insensiblement les forces diminuèrent, et dix mois après l'invasion de la maladie, cet homme ne pouvant plus continuer ses travaux, fut obligé d'entrer à la Charité, où il fut reçu le 20 février 1806. Voici quel étoit son état à cette époque :

13

Léger amaigrissement; pouls petit et lent; peau de chaleur naturelle. *Décubitus* constant sur le côté droit ; thorax résonnant très-bien dans toute son étendue; douleurs répandues dans toute la poitrine ; toux fréquente, suivie d'une expectoration muqueuse, limpide et filante, dans laquelle on voyoit nager des crachats un peu plus opaques, dont quelques uns étoient teints de sang. Sueurs partielles, surtout la nuit, à la poitrine et à la paume des mains ; selles et urines dans l'état naturel ; langue bien nette.

A ces symptômes se joignoit l'anorexie : la bouche étoit amère; il y avoit des douleurs épigastriques et une céphalalgie susorbitaire.

Ces derniers symptômes disparurent assez facilement ; mais la maladie principale s'aggrava' de jour en jour. Pendant deux mois et demi que ce malade fut traité à la Charité, on le trouvoit toujours couché sur le côté droit : il maigrissoit lentement. Sa peau prit une couleur blafarde : la voix devint d'abord voilée, puis elle s'éteignit tout à fait. Vers le milieu d'avril, il survint un devoiement que rien ne put arrêter. Le côté droit résonnoit toujours bien par la percussion : la voix ne se faisoit plus entendre, mais les paroles étoient en quelque sorte *soufflées* distinctement. Enfin la mort termina les souffrances de ce malade le 7 mai 1806, à une heure après midi.

Ouverture du cadavre.

Thorax. Il y avoit dans le larynx, à la base des
cartilages arythénoïdes, deux ulcérations grisâtres
assez profondes, plus larges que de grosses lentilles. La partie inférieure de ces cartilages étoit
cariée.

Le milieu du cartilage cricoïde étoit rouge,
épais et très-ramolli ; la partie inférieure du
larynx étoit fort rouge, un peu épaissie et légèrement ulcérée. Cette lésion augmentoit à mesure
qu'on avançoit dans la trachée et dans les bronches, où le gonflement, la rougeur et l'excoriation de la membrane muqueuse étoient beaucoup plus intenses.

Les poumons étoient libres ; mais en les touchant, on y sentoit un nombre infini de petites duretés. Lorsqu'on les incisoit, on les trouvoit remplis de granulations miliaires transparentes, et comme cartilagineuses ; et il y avoit à leur
base des excavations, les unes capables de loger
des noisettes, et d'autres assez spacieuses pour
enfermer un œuf de poule. Ces cavités communiquoient entr'elles. Les vaisseaux sanguins et les
ramifications bronchiques étoient appliqués sur
les parois des ulcères ; et ceux-ci étoient tapissés
par une membrane fine qui sécrétoit le pus. On ne
voyoit pas de gros tubercules dans les poumons.

13*

Le cœur étoit sain.

Abdomen. Il y avoit environ une pinte de sérosité de couleur citrine, dans la cavité du péritoine. Le foie étoit sain , de même que la rate, l
pancréas , l'estomac , l'intestin grêle et les glandes mésentériques. On voyoit à l'extérieur de
gros intestins, un grand nombre de taches rouge
de la largeur de l'ongle, qui correspondoient à d
larges ulcérations de la face interne du cœcum
et de tout le colon. Ces ulcérations , qui avoien
détruit complètement la membrane muqueuse
avoient des bords plus larges que l'ongle du pouce
relevés et taillés à pic.

Les organes urinaires et reproducteurs étoien
sains.

16e. O B S E R V A T I O N.

QUATRIÈME PÉRIODE. — *Phthisie tuberculeuse.* —
Tubercules miliaires.

Un perruquier, âgé de 29 ans, d'un tempéramer
pituiteux, éprouvoit depuis plus de six mois ur
chaleur interne très-incommode , et des sueur
nocturnes, lorsqu'il fut pris, dans le mois de jui
1805, d'un rhume violent et opiniâtre, pour l
quel il fut traité dans les hôpitaux militaires :
étoit alors dans le Hanovre. Deux mois après l'i
vasion du rhume, il commença à cracher du sang

t dès-lors il devint très-sensible aux changemens
de l'atmosphère : son rhume augmentoit toutes
les fois qu'il essuyoit un peu de froid. Malgré le
traitement qu'on employoit, il n'éprouvoit aucune
amélioration dans son état ; il ressentoit presque
toujours de vives douleurs dans la poitrine. Au
sixième mois de cette maladie, la toux devint encore plus fréquente , et elle étoit presque continuelle. A la fin du neuvième mois, ce malade vint
à Paris. Les douleurs de la poitrine diminuèrent
beaucoup : mais la toux , la fièvre , et l'impuis-
sance de vaquer à ses affaires , le forcèrent d'entrer à la Charité, où il fut reçu le 4 juin 1806,
un an après l'invasion de la toux. Il étoit alors
âgé de 3o ans. Il avoit peu maigri; il étoit sujet à
de fréquens étourdissemens ; mais il n'avoit pas
de céphalalgie. Depuis plus d'un mois il n'avoit
fait usage d'aucun médicament, et il avoit beaucoup d'appétit.

Lorsqu'on percutoit la poitrine , elle résonnoit
bien dans toute la partie antérieure ; mais elle ne
rendoit presqu'aucun son vers la partie inférieure
du côté droit. La toux étoit forte et fréquente, l'expectoration muqueuse, et en partie purulente. Le
malade ressentoit quelquefois de légers frissons, et
il avoit des sueurs nocturnes, qui, depuis quelque
temps, étoient devenues très-abondantes. Le ventre
étoit resserré, la peau chaude et sèche dans le
milieu du jour, et principalement dans la soirée.

Le pouls étoit petit et fréquent, mais bien régu-lier. On prescrivit une tisane pectorale, du petit-lait édulcoré, et un look.

Dans le mois de juin, le malade parut toujours dans le même état. Au commencement de juillet il eut une défaillance complète étant levé. Il suoit la nuit. Il maigrissoit progressivement, et la phthisie faisoit toujours des progrès, de sorte qu'à la fin de juillet il étoit dans un marasme *squélétique*, et il avoit le dévoiement. Les cra-chats étoient purulens et assez abondans.

Enfin, parvenu au dernier degré de maigreur et d'épuisement des forces, il mourut le 16 août 1806, ayant conservé l'usage de ses facultés in-tellectuelles jusqu'à son dernier moment.

Ouverture du cadavre.

Etat extérieur. Ce sujet étoit d'une taille mé-diocre, et d'une émaciation extrême.

Thorax. — Le poumon gauche adhéroit for-tement à toutes les parties contiguës, excepté au diaphragme ; car le lobe inférieur, qui répond à ce muscle, étoit presqu'entièrement sain, quoi-que la plèvre qui le recouvroit fût épaisse d'envi-ron une ligne, jaunâtre et opaque. Tout le reste du poumon étoit complètement dégénéré en une substance charnue, rougeâtre, farcie de tuber-cules de différente grosseur, depuis le volume d'un grain de millet jusqu'à celui d'un grain de chénevis. Ces tubercules étoient blancs, opaques et parsemés de petits points noirs ; ils étoient très-nombreux, et ne laissoient que très-peu d'espace à la substance charnue qui leur étoit intermédiaire. Le poumon droit étoit dans le même état que le gauche ; mais il n'adhéroit aux parties environnantes qu'au moyen de lames cellulaires.

Le cœur étoit très-petit, et d'un tissu un peu plus dense qu'à l'ordinaire ; mais d'ailleurs il ne présentoit aucune altération.

Abdomen. Le foie étoit sain, et remarquable seulement par une couleur bleuâtre de toute sa face concave. La vésicule biliaire étoit remplie de bile qui, par l'effet de la transsudation, avoit coloré l'extrémité de l'estomac et le duodénum.

La rate et le pancréas étoient dans l'état naturel. Les intestins paroissoient sains à l'extérieur ; mais la membrane muqueuse du cœcum et du colon étoit très-rouge, et présentoit des ulcérations qui varioient pour la forme et la grandeur, mais qui toutes étoient rouges et superficielles.

Tout le reste du canal intestinal n'offroit rien de remarquable, si ce n'est que la membrane muqueuse étoit partout enduite d'une matière jaune et liquide.

Nota. Il ne faut pas confondre les *tubercules*

miliaires, dont il s'agit dans cette observation, avec les *granulations miliaires* dont il est parlé dans la précédente.

17ᶜ. OBSERVATION.

QUATRIÈME PÉRIODE. — *Phthisie au troisième degré, compliquée de carreau.*

P. J. G***. âgé de huit ans, étoit malade depuis plus de huit mois, quand il fut admis à recevoir les secours du *dispensaire*. Sa maladie avoit commencé par une petite toux sèche. Déjà depuis quelque temps, il avoit le teint blafard : il avoit été très-tardif, tant pour la première que pour la deuxième dentition ; et depuis l'année 1802 jusqu'à la fin de 1803, la troisième dent molaire gauche inférieure n'avoit point percé ; il n'y avoit même eu aucun mouvement inflammatoire à cette partie des gencives. Après que la toux sèche eut commencé, elle ne cessa plus ; elle avoit lieu surtout la nuit ; il n'y avoit ni dévoiement, ni constipation. Cependant cet enfant maigrissoit de jour en jour, et il disoit éprouver une douleur dans la poitrine ; il avoit un peu de fièvre, surtout vers le soir ; et le huitième mois (en mai 1803), il crachoit un peu de mucus transparent, mêlé avec quelques petits filets de sang.

Le 14 juin 1803, jour où un médecin des dispensaires le vit pour la première fois, il étoit dans un état de marasme très-prononcé. Il avoit la peau très-sèche, et parfois des sueurs nocturnes; son pouls étoit petit et fréquent, et la langue bien nette; il avoit toujours eu bon appétit. Il éprouvoit une douleur dans la poitrine : il toussoit dans la journée, mais surtout le soir en entrant dans son lit, et le matin en s'éveillant. Son ventre étoit petit, aplati, et on n'y appercevoit pas de tumeur sensible. Cet enfant rapportoit la douleur qu'il éprouvoit tantôt à l'épigastre, et tantôt vers les épaules. Le médecin des dispensaires regarda la maladie comme une phthisie parvenue au troisième degré. Cependant, il n'y avoit pas eu de dévoiement, et les crachats n'avoient point paru manifestement purulens. Il continua à le traiter pendant près de quinze jours; mais il déclara aux parens qu'il ne pouvoit guérir cette maladie : alors ils s'adressèrent à un autre médecin, qui ayant examiné l'état de l'enfant, décida sans hésiter, que la maladie dépendoit *d'un effort de l'accroissement et de ce que la troisième dent molaire gauche inférieure n'étoit pas sortie.*

Il prescrivit du *jus de gigot;* des bains ; six gouttes *de sang de crête de coq,* soir et matin ; six sangsues derrière les oreilles, etc. Le médecin des dispensaires continua à recueillir l'histoire de la maladie, pour son instruction particulière.

Cependant, la toux persista, de même que la fièvre hectique, et l'amaigrissement continua à faire des progrès.

Après l'application des sangsues on eut beaucoup de peine à arrêter le sang ; la foiblesse augmenta considérablement, et l'usage des bains parut encore accélérer ses progrès.

En même temps on faisoit à cet enfant des frictions aromatiques sur l'abdomen; on lui appliquoit sur l'épigastre des compresses imbibées d'eau-de-vie et de thériaque.

En juillet, les forces diminuèrent chaque jour. Il commença à y avoir de temps à autre un peu de dévoiement. Les pieds devinrent œdémateux. On appliqua encore *une sangsue* derrière l'oreille gauche. Le 26 juillet, des taches bleuâtres se manifestèrent d'abord sur les jambes, et ensuite sur les cuisses ; le ventre se gonfla ; la diarrhée s'établit.

Le 4 août, le pouls étoit très-fréquent ; la langue étoit toujours nette. Les taches bleuâtres avoient gagné le bras droit ; le gauche en étoit tout à fait exempt. Le marasme étoit parvenu à un é étonnant. Le médecin qui dirigeoit le traitement déclara qu'il n'y avoit *presque plus* à espérer, à moins que la nature ne fît un grand effort. Dès ce moment cet enfant ne se leva plus.

Le 5 et le 6 août, il paroissoit prêt à expirer à chaque minute. Il avoit toute sa connoissance, et envisageoit la mort sans effroi et même avec plaisir , comme devant être le terme de ses maux et le commencement d'un bonheur éternel.

Le 7 août , vers les neuf heures du matin, il expira avec des convulsions violentes , ayant conservé jusqu'à ce moment toute sa connoissance. Les derniers jours il avoit eu beaucoup de douleurs dans le ventre, qui étoit fort distendu et qui résonnoit par la percussion.

Ouverture du cadavre.

Le crâne ne fut pas ouvert. On ne trouva aucune altération dans la gencive, ni dans la dent qu'on avoit regardées comme la cause de la maladie. Le cœur étoit sain et presque vide de sang.

Le poumon gauche étoit libre et assez sain.

Le poumon droit adhéroit intimément par un tissu cellulaire serré , avec les côtes, les vertèbres, le médiastin et le péricarde. Tout ce poumon étoit un peu plus dense que l'autre, et on y voyoit partout un grand nombre de petits corps durs , tuberculeux , pisiformes. On y trouva aussi un assez grand nombre de foyers purulens , capables de contenir , les uns une noisette, les autres un petit pois. Le pus étoit fort blanc. Il y avoit à la racine du poumon des glandes lymphatiques très-nombreuses, plus volumineuses qu'une grosse noisette. Elles étoient désorganisées à leur intérieur; quelques-unes étoient prêtes à se ramollir, ou même déjà ramollies.

Le foie, la rate et le pancréas étoient sains.

Les glandes mésentériques étoient dans un état analogue à celles de la racine des poumons. Elles étoient volumineuses, ramassées en gros paquets; et plusieurs étoient en suppuration dans leur centre; presque toutes étoient à demi-désorganisées, et semblables à la matière des tubercules très-blancs. Les intestins étoient distendus par des gaz. Les organes urinaires étoient sains.

18ᵉ. OBSERVATION (1).

QUATRIÈME PÉRIODE. — *Phthisie granuleuse et phthisie tuberculeuse. — Pleurésie dans les derniers jours de la vie.*

Jean André B * * *, instituteur, ayant les apparences d'un tempérament bilieux, et la poitrine bien conformée, avoit eu dans son enfance beaucoup de gourme, et quelques engorgemens glanduleux qui n'avoient point suppuré.

Pendant l'adolescence, il fut sujet aux hémorragies nasales; et dès l'âge de 13 à 14 ans, il eut plusieurs rhumes, dans lesquels il expectora sou-

(1) Par M. Moutard Martin, Docteur en Médecine de la faculté de Paris.

vent quelques filets de sang parmi les crachats. Dans un âge plus avancé, il fut sujet aux hémorroïdes, qui ne fluèrent point, et qui devinrent habituelles.

A l'âge de 33 ans, il fut admis à la Charité, et y fut traité d'un dévoiement qui dura pendant un mois et demi. Il étoit réduit au dernier degré de marasme, et pendant plus de quinze jours il paroissoit prêt à succomber, lorsque ce dévoiement cessa. Alors M. B. se rétablit un peu, et sortit de l'hôpital, où il rentra une quinzaine de jours après. Il étoit toujours extrêmement maigre, et il toussoit de temps en temps. Ses crachats, peu abondans, étoient muqueux, blanchâtres, demi-transparens. Le pouls étoit tendu, foible, très-peu fréquent. La peau étoit chaude et sèche. Jamais les efforts de la toux n'avoient déterminé de vomissemens. L'appétit se soutenoit. Le malade ne ressentoit aucune douleur à la poitrine, même lorsqu'une marche un peu trop précipitée occasionnoit l'essoufflement, qui survenoit avec une grande facilité. Il n'avoit ni frissons, ni sueurs nocturnes, ni chaleurs partielles; et le dévoiement n'avoit pas reparu depuis l'époque de sa disparition qui a été indiquée. Quoiqu'il restât levé pendant quelque temps, il ne survenoit pas d'enflure aux jambes.

Jusqu'à la fin du mois de novembre, il n'y eut pas de changement notable dans son état.

Pendant la première quinzaine de décembre, les crachats présentèrent toujours de petits grumeaux semblables à du riz cuit, nageant dans de la pituite. La difficulté de respirer fit des progrès : le malade eut même un jour un accès de suffocation à son réveil. Il eut parfois des frissons et des sueurs nocturnes.

Du 15 au 20, les crachats étoient toujours à peu près dans le même état, seulement quelques uns des petits grumeaux étoient rougeâtres. En même temps il se manifesta une douleur à l'épigastre et à l'espace compris entre le bord postérieur de l'omoplate et la colonne vertébrale. Les pommettes devinrent rouges. Le malade eut du délire pendant la journée du 24, et rendit quelques crachats sanguinolens.

Le 25, oppression, douleurs vers les fausses côtes du côté droit, lorsque le malade se couchoit sur ce côté ; face animée ; œil plus vif que de coutume ; état fébrile bien marqué.

Du 26 au 28, léger dévoiement ; toujours un peu de sang dans les crachats ; continuation de la fièvre.

Le 29, traits de la face plus affaissés ; diminution de la quantité des crachats ; vers le soir, agonie qui se prolongea jusqu'au lendemain matin. Le malade mourut dans un état de marasme excessif, et sans avoir eu d'infiltration.

Ouverture du cadavre.

La cavité droite de la poitrine contenoit environ trois demi-setiers de sérosité transparente. La plèvre, dans les deux tiers supérieurs de sa portion costale, étoit rougie et recouverte d'une exsudation albumineuse très-mince, facile à séparer, et formant une fausse membrane très-molle. Une semblable exsudation recouvroit la portion pulmonaire de la plèvre, qui n'étoit point rougie ni altérée en aucune manière. Le poumon droit étoit gorgé de sang à sa partie postérieure. Ses trois quarts inférieurs étoient sains, crépitans, et d'une belle couleur rosée. Le quart supérieur étoit transformé en un amas de granulations, dont la grosseur varioit depuis celle d'un grain de millet jusqu'à celle d'un grain de chénevis. Elles avoient un aspect luisant et étoient à demi-transparentes. Il y avoit aussi plusieurs tubercules enkystés, de la grosseur d'un pois, contenant de la matière tuberculeuse jaunâtre et consistante, non encore dégénérée. Les granulations miliaires ne laissoient dans leurs intervalles que fort peu de substance pulmonaire saine : aussi toute cette portion du poumon avoit-elle une dureté considérable. En la comprimant, il s'échappoit des ramifications bronchiques divisées une matière jaunâtre , puriforme et un peu filante.

Le poumon gauche offroit , dans son tiers supérieur, une altération tout à fait semblable à celle qui vient d'être décrite ; mais il n'étoit pas gorgé de sang comme l'étoit le poumon droit à sa partie postérieure. Dans ses deux tiers inférieurs, il étoit parfaitement sain et d'une belle couleur rose-pâle. La plèvre de ce côté étoit très-saine.

Le péricarde , le cœur et les gros vaisseaux étoient dans l'état naturel.

L'estomac et les intestins étoient peu volumineux, mais d'ailleurs sans aucune ulcération. Le foie étoit sain, et de couleur naturelle. Sa vésicule contenoit une grande quantité de bile très-colorée, dans laquelle on n'apperçut aucune concrétion calculeuse. La rate, plus grosse, d'un tiers au moins, que dans l'état ordinaire, étoit de la couleur du chocolat auquel on a ajouté un peu de lait. Son tissu étoit réduit à une pulpe molle et homogène, d'une consistance comparable à celle de la substance cérébrale. Les glandes du mésentère et le pancréas étoient dans l'état naturel.

SECTION DEUXIÈME.

OBSERVATIONS DE PHTHISIE AVEC MÉLANOSE.

Six observations particulières feront connoître d'une manière exacte la phthisie avec mélanose. Cette espèce est simple dans les Obs. 19 et 20 ; elle est compliquée avec une autre espèce de phthisie dans les Obs. 21 , 22 , 23 et 24. On peut voir des exemples de légère-mélanose dans d'autres parties que le poumon, en lisant les Obs. 21 , 38 , 43 et 44.

19ᵉ. OBSERVATION.

Phthisie avec mélanose.

Un chirurgien âgé de 52 ans, d'un tempérament bilieux , toussoit et crachoit beaucoup habituellement depuis plusieurs années ; et depuis trois ans à peu près, il avoit la respiration courte et un peu gênée, lorsqu'il fut reçu à la Charité, le 12 mai 1805. Depuis un mois il avoit un peu maigri ; sa toux avoit augmenté ; il avoit un léger dévoiement, et il suoit pendant la nuit contre son ordinaire. Enfin, depuis trois semaines, ces diverses incommodités lui faisoient garder le lit. C'est depuis cette dernière époque seulement qu'il se regardoit comme malade. Du reste, il disoit avoir la poitrine fort bonne, et il ne soupçonnoit pas même qu'il pût devenir phthisique. Cependant, sa respiration exhaloit une odeur de pus très-fétide, et ses crachats étoient glaireux, purulens et légèrement teints en rouge; mais tous ces symptômes, qui persistèrent jusqu'à sa mort, ne lui firent jamais connoître sa maladie, et ne troublèrent jamais la parfaite sécurité où il étoit par rapport à la phthisie. Pendant les dix jours qu'il passa à l'hôpital, il eut constamment la même expectoration purulente fétide; et les sueurs nocturnes ne l'abandonnèrent point.

Du 15 au 21 mai, il eut un léger dévoiement. Enfin, parvenu à un état de foiblesse extrême, quoiqu'il ne fût encore que médiocrement amaigri, il mourut le 22 mai 1805.

Ouverture du cadavre.

Tête. — Tout parut sain dans le crâne.

Thorax. Le poumon droit adhéroit à la plèvre costale, par des lames cellulaires; les lobes supérieur et moyen étoient sains, tandis que l'inférieur avoit une couleur brune, et un peu plus de consistance que dans l'état naturel : lorsqu'on le comprimoit, on en voyoit sortir une petite quantité de pus grumeleux.

Le poumon gauche adhéroit fortement et inti-

mément avec toutes les parties contiguës : la plèvre costale avoit acquis une épaisseur de près de
deux lignes , et une apparence fibreuse. Le poumon avoit une consistance beaucoup plus dense
qu'un foie sain. En l'incisant on vit qu'il étoit partout d'une couleur noire luisante , et qu'il avoit
l'aspect d'une substance métallique. Toutes les ramifications bronchiques contenoient un pus blanc
ou grisâtre plus ou moins grumeleux ; et dans
quelques endroits on trouva des cavités vides ,
assez grandes pour loger des pois et même de
grosses noisettes. Toutes ces cavités étoient tapissées par une couche albumineuse membraniforme. On ne trouva dans ce poumon ni tubercules , ni granulations miliaires.

Le cœur étoit sain.

Abdomen. Le foie , la rate, le pancréas , les
intestins , l'estomac , le mésentère , les reins , et la
vessie , étoient dans l'état naturel : il n'y avoit
aucune ulcération dans les intestins. On trouva
seulement quelques vers trichurides dans le cœcum. Mais nous remarquerons qu'il en existe
dans le cœcum de presque tous les cadavres.

20e. O B S E R V A T I O N.

Phthisie avec mélanose.

Un perruquier, âgé de soixante-neuf ans, d'un
tempérament sanguin, disoit être malade depuis

14*

un an, lorsqu'il entra à la Charité, le 28 décembre 1805.

Depuis plusieurs années il toussoit et crachoit beaucoup, sans éprouver d'ailleurs aucune souffrance. Il rendoit souvent par l'expectoration des crachats blancs et opaques ; cependant il se regardoit comme étant d'une bonne santé. Il maigrissoit progressivement, et il étoit parvenu à un tel point de foiblesse, qu'il ne pouvoit plus se soutenir. Il avoit beaucoup d'appétit.

Pendant son séjour à l'hôpital, il présenta toujours les mêmes symptômes. Ses parens, qui ne le regardoient point comme malade, mais comme dans un état de décrépitude, se proposoient de le faire placer dans un hospice de vieillards ; et lui-même se trouvoit assez bien, malgré sa toux et ses crachats, lorsque, le 26 janvier, il perdit l'appétit presque tout à coup. Le 27, il avoit de la fièvre, et il étoit très-foible. Le 28, la fièvre prit le caractère adynamique : les traits s'affaissèrent ; la langue brunit ; la peau devint brûlante ; et le 29 janvier 1806, ce malade mourut à neuf heures du matin.

Ouverture du cadavre.

Tête. — Tout étoit sain dans le crâne.
Thorax. — Le cœur étoit très-volumineux,

mais bien sain. Les poumons étoient libres à la partie inférieure, et adhérens par leurs lobes supérieurs, surtout à droite, où l'adhérence étoit très-intense.

Le lobe supérieur du poumon droit étoit recouvert d'une membrane fibreuse, épaisse de plus d'une ligne, très-ferme, entièrement adhérente aux côtes. Ce lobe, de même que le lobe moyen, étoit très-dur ; il crioit sous le scalpel lorsqu'on l'incisoit : sa couleur étoit d'un noir d'ébène. On trouva, vers la base de ces deux lobes, quelques cavités vides, tapissées par une membrane enduite de pus. Les parois de ces cavités étoient toutes percées d'ouvertures rondes, et cette portion du poumon avoit l'apparence d'une éponge grossière, et noire. Il n'y avoit aucun tubercule. On voyoit dans les ramifications bronchiques une matière blanche puriforme. Le lobe inférieur offroit aussi quelques petites cavités entourées de substance noire.

Le poumon gauche présentoit les mêmes altérations que le droit, mais à un bien moindre degré ; et le lobe supérieur n'étoit profondément altéré qu'à la partie postérieure.

Abdomen. — Le foie, la rate, le pancréas, le mésentère, l'épiploon et l'estomac, étoient sains. Les intestins grêles présentèrent quelques rougeurs, mais on n'y découvrit aucune ulcération. Ils étoient très-resserrés sur eux-mêmes, et leurs parois étoient assez fermes. Les gros intestins, les reins et la vessie étoient dans l'état naturel.

21ᵉ. OBSERVATION.

Phthisie avec mélanose unie à la phthisie tu-berculeuse, chez un homme affecté d'un squir-rhe de l'estomac, accompagné de péritonite et d'anasarque.

Un perruquier, âgé de soixante-deux ans, d'un tempérament bilieux, sujet depuis très-long-temps à tousser et à cracher, disoit être malade depuis sept mois quand il fut reçu à la Charité le 12 juillet 1804. La maladie pour laquelle il se rendoit à l'hôpital, avoit commencé en décembre 1803, par un gonflement considérable du ventre, et par la perte de l'appétit. Au bout de quelques mois, les jambes avoient commencé à enfler le soir ; insensiblement l'enflure avoit gagné les cuisses et même le ventre, qui dans les derniers temps étoit en outre affecté de tympanite. Il y avoit eu des douleurs abdominales, mais il n'étoit survenu aucun vomissement. La toux et l'expec-toration avoient augmenté, et cet homme avoit beaucoup maigri ; il étoit d'ailleurs très-affoibli; et le jour de son entrée à la Charité, il y avoit près de six mois qu'il ne vivoit qu'avec des sou-pes, du bouillon et du vin. Il avoit, depuis longues années, deux hernies inguinales qui ne le faisoient point souffrir.

Le 13 juillet, les symptômes précédens continuoient ; la maigreur étoit très-remarquable, le ventre résonnoit comme un tambour lorsqu'on le percutoit ; il n'offroit point de fluctuation. Les douleurs qui s'y faisoient sentir avoient leur siége près de la colonne vertébrale. Quoique le malade n'eût point vomi, on voyoit sous les pommettes un enfoncement très-prononcé. La peau étoit jaunâtre, sale et terreuse. Le pouls n'étoit ni fréquent, ni tendu ; il paroissoit presque dans l'état naturel. Les jambes et les cuisses étoient œdémateuses.

La toux persistoit, et déterminoit l'expectoration d'une matière blanche épaisse, formée par des filets distincts, les uns blancs opaques, les autres incolores et transparens, bien unis et formant des stries parallèles.

Cet homme resta quatorze jours à l'hôpital ; il s'affoiblit par degrés ; on lui prescrivit des médicamens pectoraux combinés avec les diurétiques. L'enflure augmenta au lieu de diminuer ; le ventre étoit toujours balloné ; il devint fort douloureux. La douleur augmentoit beaucoup par la pression, la toux persistoit, les crachats étoient purulens ou puriformes. La malade mourut le 25 juillet 1804, à quatre heures du matin.

Ouverture du cadavre.

Téte. — Tout étoit sain dans le crâne.

Thorax. On trouva environ demi-pinte de sérosité dans la cavité gauche du thorax. Le poumon gauche étoit libre ; il renfermoit dans son intérieur , surtout à sa racine , plusieurs tubercules d'un gris de plâtre, lenticulaires et pisiformes, les uns encore solides , les autres déjà suppurés ; et tous environnés d'une petite portion de tissu pulmonaire qui étoit noire et durcie. Le poumon droit étoit volumineux ; il adhéroit un peu à la plèvre costale , il étoit compacte , durci, d'un noir d'ébène dans presque toute son étendue , et creusé d'un très-grand nombre de petites excavations qui auroient pu loger une lentille, un pois, une fève , une noisette , et même des corps plus volumineux. Chacune de ces excavations étoit tapissée par une membrane enduite de pus blanc. Parmi les cavités, les unes étoient presqu'isolées , les autres communiquoient entr'elles par des ouvertures irrégulières , et avec les bronches par des ouvertures rondes. Le cœur étoit sain : il renfermoit des caillots jaunâtres infiltrés de sérosité, comme on l'observe chez presque tous les sujets qui meurent hydropiques.

Abdomen. Dans l'abdomen il y avoit environ

rois pintes de sérosité lactescenfe et un peu floconeuse. Les intestins étoient un peu gonflés par des gaz. Le péritoine offroit sur toute sa surface , tant sur les parois de l'abdomen que sur les différens viscères , un peu de rougeur et un léger épaississement : partout il étoit recouvert d'une couche plus ou moins épaisse d'albumine molle , qui étoit puriforme dans quelques endroits, membraniforme dans d'autres, et dans plusieurs autres tendroits disposée en lames cellulaires qui servoient de moyen d'adhérence. C'est principalement à la surface convexe du foie et aux bords de plusieurs circonvolutions intestinales que la couche albumineuse offroit cette dernière disposition.

Il y avoit chez ce sujet , deux hernies inguinales, une de chaque côté. Le sac herniaire du côté droit étoit vide et très-spacieux : le péritoine qui le formoit avoit une épaisseur d'une à deux lignes , une consistance de couenne de lard , et une structure manifestement fibreuse. La même disposition existoit, mais à un degré bien inférieur , dans le sac herniaire gauche. Ce dernier renfermoit une portion d'épiploon qui lui adhéroit intimément , à peu de distance du testicule.

Le foie étoit d'un jaune très-pâle ; il n'étoit pas gras. La rate, dont le parenchyme parut sain, étoit entourée , comme le foie , d'une couche albumineuse. Le pancréas étoit fort dur , mais d'ailleurs dans l'état naturel.

L'estomac avoit le volume ordinaire ; le pylore étoit bien libre , de même que le cardia. Vers le bas de l'œsophage , la membrane muqueuse étoit un peu rouge. A un travers de doigt du cardia , on remarquoit une tumeur qui avoit son siége sur la petite courbure de l'estomac. C'étoit une excroissance fongueuse , ulcérée et cancéreuse , presqu'aussi large que la paume de la main , à bords relevés et renversés , à surface inégale et irrégulière. Dans cet endroit, les parois de l'estomac avoient plus d'un pouce d'épaisseur ; et cette épaisseur étoit due à la dégénérescence des membranes musculaire et muqueuse, qu'on pouvoit encore distinguer. Dans les portions dégénérées , on voyoit un tissu composé de faisceaux fibreux dirigés en divers sens, de petits corps solides et continus, de grosseur miliaire et lenticulaire, de forme très-variée , les uns d'un blanc mat, les autres blancs opaques, les autres tout à fait transparens et d'un bleu noirâtre. Le reste de l'estomac étoit très-sain. Le conduit intestinal étoit fort distendu ; la tunique péritonéale étoit recouverte d'un peu d'albumine , et offroit en divers endroits des taches d'un noir d'ébène. On voyoit à d'autres endroits, de petits points miliaires tuberculeux ; et en ouvrant les intestins à ces endroits , on trouvoit de petites ulcérations commençantes obrondes, ou de petits tu-

bercules miliaires placés sous la membrane muqueuse des intestins grêles.

Les reins étoient décolorés, et la vessie saine.

Réflexions. Les deux malades (Obs. 19 et 20)
fournissent des exemples de la phthisie avec mélanose dans son état de simplicité. Dans l'Obs 20,
on voit en même temps la mélanose du poumon
et celle de quelques petites portions du péritoine.
Il y a en outre des tubercules dans le poumon et
aux intestins. L'estomac présente une ulcération
cancéreuse, et les tuniques péritonéales une inflammation aiguë. On voit ainsi réunies sur le
même individu, plusieurs maladies graves, et indépendantes les unes des autres. La péritonite
elle-même ne paroissoit point dépendre de la maladie de l'estomac ; car la lésion de ce viscère
n'occupoit point la surface externe, mais seulement l'interne : ainsi chez ce malade il y avoit la
dégénérescence tuberculeuse, la mélanose, et l'inflammation. Ce seul exemple nous prouve combien sont futiles les théories d'après lesquelles on
a prétendu que la plupart de ces maladies étant
de nature différente, ne pouvoient se trouver réunies chez le même individu. On rencontre encore
ici un exemple d'ulcère à l'estomac, qui n'avoit
donné lieu à aucun vomissement. J'ai observé un
grand nombre de faits analogues que je publierai
dans la suite, en traitant de la dégénération cancéreuse des diverses parties du corps.

22ᵉ. OBSERVATION (1).

Phthisie granuleuse avec mélanose, compliquée de quelques tubercules, chez une femme atteinte de goutte asthénique.

Marie-Anne, femme C***, d'un tempérament bilieux-sanguin, n'eut dans son enfance ni gourme, ni engorgement glanduleux. Elle ne fut point sujette aux hémorragies nasales dans sa jeunesse. A quinze ans, elle eut pendant plus d'un mois des vomissemens de sang qui avoient lieu après chaque repas, et n'étoient point accompagnés ni précédés de toux. Ce ne fut que trois ans après que les règles commencèrent à paroître ; depuis cette époque la santé fut assez bonne.

Le 2 mai 1807, cette femme, alors âgée de 72 ans, fut reçue à la Charité. Elle étoit depuis 18 mois attaquée de la goutte. Les articulations des doigts, des poignets, ainsi que le genou gauche étoient le siége d'un gonflement sans rougeur. La douleur étoit médiocre ; mais il y avoit beaucoup de difficulté dans les mouvemens. La malade avoit beaucoup maigri depuis trois mois, et ne faisoit dater que de cette époque le commencement de sa maladie. Il y avoit un mois qu'elle toussoit et

(1) Par M. Moutard Martin, D. M. P.

crachoit très-abondamment. La peau étoit rude et sèche au toucher, mais d'une chaleur assez douce : elle offroit une teinte d'un jaune terreux, comme dans les fièvres intermittentes. La toux n'étoit que médiocrement fréquente ; elle l'avoit été beaucoup plus. Les crachats étoient abondans, et de couleur jaune verdâtre ; ils formoient des stries très-marquées sur les parois du crachoir. Le pouls étoit fréquent et médiocrement développé. Les pommettes étoient très-rouges, l'appétit nul. La maigreur étoit telle qu'on sentoit de la manière la plus distincte non seulement les battemens de l'aorte, mais même son calibre à travers les parois abdominales. Il n'y avoit ni frissons, ni sueurs nocturnes ; elles avoient cessé depuis une huitaine de jours. Il n'y avoit point non plus de chaleur partielle, d'envies de vomir, ni de dévoiement.

Pendant les deux mois que cette malade passa à l'hôpital, elle crâcha toujours très-abondamment ; la fièvre hectique ne la quitta point, et elle souffrit fort peu de la goutte.

Elle mourut dans les premiers jours de juillet, étant réduite à un état de marasme *squélétique*.

Ouverture du cadavre.

La tête ne fut pas ouverte.

Le poumon droit, dans son quart supérieur, étoit durci, noirâtre, et craquoit sous le scapel. Lors-

qu'on y avoit fait une section, son tissu avoit un
aspect un peu analogue à celui de certains granits.
Il étoit composé d'une infinité de granulations arrondies, d'un noir d'ardoise, et de la grosseur d'un
pois, réunies par une substance plus molle, mais
de la même couleur. En comprimant ce tissu, on
faisoit sortir par les ouvertures des bronches
une matière qui paroissoit purulente et qui étoit
parfaitement semblable à celle qui étoit expectorée pendant la vie. Dans ses trois quarts inférieurs, ce poumon étoit sain.

Le poumon gauche présentoit dans toute son
étendue la même altération que le quart supérieur
du poumon droit. Il y avoit de plus, quelques
tubercules suppurés dans divers endroits.

Le cœur et les gros vaisseaux ne présentèrent
rien de remarquable.

Le ventre contenoit un peu de sérosité trouble,
de couleur verdâtre, dans laquelle nageoient des
flocons albumineux. Plusieurs fausses membranes très-foibles et récentes unissoient la paroi antérieure de l'abdomen avec les intestins, qui étoient
distendus par des gaz. Toute la surface du péritoine étoit un peu rougie. Les viscères contenus
dans sa cavité ne présentoient point d'altération.

L'articulation du genou droit contenoit des
flocons de couleur jaune verdâtre, semblables à
de la gelée ou à de la graisse fort molle, et à
demi-liquéfiée, contenue dans un tissu cellulaire

extrêmement mince et sans résistance. Les surfaces articulaires étoient un peu plus rouges que dans l'état naturel.

Au côté externe du fémur, au dessous du tissu fibreux qui le recouvre, près de son condyle externe, il y avoit dans une étendue d'environ deux pouces, une surface rouge, recouverte d'un pus semblable pour la couleur à la matière contenue dans l'articulation tibio-fémorale, mais beaucoup moins consistant que cette matière, et assez analogue à du mucus nasal liquide et jaune. L'articulation radio-carpienne, et celles des os du carpe entr'eux, renfermoient aussi du pus; mais il étoit fort liquide, il contenoit de petits flocons, et il avoit une couleur verdâtre. Les surfaces articulaires étoient un peu rougies.

23ᵉ. OBSERVATION (1).

Phthisie tuberculeuse compliquée de mélanose.

Pierre B***, marchand de tabac, âgé de soixante-deux ans, d'un tempérament lymphatico-sanguin, ne connoissoit pas les maladies auxquelles avoient été sujets ses parens. Son enfance avoit été exempte des maladies ordinaires à cet âge. Il n'avoit jamais eu d'engorgement glanduleux, et

(1) Par M. Moutard Martin, D. M. P.

croyoit même n'avoir jamais eu la rougeole, ni la petite-vérole. Il avoit essuyé, dans sa jeunesse, plusieurs maladies dues à des excès de vin, et il avoit contracté plusieurs fois la maladie vénérienne. A trente-huit ans, il avoit eu une maladie fort grave qui n'avoit cédé qu'à l'emploi des bains ; et depuis, il n'avoit éprouvé d'autre maladie que de fréquentes indispositions occasionnées par la crapule. A l'âge de 61 ans, il eut un rhume qui dura environ trois mois, et qui fut accompagné de la perte de l'appétit, et d'une expectoration abondante de crachats épais et jaunâtres. Il n'y avoit que peu de jours que Pierre B*** ne toussoit plus, lorsqu'il fut repris d'une toux très-violente, et qui duroit quelquefois plus d'une heure avant d'amener quelqu'expectoration. Les crachats étoient d'une nature bien différente de ceux qui avoient été expectorés dans le premier rhume : ils étoient plus blancs et moins épais. Malgré la violence de la toux, ils ne furent jamais accompagnés de stries de sang ; jamais il n'y eut ni frissons, ni chaleurs partielles, ni dévoiement ; mais le malade maigrissoit sensiblement et avoit beaucoup de peine à respirer.

Le 6 juin 1806, époque de son entrée à la Charité, la toux avoit cessé depuis six semaines ; mais la gêne de la respiration persistoit. Le malade étoit très-oppressé étant debout, tandis que la respiration étoit parfaitement libre lorsqu'il étoit au lit, dans quelque position qu'il se couchât. Le pouls étoit régulier et sans fréquence. Les battemens du cœur ne se faisoient pas sentir dans une plus grande étendue que dans l'état ordinaire. La langue étoit nette, quoique l'appétit fût très-médiocre. Il n'y avoit ni constipation, ni dévoiement. L'amaigrissement étoit considérable.

Du 6 juin jusqu'au 16, le malade s'affoiblit chaque jour, quoiqu'il ne toussât point; le pouls fut régulier et sans fréquence; il n'y eut ni dévoiement, ni sueurs nocturnes; l'appétit devint meilleur : cependant l'amaigrissement continuoit à faire des progrès.

Le 17, il survint de la fièvre.

Le 18, la langue se couvrit d'un enduit brun, seulement au centre; elle resta humectée. La respiration étoit libre, mais un peu fréquente; le pouls petit et très-fréquent. L'épigastre devenoit douloureux lorsqu'on le comprimoit.

Le 19, vers les huit heures du matin, la langue étoit encore humectée; l'enduit brun qui en occupoit le centre n'étoit pas plus étendu. Le pouls étoit extrêmement petit et foible; la respiration paroissoit très-gênée; elle étoit courte, fréquente, accompagnée d'un mouvement d'élévation et d'abaissement du larynx : cependant la toux n'avoit point reparu ; le malade disoit respirer avec facilité; il se trouvoit bien. Par momens, ses idées n'étoient pas suivies. Il mourut ce même jour à onze heures du matin , dans un moment où il ne souffroit point , et ne paroissoit pas même soupçonner le danger de sa position. (Il prenoit une prise de tabac lorsqu'il expira , au grand étonnement d'un autre malade avec lequel il causoit). Il étoit réduit à un état de marasme excessif, et il n'avoit jamais eu d'infiltration.

Ouverture du cadavre.

L'extérieur du cadavre ne présentoit rien de remarquable, si ce n'est une émaciation extrême, et une conformation particulière de la poitrine. Cette cavité étoit assez grande dans son diamètre transversal ; mais elle se trouvoit rétrécie d'avant en arrière par la disposition des parois osseuses. Le sternum proéminoit en avant, ainsi que les cartilages avec lesquels il s'articule, tandis que les extrémités antérieures des côtes étoient courbées en arrière , ce qui donnoit lieu à un enfoncement longitudinal sur les côtés du sternum, dans l'endroit qui correspond à l'union des cartilages avec les côtes.

A l'ouverture de la poitrine, il s'écoula de la cavité gauche, environ trois pintes de sérosité transparente. La plèvre étoit rougie , et évidemment épaissie dans toute l'étendue de sa portion correspondante aux parois de la poitrine Cette membrane présentoit d'autant moins d'altération qu'on la considéroit dans un endroit plus voisin de celui où elle se replie sur le poumon : toute la portion qui recouvre ce viscère étoit saine; elle offroit seulement un peu d'épaississement dans une petite étendue sur la face externe du poumon. Le tissu pulmonaire présentoit de grandes altérations : il paroissoit assez sain à sa partie moyenne, immédiatement au dessous de la plèvre, dans une étendue égale à la paume de la main. Mais à moins d'un demi-pouce de profondeur, on trouvoit des tubercules réunis en si grand nombre que la substance pulmonaire elle-même avoit disparu. Ces tubercules étoient d'un jaune grisâtre vers le centre. Le gris devenoit de plus en plus foncé, en se rapprochant des bords, et passoit à la couleur noire. Dans les deux tiers inférieurs du poumon, on trouvoit quelques portions de ce viscère qui étoient encore capables d'admettre l'air, et qui séparoient des amas de tubercules ; mais il étoit impossible que l'air pénétrât dans le tiers supérieur du poumon : aussi cette portion du viscère mise dans l'eau, gagnoit-elle promptement le fond. Son tissu d'un gris noirâtre, comparable à la couleur de l'ardoise, étoit mêlé de taches jaunâtres, dont l'étendue varioit depuis celle d'un grain de millet jusqu'à celle d'une lentille. Ces taches n'étoient point arrondies, comme ces comparaisons paroîtroient l'annoncer. Il sembloit que le mélange intime de la couleur noire et de la jaune, n'étoit pas encore complet. On ne pouvoit découvrir aucun kyste dans lequel fût amassée la matière tuberculeuse, qui avoit encore beaucoup de consistance.

Du côté droit, la plèvre costale étoit intimément unie à la plèvre pulmonaire dans toute son étendue. Dans une large surface, elle avoit environ trois lignes d'épaisseur. Sa densité étoit considérable, et sa couleur se rapprochoit extrêmement de celle du cartilage. Le poumon, dans son tiers inférieur, ne présentoit que quelques tubercules; mais dans ses deux tiers supérieurs, son tissu avoit tellement changé de nature, et sa densité étoit si grande qu'il paroissoit tout à fait imperméable à l'air. Il étoit presqu'entièrement converti en un amas de tubercules qui varioient, pour la grosseur, depuis celle d'un grain de millet jusqu'à celle d'une aveline. Leur consistance ne varioit pas moins, et plusieurs étoient entièrement suppurés. Il y avoit en outre, à la partie supérieure du poumon, des cavités dont les parois, enduites d'un pus épais et d'un jaune foncé, n'étoient recouvertes évidemment par aucune membrane. La substance du poumon ne pouvoit être distinguée ; on voyoit un mélange de petits points d'un noir très-foncé, entourés de matière de couleur d'ardoise, mêlée à une substance d'un gris tirant sur le jaune. Cette dernière étoit la matière tuberculeuse.

Le cœur présentoit, sur sa face antérieure, une plaque blanche de la largeur d'un écu de trois livres. Elle étoit formée par une membrane accidentelle qu'on pouvoit détacher facilement. Les cavités du cœur contenoient, ainsi que l'aorte, une grande quantité de sang très-noir et non coagulé.

L'estomac et les intestins étoient parfaitement sains. Il n'y avoit aucune ulcération dans leur intérieur.

Le foie, la rate, et les autres viscères abdominaux, étoient dans l'état naturel.

24e. Observation (1).

Phthisie tuberculeuse au troisième degré. — Tubercules dans les vertèbres dorsales. — Nuances de mélanose.

Jean-Pierre Hector, domestique, âgé de vingt-cinq ans, noir d'Afrique, se disoit malade depuis un mois, lorsqu'il entra à la Charité, le 10 février 1807. Il se plaignoit d'une douleur qui se faisoit ressentir entre les épaules, et qui répondoit à l'estomac. Cette douleur étoit continuelle et sujette à des redoublemens de plusieurs heures, pendant lesquels le malade souffroit excessivement. Une toux sèche et sans expectoration, qui

(1) Par M. Moutard-Martin, D. M. P.

survenoit de temps en temps, augmentoit beaucoup ses souffrances : cependant il n'étoit point encore amaigri.

Pendant son séjour à l'hôpital, la toux devint insensiblement plus fréquente, et elle détermina, au bout de quelque temps, une expectoration de crachats muqueux opaques, très-peu abondans, entourés d'une matière glaireuse transparente, un peu tenace. La maigreur commença à se manifester et fit chaque jour des progrès. Le pouls offroit souvent beaucoup de fréquence ; et parfois il y avoit en outre d'autres symptômes qui ne permettoient point de méconnoître un état fébrile bien marqué. L'appétit fut presque toujours mauvais, et même il manqua quelquefois. Dans les derniers temps, Hector éprouva souvent des douleurs à la poitrine, et surtout dans le côté droit. Pendant les derniers jours de sa vie, il fut pris de dévoiement. Il continuoit d'ailleurs à tousser, mais crachoit toujours fort peu. Il conserva l'usage des facultés intellectuelles jusqu'à son dernier moment. Il mourut le 24 avril, à neuf heures du matin, n'étant pas encore extrêmement amaigri.

Ouverture du cadavre.

Le crâne ne fut pas ouvert.

Le cœur étoit sain, mais plus gros que ne sembloit le comporter la stature du sujet. Ses cavités droites contenoient beaucoup de sang noir un peu coagulé. L'oreillette et le ventricule gauche n'en renfermoient que peu. Le tissu cellulaire qui occupe la base du cœur, et celui qui l'unit au feuillet séreux du péricarde, étoient le siége d'une infiltration séreuse assez considérable.

Le poumon droit, libre partout si ce n'est en arrière dans une petite étendue, étoit crépitant et sain. On n'y apperçut aucun tubercule.

Le poumon gauche durci dans presque toute son étendue, et adhérent à la plèvre costale en plusieurs endroits, mais surtout à la partie postérieure, étoit rempli de tubercules de formes variées, dont la grosseur moyenne étoit celle d'un noyau de cerise. Ces tubercules étoient d'un jaune serin, et d'une consistance analogue à celle d'une pâte épaisse qui seroit faite avec une poudre très-fine. On en trouvoit de semblables dans plusieurs glandes bronchiques de ce poumon. Ceux qui existoient dans le tissu propre du viscère formoient trois masses à peu près du volume du poing, qu'on auroit pu regarder chacune comme un seul tubercule, si leur intérieur n'eût pas été divisé par un grand nombre de petits points noirs qui étoient peut-être de petites portions de substance pulmonaire comprimées et transformées en *mélanose*. Ces trois amas de tubercules disposés verticalement, étoient séparés par des portions assez considérables de tissu pulmonaire , parfaitement saines et desquelles on pouvoit les séparer.

En enlevant les poumons , on vit qu'ils adhéroient chacun à une tumeur située le long de la colonne vertébrale. Celle du côté gauche , du volume d'un œuf de poule , s'étendoit de la troisième à la cinquième vertèbre du dos, sur la partie latérale desquelles elle étoit située. Elle étoit continue avec l'une des masses tuberculeuses qui se trouvoient dans le poumon : la plèvre paroissoit avoir été détruite dans cet endroit. Cette tumeur étoit entièrement formée de matière tuberculeuse ramollie, et de la consistance d'une crême épaisse. Elle touchoit à nu le corps des deux vertèbres indiquées ci-dessus, qu'elle avoit en partie détruit latéralement comme auroit pu le faire un anévrisme. Elle pénétroit dans les articulations des côtes correspondantes, après avoir également détruit leurs moyens d'union en totalité ou en partie. Dans le voisinage de la tumeur, les côtes elles-mêmes étoient infiltrées de matière tuberculeuse , et elles se cassoient avec une grande facilité dans ces endroits , où elles offroient une couleur jaune serin , au lieu de là couleur blanche vergetée d'un rouge violet qui leur est naturelle. Postérieurement la matière tuberculeuse pénétroit dans l'épaisseur des muscles de la gouttière vertébrale , y formoit un foyer de la grosseur d'une petite noix, et plusieurs autres plus petits. D'espace en espace , cette tumeur étoit renfermée dans un kyste mince, demi-cartilagineux et d'un gris argentin. Ailleurs elle n'avoit d'autre enveloppe que le tissu musculaire qui commençoit à prendre en ces endroits un aspect membraneux. Sur la tumeur principale , et dont celles que je viens de décrire n'étoient que des subdivisions , le tissu cellulaire qui se trouve au dessous de la plèvre étoit injecté de petits vaisseaux gorgés de sang.

La tumeur qui existoit au côté droit s'étendoit de la deuxième à la quatrième vertèbre dorsale. Elle ressembloit parfaitement à celle que nous venons de décrire , si ce n'est qu'elle pénétroit moins profondément dans les muscles de la gouttière vertébrale. Elle étoit adhérente à la partie postérieure et supérieure du poumon droit, qui présentoit des adhérences dans ce seul endroit, (ce qui, conjointement avec la rougeur des vaisseaux qui se trouvoient au dessous de la plèvre , semble prouver une sorte d'inflammation occasionnée par le développement de ces tumeurs). Dans l'endroit de cette adhérence , le poumon présentoit une dépression en forme de godet, assez grande pour loger la moitié d'une noix, et dans laquelle étoit reçue la portion antérieure de la tumeur, qui y adhéroit par l'intermède d'une membrane accidentelle assez épaisse et dense. Au-dessous de cette fausse membrane , la plèvre pulmonaire étoit saine. Cette tumeur, comme celle du côté gauche, s'enfonçoit dans la partie latérale du corps des vertèbres, et pénétroit, quoiqu'un peu moins profondément, dans les muscles du dos ; les extrémités des côtes correspondantes paroissoient aussi un peu infiltrées de la matière tuberculeuse.

La colonne vertébrale, examinée dans le reste de son étendue, ne présenta pas d'autre lésion.

Les organes digestifs furent trouvés sains, pâles, peu volumineux. La rate présentoit quelques adhérences cellulaires et une plaque cartilagineuse assez molle à sa face convexe. La portion ascendante et la portion transverse du colon étoient unies au foie par des adhérences cellulaires. Un petit calcul en forme d'étoile, et aussi dur qu'une pierre, occupoit l'intérieur d'une glande mésentérique, où il sembloit enfermé dans une enveloppe celluleuse.

Réflexions sur les observations précédentes.

Parmi les six observations de phthisie avec mélanose que nous avons consignées dans cette section, il n'y en a que trois dans lesquelles la substance du poumon eût acquis une couleur très-noire. Dans les trois derniers sujets dont il est parlé, l'altération de ce viscère n'offroit encore que la première nuance de la mélanose. Aussi les portions déjà altérées étoient - elles bien moins noires qu'elles n'auroient été, si la mélanose fût parvenue à son dernier degré. Ordinairement, lorsque la phthisie avec mélanose est compliquée d'une autre espèce de phthisie, cette complication accélère la mort du malade, et les portions altérées du poumon sont moins noires et moins dures que dans les cas de phthisie avec mélanose simple. Cependant, si cette dernière n'est compliquée qu'avec une phthisie granuleuse, la mort du malade est peu accélérée par cette complication, et les parties du poumon affectées de ménalose, deviennent très-dures et très-noires.

N. B. Au moment où cette section étoit presque totalement imprimée, M. Moutard-Martin m'a communiqué une observation de phthisie avec mélanose, compliquée de phthisie granuleuse. Je crois devoir l'insérer ici, parce qu'elle me paroît très-intéressante sous divers rapports, et très-propre à confirmer ce que je viens d'avancer relativement à la *mélanose.*

— M. B**, parfumeur, âgé de 48 ans, d'une taille moyenne, d'un tempérament bilieux-sanguin, sujet aux hémorrhoïdes, ayant acquis beaucoup d'embonpoint depuis environ dix ans, d'un caractère morose, se laissant facilement accabler par le chagrin, étoit né d'un père qui avoit une dartre aux parties génitales, et d'une mère dont le visage étoit bourgeonné. Deux de ses sœurs ont également la figure couperosée. Le père mourut à soixante-douze ans, et la mère à cin-quante-deux.

M. B*** n'eut point d'engorgement glanduleux dans son enfance ; mais il fut atteint de quelques autres maladies, telles que la rougeole et la pe-tite-vérole. A onze ans, il eut une fluxion de poi-trine qui céda aux antiphlogistiques et aux saignées. Après quelques jours de convalescence appa-rente, il eut une rechute qui le mit dans un état désespéré. La convalescence fut fort lente : il s'é-coula plusieurs mois avant que la santé fût com-plètement rétablie. Dès l'âge de douze à quatorze ans, le visage commença à se couperoser. A quinze ans, survinrent des hémorrhoïdes, qui depuis leur apparition fluèrent très-souvent, mais ne présen-tèrent jamais de régularité dans leur écoulement. Il étoit d'ailleurs d'une très-bonne santé.

A l'âge de trente-trois ans, la stagnation du commerce, l'embarras dans les affaires qui en est la suite, et quelques chagrins domestiques, commencèrent à porter atteinte à sa santé. Il de-vint très-sujet à des maux de tête violens. A trente-huit ans, il eut une fièvre continue qui dura une douzaine de jours. Après cette maladie, il fut assez bien portant pendant quelques mois ; mais les maux de tête ne tardèrent pas à revenir avec la même violence qu'auparavant, et les rou-geurs qui recouvroient le visage firent beaucoup de progrès : toute la face, mais surtout les joues et le nez devinrent bourgeonnés, quoique le malade ne fît aucun excès. Les hémorroïdes continuèrent à fluer comme précédemment.

A quarante-huit ans, M. B. qui n'avoit été enrhumé que fort rarement, fut pris de la courte-haleine, sans éprouver ni réveil en sursaut, ni palpitation, ni aucun des autres symptômes qui accompagnent les maladies du cœur. Deux mois après il commença à tousser comme dans un rhume ordinaire, et à expectorer des matières muqueuses qui, trois ou quatre mois après le commencement de ce prétendu rhume, furent teintes d'un peu de sang : quelquefois même il y eut des crachats de sang pur, déterminés par la violence de la toux.

Six mois après l'invasion de la toux (le 20 août 1809), époque à laquelle je commençai à voir le malade, il avoit déjà perdu beaucoup de son embonpoint : ses chairs étoient peu fermes, sa face étoit un peu moins couperosée qu'elle ne l'avoit été ; les hémorrhoïdes ne fluoient plus depuis quelques mois ; la plus légère contrariété lui faisoit monter des bouffées de chaleur à la face. La toux étoit médiocrement fréquente pendant le jour, mais fatigante vers les 2 ou 3 heures du matin ; les crachats étoient muqueux, blanchâtres, demi-transparens, visqueux et mêlés à de la salive mousseuse. Souvent des envies de vomir avoient lieu, surtout le matin. La paume des mains étoit presque toujours brûlante et sèche, souvent il y avoit des

sueurs nocturnes; des frissons passagers se faisoient ressentir à de longs intervalles, quelquefois
après plusieurs jours : c'étoit surtout dans les
changemens de temps qu'ils avoient lieu. Le pouls
étoit fréquent et vif, même lorsque le malade n'é-
prouvoit aucun malaise. L'appétit étoit médiocre.
La digestion n'étoit point pénible : il n'y avoit
point de dévoiement. Les gencives gonflées sai-
gnoient avec facilité; et souvent des lassitudes
spontanées s'emparoient du malade lorsque des
idées tristes avoient long-temps occupé son ima-
gination. Les sangsues à l'anus, l'application suc-
cessive de plusieurs vésicatoires volans sur la
poitrine, et l'usage des béchiques adoucissans et
légèrement incisifs unis aux opiacés, améliorèrent
cet état pendant près d'un mois; alors la maladie
reprenant, ou plutôt continuant à suivre sa marche primitive, l'emploi des mêmes moyens n'eut
plus le même succès, et elle s'aggrava de plus en
plus sans que les remèdes variés qui furent administrés, tels que les eaux sulfureuses, les balsamiques, les résineux, les vulnéraires et autres, parussent apporter le moindre amendement. Dans le
courant de janvier 1810, M. B. dont la toux avoit
commencé depuis onze mois, fut pris d'une douleur
constante au larynx, et sa voix s'éteignit presque
aussitôt : ce n'étoit qu'avec peine qu'il pouvoit se
faire entendre, lors même qu'on prêtoit attentivement l'oreille. Bientôt il fut pris d'un dévoiement

qui ne cessa, dans de courts intervalles, que pour être remplacé par des sueurs nocturnes. Le malade commença à ressentir dans l'hypocondre droit une douleur sourde qu'il disoit être plutôt une sorte de gêne qu'une douleur. Cette gêne devenoit plus marquée par les secousses de la toux, et c'étoit alors une véritable douleur; le toucher ne fit distinguer aucun engorgement. L'abdomen assez souple ne diminua pas de volume dans la même proportion que les autres parties; il renferma toujours beaucoup de gaz, qu'une percussion légère sur différents point de son étendue faisoit reconnoître. Le sommeil devint presque nul; l'appétit se perdit entièrement, les alimens les plus recherchés, de même que les plus simples, répugnoient au malade du moment qu'il les portoit à sa bouche. Dans le courant de février, le ventre commença à présenter une fluctuation obscure : le malade prit de l'aversion pour toutes les boissons autres que l'eau rougie. Pendant les mois de mars et d'avril, la fluctuation devint plus apparente ; les forces baissoient beaucoup. Les crachats restèrent constamment les mêmes : ils ne présentèrent pas l'apparence du pus; ils furent toujours transparens, visqueux, et je n'y apperçus que très-rarement quelques filets de sang. Cependant, le 15 avril M. B. fut pris d'une hémoptysie dans laquelle il expectora environ huit onces de sang. Dès lors la foiblesse, qui déjà étoit fort grande, fut considérablement augmentée; le malade cessa de se lever; les crachats prirent l'aspect purulent, et restèrent constamment rouillés. Il y eut, le 27 août, une deuxième hémoptysie moins abondante que la première. Le 28, l'expectoration étoit presque entièrement supprimée; la face étoit allongée, les yeux largement ouverts et comme étonnés : on voyoit battre les ailes du nez. Le 29, la langue étoit sèche, recouverte, ainsi que les dents et les lèvres, d'un enduit brunâtre. Cette agonie se prolongea jusqu'à sept heures du soir. Le malade conserva la connoissance jusqu'à son dernier moment, ne pouvant plus articuler un seul mot depuis vingt-quatre heures.

(Cet homme avoit toujours regardé sa maladie comme mortelle. Il sembloit ne se livrer qu'à regret à l'espérance qu'on lui donnoit, et il retomboit dans ses idées sombres dès qu'il étoit abandonné à lui-même.)

Ouverture du cadavre, faite le 1er. mai 1810, par MM. Duplan et Moutard-Martin, docteurs en médecine.

Etat extérieur. Le cadavre, très-amaigri eu égard à l'embonpoint qu'avoit eu l'individu, n'étoit pas, à beaucoup près, dans un état de marasme. La poitrine percutée résonnoit bien dans toute son étendue. Le ventre offroit, comme pendant la vie, une fluctuation évidente et un gonflement produit par des gaz. Le foie ne dépassoit point les fausses côtes. Les chairs étoient flasques.

Le crâne ne fut pas ouvert.

Le larynx n'offroit pas d'ulcération : les ventricules et les cordes vocales étoient dans leur état ordinaire : la membrane muqueuse qui revêt les cartilages thyroïde et cricoïde, étoit un peu épaissie et rouge ; mais l'inflammation ne s'étendoit pas au-delà de ces cartilages, et on n'en voyoit aucune trace dans la trachée-artère.

Thorax. Les plèvres ne contenoient point de liquide.

Le poumon droit, libre et sans adhérence, paroissoit assez sain à la vue ; mais le toucher y faisoit reconnoître un grand nombre de tumeurs qui varioient, pour la grosseur, depuis celle d'un pois jusqu'à celle d'une noix. Ces tumeurs étoient fort dures, formées à moitié par de nombreuses granulations miliaires, et à moitié par une substance noire comme de l'encre. Cette substance noire (désignée sous le nom de *mélanose*), étoit fort dure, et parcouroit en divers sens les tumeurs où l'on appercevoit les granulations miliaires, qui étoient d'un gris jaunâtre et demi-transparentes. Le tiers supérieur du poumon étoit presque entièrement rempli de ces tumeurs, qui ne laissoient entr'elles que fort peu de substance

16

pulmonaire comprimée et peu capable d'admettre l'air. Dans les deux tiers inférieurs de ce poumon, ces tumeurs, quoiqu'en grand nombre, étoient moins rapprochées ; aucune d'elles ne contenoit du pus, ni ne paroissoit disposée à se ramollir. La partie postérieure du poumon étoit engorgée d'une grande quantité de sang et de sérosité.

Le poumon gauche, fortement uni dans toute l'étendue de sa surface convexe, à la plèvre costale, par d'anciennes adhérences celluleuses très-difficiles à détruire, étoit presque partout d'une couleur grisâtre à son intérieur. Il y avoit dans sa partie supérieure une cavité vide, assez vaste pour y loger facilement un œuf de poule-d'Inde. Cette cavité présentoit des anfractuosités; ses parois étoient recouvertes d'une petite quantité de pus grisâtre et épais, qui n'avoit point de mauvaise odeur : on n'appercevoit point de kyste ni de membrane, après avoir enlevé le pus avec le dos du scalpel. On ne voyoit alors qu'une surface polie et quelques trous fort petits, dont les bords étoient également lisses. Des brides, qui paroissoient évidemment être formées par des vaisseaux, unissoient les parois opposées de cette cavité. Ces brides étoient beaucoup plus minces dans le milieu de leur longueur que dans les portions voisines des parois du foyer. Le reste du poumon renfermoit un très-grand nom-

bre de cavités, dont la plupart contenoient du pus
grisâtre, et avoient leurs parois tapissées par une
espèce de matière albumineuse très-molle, au-
dessous de laquelle se trouvoit une surface lisse
et polie, sans aucune apparence de membrane.
Les cavités varioient, pour l'étendue : les plus
grandes auroient pu contenir un œuf de perdrix.
Nous n'apperçûmes dans aucun point du poumon gauche, ni granulation miliaire, ni matière tuberculeuse : il y avoit seulement quelques
masses de mélanose isolées, même dans les endroits
où les ulcérations n'étoient pas très-étendues. En
arrière, ce poumon étoit, de même que le droit,
gorgé de sérosité et de sang.

Le péricarde ne contenoit point de sérosité.

Le cœur, de volume ordinaire, étoit fort pâle,
d'une flaccidité remarquable, et presque vide de
sang. Il étoit comme aplati. Ses orifices étoient
parfaitement libres. Les gros vaisseaux étoient
dans l'état naturel.

Abdomen. La cavité du péritoine contenoit
environ trois livres de sérosité transparente. L'épiploon étoit très-petit : le mésentère et les appen-
dices épiploïques étoient chargés de graisse.

Le foie avoit son volume ordinaire ; il étoit
comme jaspé d'un jaune foncé et d'un jaune
clair. Sa surface étoit rugueuse et comme grenue,
ce qui a lieu ordinairement quand il y a de
l'eau dans le ventre). Les parties les plus sail-

lantes au-dessous de sa membrane péritonéale,
étoient les plus pâles; elles étoient converties en
une matière graisseuse. Dans l'intérieur de son
tissu on voyoit également la matière grasse mélangée avec la substance du foie, dont l'altération
n'étoit pas encore aussi prononcée. La vésicule
contenoit une assez grande quantité de bile peu
colorée, et ne renfermoit point de concrétions.

La rate, un peu plus grosse qu'elle ne l'est
ordinairement, étoit un peu molle, mais saine.

Les reins, entourés d'une assez grande quantité
de graisse, ne présentoient rien de remarquable,
non plus que les autres viscères contenus dans
l'abdomen et le bassin.

SECTION TROISIÈME.

OBSERVATIONS DE PHTHISIE ULCÉREUSE.

La phthisie ulcéreuse simple est une maladie
assez rare : ses complications avec les autres
espèces de phthisies ne sont pas très-communes;
et l'état de l'ulcère dans la phthisie ulcéreuse est
tout à fait différent de celui qu'on remarque
dans les ulcérations qui sont le résultat d'une
autre espèce de phthisie. On trouvera les preuves
et le développement de ces diverses propositions
dans les histoires particulières qui composen

cette section. Les Obs. 25ᵉ. et 26ᵉ., présentent cette maladie dans son état de simplicité ; les autres fout connoître ses complications avec d'autres espèces de phthisies.

25ᵉ. OBSERVATION.

Phthisie ulcéreuse.

Un joueur d'orgues, âgé de dix-sept ans, d'un tempérament sanguin, d'une taille moyenne, et d'une complexion assez délicate, avoit la poitrine médiocrement développée, les yeux bleus, les sourcils et les cheveux presque noirs, et ne paroissoit point disposé à la phthisie. Dans le commencement du mois de septembre 1806, il perdit l'appétit, éprouva de la soif, du malaise, des lassitudes, et de la céphalalgie ; il consulta un apothicaire, qui le fit vomir : l'état de maladie persista huit jours. Au bout de ce temps, ce jeune homme eut une sorte de convalescence, pendant laquelle il ne jouit que d'une santé douteuse, et il commença à tousser. Quelques jours après (le 24 septembre), il éprouva, pour la première fois, une douleur dans le côté gauche de la poitrine. La toux devint assez forte ; elle étoit suivie d'une expectoration mucoso-glaireuse. La douleur de côté n'étoit pas continuelle, mais elle persistoit encore au bout de sept à huit jours ;

et pour s'en délivrer, le malade consulta un chirurgien, qui lui fit appliquer un vésicatoire sur l'endroit douloureux. Trois jours après, il cracha deux fois du sang, et le lendemain 4 octobre, il fut reçu à la Charité. Le 5 octobre il fut examiné. Il avoit perdu beaucoup de son embonpoint. Sa bouche n'étoit point mauvaise, mais il avoit peu d'appétit, et il éprouvoit une soif assez vive ; la langue étoit rouge et sèche ; le pouls étoit fréquent, assez développé et régulier ; la peau chaude et sèche ; le ventre élevé, dur et resserré : les urines étoient comme en santé.

Quoiqu'il n'y eût point de douleur à la poitrine, ce jeune homme éprouvoit parfois de la difficulté à rester couché sur le côté gauche. Sa respiration étoit profonde, et il toussoit beaucoup. L'expectoration, qui étoit toujours muqueuse et glaireuse, contenoit des flocons jaunes, verdâtres, épais, opaques, et d'une odeur fétide. Il ne se regardoit comme malade que depuis douze jours.

Pendant environ un mois, que ce jeune homme passa à la Charité, il maigrit considérablement ; mais il ne parvint point au dernier degré de marasme. Le 3 novembre, à dix heures du soir, il prit un bouillon, et une demi-heure après on le trouva mort, et baigné dans son sang, qu'on voyoit encore sortir par le nez et par la bouche. Il n'avoit fait entendre que quelques cris étouffés.

Ouverture du cadavre.

Etat extérieur. Le cadavre n'étoit pas très-émacié, et il étoit bien éloigné de l'état de marasme auquel parviennent la plupart des phthisiques. Il n'avoit pas la plus légère trace d'œdême.

Thorax. — Les poumons nageoient dans environ demi-pinte de sérosité. Ils paroissoient très-sains ; mais le droit ne l'étoit point. Il y avoit à sa face postérieure, un ulcère large comme la paume de la main. Cet ulcère étoit superficiel et recouvert d'une sanie noire dont la fétidité excessive avoit quelqu'analogie avec l'odeur qui s'exhale des ulcères gangrénés. Ce poumon renfermoit en outre dans son intérieur, plusieurs autres ulcères ; mais on n'y trouva pas de tubercules. Pour s'assurer si en effet il n'y en avoit point, on fit les recherches les plus exactes, et on coupa le poumon dans tous les sens ; mais cela ne servit qu'à convaincre que la désorganisation du poumon étoit primitive, et que la maladie étoit une phthisie ulcéreuse simple, et non point une complication de la phthisie ulcéreuse avec la phthisie tuberculeuse. L'hémorragie qui avoit fait succomber ce malade, paroissoit avoir eu son siége dans l'ulcère des poumons.

26°. Observation.

Phthisie ulcéreuse.

Un cocher de fiacre, âgé de 45 ans, d'un tempérament sanguin, fut reçu à la Charité le 8 mai 1805. Trois ans auparavant, il avoit avalé un os, et depuis cet accident, il avoit commencé à tousser et à cracher. Rien n'avoit pu calmer ces symptômes qui s'étoient même aggravés. Ne jouissant plus de la santé, ce malheureux pouvoit difficilement gagner de quoi vivre, et il n'usoit pas toujours d'une nourriture saine. Sa toux devint très-pénible et très-fréquente ; il expectoroit une grande quantité de matières glaireuses , mêlées à quelques crachats puriformes. Mais il n'avoit pas maigri , et sa face étoit très-rouge. Il avoit souvent craché du sang , et il avoit eu les pieds œdémateux. Lors de son entrée à l'hôpital, la toux continuoit , les crachats étoient abondans , glaireux et mêlés de stries purulentes ou puriformes. La respiration étoit courte, le pouls élevé, fréquent , plein et mou. On ne sentoit pas de mouvement tumultueux à la région du cœur , et l'appétit se soutenoit assez bien. Il n'y avoit aucune enflure aux pieds.

(249)

Ce malade resta cinquante-sept jours à la Charité ; il rendoit plus d'une livre de crachats en vingt-quatre heures. Dans les derniers temps, son haleine exhaloit une odeur d'une fétidité insoutenable. Cependant il mangeoit toujours la demi-portion d'alimens, et il n'avoit pas la diarrhée. Il maigrit par degrés. A la fin, l'appétit diminua, puis cessa tout à fait : le dévoiement se manifesta, la maigreur devint excessive ; il survint des douleurs vives dans le côté droit de la poitrine, et le malade mourut le 14 juillet 1805, à neuf heures du matin.

Ouverture du cadavre.

Etat extérieur. — Maigreur extrême.

Téte. — Elle ne fut pas ouverte.

Thorax. — Les poumons adhéroient aux parties contiguës ; ils étoient durcis, et on trouva à leur intérieur des excavations profondes et anfractueuses qui communiquoient les unes avec les autres. Il y en avoit de toutes les capacités, depuis celle qui suffit pour loger un pois jusqu'à celles qui sont nécessaires pour loger un marron, un œuf de poule et même deux à la fois. Aucune membrane distincte ne paroissoit revêtir la surface de ces ulcérations, qui exhaloient une odeur très-fétide. On ne trouva dans les poumons aucun corps étranger, auquel on pût attribuer l'origine de cette maladie. Le poumon droit étoit plus profondément lésé que le gauche : il avoit des adhérences plus étendues ; sa surface étoit plus rouge, et les cavités qu'il renfermoit à l'intérieur étoient plus nombreuses et plus grandes.

Le cœur étoit sain , mais volumineux.

Abdomen. Le foie , la rate , et le pancréas parurent dans l'état naturel. Les glandes mésentériques étoient un peu gonflées , mais sans dégénérescence tuberculeuse. L'estomac étoit sain en dehors. A l'intérieur, sa membrane muqueuse étoit un peu injectée , et en outre marquetée dans divers endroits de taches foncées d'un rouge brun. Les intestins parurent sains à l'extérieur, et on ne trouva à leur surface interne que quelques petites ulcérations.

Les organes urinaires et reproducteurs étoient dans l'état naturel.

Nota. Quoique nous ne rapportions que deux exemples de phthisie ulcéreuse simple , nous avons observé plusieurs fois cette espèce sans aucune complication. Dans les deux observations qu'on vient de lire , il y avoit plusieurs ulcères dans le poumon ; mais dans presque tous les autres cas de phthisie ulcéreuse simple , dont nous avons recueilli l'histoire , il n'y avoit qu'un seul ulcère placé dans le centre d'un lobe. Cet ulcère formoit une cavité qui auroit été quelquefois assez grande pour loger le poing. Pour l'ordinaire , quelques ramifications bronchiques et de gros vaisseaux sanguins, qui persistoient encore et qui sembloient comme disséqués, traversoient l'excavation en divers sens. D'autres fois, on a trouvé la cavité tout à fait vide et sans vestige de vaisseau sanguin, ni de ramification bronchique. Dans tous les cas, on n'a vu aucune membrane qui tapissât l'ulcère, et le poumon du côté opposé à la maladie, étoit tout à fait sain. Tous les sujets étoient parvenus au dernier degré de marasme. Nous n'en avons ouvert aucun chez lequel la phthisie ulcéreuse simple fût encore à son premier degré.

27ᵉ. OBSERVATION (1).

Phthisie pulmonaire ulcéreuse, unie avec la phthisie laryngée.

Marie-Anne P***, femme d'un perruquier, âgée de quarante-deux ans, d'un tempérament bilieux-sanguin, avoit eu dans son enfance beaucoup de gourme et des engorgemens glanduleux qui n'avoient pas suppuré. Elle fut réglée à quinze ans. Dans les années qui suivirent cette époque, elle eut plusieurs fièvres intermittentes toutes plus ou moins rebelles : elle en eut une qui dura près de deux ans sans interruption. A vingt-sept

(1) Par M. Moutard-Martin, D. M. P.

ans, elle quitta son pays ; et dès ce moment elle ne fut plus attaquée de fièvres intermittentes. A trente-huit ans elle se maria : elle n'eut point d'enfans.

A l'âge de quarante-un ans, elle n'avoit jamais été enrhumée ; mais depuis long-temps elle éprouvoit souvent des maux de gorge qui étoient constamment précédés, pendant quelques jours, d'une petite toux sèche qui cessoit en même temps que le mal de gorge. Six mois avant son entrée à l'hôpital, elle avoit commencé à éprouver des variations dans l'écoulement des règles, et depuis le même temps elle avoit commencé à tousser. Pendant cinq mois cette toux fut suivie de l'expectoration d'une matière aqueuse. Dans le mois de février les crachats devinrent jaunes, et ils présentèrent de petits points blanchâtres. Le 18 mars 1807, ils étoient encore de même nature : la malade fut alors reçue à l'hôpital. Elle n'avoit jamais craché de sang. Depuis une vingtaine de jours elle avoit souvent des palpitations de cœur, et des réveils en sursaut ; mais la respiration étoit restée très-libre. La voix étoit altérée et comme éteinte. La toux revenoit par quintes violentes et n'étoit pas très-fréquente. Une légère douleur se faisoit sentir au-dessous du sein gauche ; souvent la malade se plaignoit d'une chaleur brûlante à la paume des mains et à la plante des pieds. Il y avoit des envies de vomir fréquentes, des frissons de temps en temps, et quelquefois, mais rarement, des sueurs nocturnes; la malade observoit que même en santé elle éprouvoit quelquefois des frissons. Le pouls étoit un peu fréquent, la peau sèche et chaude; la constipation étoit habituelle depuis six mois, et la malade avoit beaucoup maigri depuis quelque temps, mais surtout depuis vingt jours, avant le moment de son entrée à la Charité. Elle conservoit cependant encore un embonpoint musculaire et graisseux assez prononcé. La face étoit peu colorée, les yeux caves et cernés, la langue jaunâtre au centre et d'un rouge vif sur les bords; la bouche étoit mauvaise, et il y avoit une démangeaison continuelle au bout du nez.

Durant le mois d'avril, les symptômes énoncés ci-dessus persistèrent. Pendant les premiers jours, la malade commença à se plaindre d'une douleur constante à la gorge qui ne paroissoit que fort peu enflammée. La douleur la plus vive se faisoit sentir à la partie supérieure du larynx, surtout du côté gauche, et s'étendoit jusqu'à l'oreille. Elle éprouvoit en même temps des douleurs déchirantes dans la poitrine et dans les seins. Pendant le mois de mai, elle eut très-fréquemment des étouffe-mens pendant lesquels elle paroissoit être sur le point de suffoquer. Elle étoit dans une agitation des plus violentes, et depuis longtemps, connois-sant tout le danger de sa position, elle invoquoit la mort comme le terme de ses souffrances. La vivacité de ses douleurs de poitrine sembloit, dans les derniers temps, lui avoir fait oublier son mal de gorge. Elle parvint à un état de maigreur très-considérable, et après une agonie de plusieurs jours, elle expira le 6 juin.

Ouverture du cadavre.

La tête ne fut pas ouverte.

Le larynx présenta deux ulcérations : l'une très-superficielle et de l'étendue d'une petite lentille, occupoit le bord supérieur du ventricule droit ; l'autre plus profonde et de moitié plus étendue, étoit située sur le bord supérieur du ventricule gauche. La trachée étoit dans l'état naturel.

Les deux poumons adhéroient à la plèvre costale, par quelques lames cellulaires. Le droit étoit mou, crépitant et sain. Le gauche offroit dans sa partie supérieure une grande cavité qui auroit pu contenir un œuf de poule-d'Inde, et dont les parois étoient recouvertes d'un pus grisâtre.

On trouva dans le reste de son étendue un grand nombre d'ulcérations plus petites, mais de même nature. On ne put découvrir dans aucune partie des poumons ni matière tuberculeuse, ni kyste. D'ailleurs tout ce poumon paroissoit être le siége d'une inflammation chronique. Il étoit réduit à un petit volume; son tissu étoit durci et compacte; il avoit un aspect luisant quand on y faisoit une section, ce qui lui donnoit quelque ressemblance avec la matière des squirrhes.

Le cœur et les gros vaisseaux étoient sains.

L'estomac et les intestins étoient dans l'état naturel.

Le foie, un peu plus gros que dans l'état ordinaire, étoit gras.

La rate, les reins et les autres viscères étoient sains.

28ᵉ. OBSERVATION.

Phthisie ulcéreuse compliquée avec la phthisie tuberculeuse chez un individu qui avoit une diathèse tuberculeuse bien prononcée.

Louis D***, sans état, âgé de vingt-deux ans, ayant les cheveux noirs, et toutes les apparences d'un tempérament sanguin, étoit malade depuis quatorze mois, lorsqu'il fut reçu à la Charité, le 24 août 1803 (6 fructidor, an XI). Sa maladie avoit commencé par une toux accompagnée d'expectoration. Cette toux avoit long-temps paru légère; mais depuis plus de six mois elle avoit augmenté et l'avoit même obligé, pendant quelque temps, à garder le repos. La fièvre hectique s'y étoit jointe : il y avoit eu par intervalles du dévoiement, et souvent des sueurs nocturnes. L'amaigrissement avoit fait chaque jour des progrès;

enfin depuis quinze jours l'appétit avoit disparu ; la langue s'étoit recouverte d'une couche jaune disposée en deux bandes latérales ; et depuis dix jours la voix s'étoit éteinte ; la débilité étoit à son comble, et le malade ne pouvoit plus quitter le lit.

Le 25 août, il ne pouvoit rester couché que sur le côté droit ; il étoit très-amaigri, il toussoit beaucoup, crachoit peu, et exhaloit par la bouche une odeur très-fétide. Il n'avoit pas de dévoiement ; il étoit même constipé depuis quelques jours ; il éprouvoit une soif assez vive, et n'avoit point d'appétit. La langue étoit rouge et sèche au milieu, jaunâtre et peu humectée sur les bords. La parole étoit *soufflée* plutôt qu'articulée distinctement. La peau étoit chaude, sèche et terreuse. Les sueurs nocturnes persistoient, et le pouls restoit toujours fréquent.

Du 25 au 26, ce malade resta constamment couché sur le côté droit.

Le 27 août au matin, il étoit encore dans la même situation, et presque agonisant.

Il expira le même jour à six heures du soir.

Ouverture du cadavre.

Tête. Tout étoit sain dans le crâne. Il n'y avoit pas deux scrupules de sérosité dans chaque ventricule latéral ; mais il y en avoit un peu entre l'arachnoïde et la pie-mère, et à la base du crâne.

Le larynx étoit légèrement rougi, mais on n'y appercevoit aucun ulcère.

Thorax. En soulevant le sternum, on vit dans la partie supérieure du médiastin une grande quantité de matière purulente, blanche, granuleuse, contenue dans des kystes presqu'ovales dont le volume varioit depuis celui d'une noisette jusqu'à celui d'une châtaigne. On trouva plusieurs corps obronds remplis d'une matière blanche, ramollie et caséiforme, qui étoient développés dans le tissu même du péricarde à sa partie antérieure et supérieure, ce qui lui donnoit, en cet endroit, environ huit lignes et même près d'un pouce d'épaisseur.

Le cœur étoit sain : il contenoit peu de sang, et présentoit quelques plaques membraneuses placées sur la face antérieure des deux ventricules. Le poumon droit étoit libre, crépitant, tout à fait sain, et sans tubercules. Le poumon gauche parut sain dans son lobe inférieur; mais son lobe supérieur adhéroit à toutes les parties contiguës, et en particulier aux premières côtes , qui paroissoient un peu plus convexes en dehors que celles du côté opposé. Il y avoit dans ce lobe une cavité assez grande pour loger deux œufs de poule : cette excavation avoit des parois ulcérées, et n'étoit tapissée par aucune membrane distincte; l'ulcère occupoit le tissu propre du poumon, qui étoit d'un gris brun, à la profondeur d'un pouce au moins dans toute la circonférence de l'ulcération. Une odeur très-fétide, analogue à celle des plaies des jambes frappées de gangrène, s'exhaloit de cette ulcération. Les parties devenues brunes étoient mollasses à la profondeur d'un pouce, et elles pouvoient être détachées en lambeaux putrides. Au-delà de la partie grise et ainsi dégénérée, la substance pulmonaire étoit un peu dense, et elle offroit une dégénérescence analogue à l'intérieur des tubercules encore fermes. Cette dernière altération simuloit des tubercules pisiformes et lenticulaires; elle parut de nature tuberculeuse.

Abdomen. En ouvrant l'abdomen, on vit une matière analogue au pus grumeleux des tubercules qu'on avoit trouvés dans le péricarde. Cette matière formoit une couche albumineuse et blanche à l'aide de laquelle le foie étoit uni avec la moitié de la surface supérieure de l'estomac, et avec sa petite courbure. Le péritoine étoit un peu rougi, un peu épaissi à l'épiploon gastro-hépatique, et il offroit un très-grand nombre de petites granulations. On voyoit une altération analogue sur toute la surface du mésentère et sur tout le cœcum, de même que dans plusieurs portions assez larges du feuillet du péritoine qui tapisse les parois de l'abdomen.

Le foie étoit sain. La rate étoit très-volumineuse et saine, de même que le pancréas; mais à ce dernier viscère adhéroit fortement une membrane

ferme , blanche, fibreuse , épaisse de demi-ligne
à une ligne et demie, et qui formoit la paroi inférieure d'une tumeur à peu près aussi grosse
que le poing d'un adulte , laquelle s'étendoit
depuis la partie moyenne du pancréas jusqu'auprès du rein droit. La matière qui formoit
cette tumeur ressembloit à du fromage mou ;
elle étoit jaune à l'extérieur , près la vésicule biliaire , quoique la bile n'eût point transsudé à
travers les parois de cette vésicule. Plus profondément et en divers endroits , cette matière étoit
blanche , grumeleuse et purulente ; elle étoit manifestement tuberculeuse. Un grand nombre de
glandes mésentériques étoient du volume d'un
gros pois et même d'une noisette ; et toutes
étoient transformées, en totalité ou en partie, en
une matière blanche et ferme déjà ramollie dans
le centre de quelques unes d'entr'elles. L'estomac
étoit sain , de même que tous les intestins , dont
la membrane péritonéale étoit un peu rougie et
granuleuse par endroits. Mais la tunique musculaire, et surtout la membrane muqueuse, étoient
très-saines et absolument sans ulcération. Les
organes urinaires et reproducteurs parurent sains.

17*

29ᵉ. Observation (1).

*Phthisie ulcéreuse et phthisie tuberculeuse,
compliquées de légère péritonite.*

Un cordonnier, âgé de soixante-deux ans, d'une taille moyenne, ayant la poitrine bien con·formée, toussoit habituellement depuis l'âge de vingt-cinq ans, et ne pouvoit se livrer à aucun exercice pénible, sans éprouver de l'essouffle-ment, quelquefois même des palpitations de cœur. Pendant toute sa jeunesse, il avoit été fort sujet à des douleurs dans les jambes : il habitoit alors un rez-de-chaussée froid et humide. A l'âge de quarante-cinq ans, obligé de changer ses habitudes, et de quitter des occupations assez douces, pour exercer le métier de cordonnier, il éprouva beaucoup de chagrins, et perdit en peu de temps son embonpoint, qu'il ne recouvra ja-mais entièrement. Dans le cours de sa soixantième année, il ressentit à la partie postérieure, supé-rieure et gauche de la poitrine, une douleur qui dura environ trois semaines. Dix-huit mois après, en octobre 1808, il fut pris d'un léger dévoie-ment avec coliques de temps en temps, et amai-grissement très-marqué. Au milieu du mois de

(1) Par M. Cayol.

décembre suivant, ce dévoiement diminua ; mais la toux habituelle devint beaucoup plus considé-rable qu'elle n'avoit jamais été, et la respiration fut sensiblement plus courte. En même temps la douleur de la poitrine revint à la même place qu'elle avoit occupée deux ans auparavant; quel-ques jours après elle se porta sous le sein gauche. Le malade continuant à dépérir de jour en jour, vint à la Charité le 2 janvier 1809.

Déjà, à cette époque, son teint étoit d'un jaune paille, ses membres très-grêles, mous, et sans aucune saillie musculaire. Il y avoit assez ordi-nairement, le soir, un peu d'enflure au pied droit. La toux étoit fréquente, accompagnée d'une abondante expectoration, et d'une légère douleur sous le sein gauche, qui se faisoit sentir aussi hors le moment de la toux, lorsque le malade se couchoit sur le côté. La respiration devenoit très-gênée par le moindre exercice : dans le repos absolu, elle paroissoit naturelle. La poitrine, percutée dans toute sa partie antérieure, résonnoit fort bien. Le pouls étoit élevé, un peu dur, sans trop de fréquence, du moins le matin ; et le ma-lade disoit n'avoir jamais de fièvre. La chaleur de la peau étoit à peu près naturelle; il y avoit peu de sommeil, à cause de la toux; mais du reste, les nuits étoient assez tranquilles ; le dévoiement persistoit, et étoit quelquefois accompagné de légères coliques.

Pendant le peu de temps que cet homme passa à l'hôpital, son état n'offrit aucun changement notable, si ce n'est l'augmentation du dévoiement, qui cependant ne fut jamais excessif.

Il étoit le plus ordinairement couché en supination; sa peau sèche et terreuse n'avoit point cette chaleur vive, qui est si ordinaire chez les phthisiques. Lorsqu'il parloit ou qu'il faisoit quelque mouvement, sa respiration étoit comme celle d'un homme très-essoufflé. Elle devint stertoreuse quelques heures avant la mort, qui arriva le 18 janvier à huit heures du matin. Jusqu'à ce dernier jour, le malade avoit eu de l'appétit et n'avoit manifesté aucune inquiétude sur son état. Je regrette de n'avoir conservé aucune note sur la nature de ses crachats; tout ce que je puis assurer, c'est qu'il n'y eut jamais la moindre trace de sang.

Ouverture du cadavre, faite 30 heures après la mort.

État extérieur. La maigreur étoit très-prononcée, surtout à la face et aux membres supérieurs; cependant le tissu cellulaire sous-cutané n'étoit pas tout à fait dépourvu de graisse.

Poitrine. Les poumons étoient volumineux et parsemés à l'extérieur de taches noires et très-rapprochées. Leur tissu étoit couleur de chocolat, très-mou, et sans élasticité. Il étoit très-facile à déchirer et à réduire en pulpe entre les doigts.

Le poumon gauche adhéroit à la plèvre costale et au diaphragme ; sa face inférieure étoit couverte d'une très-légère couche albumineuse, mince comme une feuille de papier, qui se séparoit facilement. Dans le lobe inférieur de ce poumon, étoit une cavité assez grande pour contenir deux œufs de poule, et d'une forme très-irrégulière ; elle renfermoit une petite quantité d'une matière de consistance pulpeuse, et de couleur de chocolat, tout à fait semblable au tissu du poumon extrêmement ramolli. Cette cavité, creusée immédiatement dans le tissu pulmonaire, sans l'intermède d'aucune membrane, étoit traversée en divers sens par des filamens minces, peu solides et ramifiés, qui paroissoient être des vaisseaux isolés par le ramollissement, et pour ainsi dire, la fonte du tissu pulmonaire environnant.

A la partie postérieure des poumons et surtout vers l'insertion des bronches, on remarquoit plusieurs glandes bronchiques dures, et aussi grosses qu'une petite noix muscade, qui renfermoient dans leur intérieur de véritables tubercules, dont les uns étoient entièrement ramollis, et les autres seulement un peu creusés au centre.

On trouva quelques glandes bronchiques dans le même état, vers la racine du poumon droit, qui d'ailleurs n'offroit point de cavités ni d'ulcérations dans son tissu. Il avoit beaucoup d'adhé-

rences celluleuses avec la plèvre costale et diaphragmatique.

Le cœur étoit un peu plus volumineux que ne
paroissoit le comporter la stature du sujet : il étoit
entouré de beaucoup de graisse ; mais il étoit
parfaitement sain. L'aorte étoit au moins d'un cinquième plus large qu'elle ne l'est ordinairement,
depuis sa sortie du cœur jusqu'à l'endroit où elle
est renfermée entre les deux plèvres. Ses parois,
examinées avec soin, n'offroient aucune altération.

Abdomen. Le foie étoit un peu volumineux
et un peu gras. Le grand épiploon, ample et chargé
de graisse, venoit s'attacher à la grande échan-
crure antérieure du bassin. Le péritoine étoit couvert, tant sur les circonvolutions de l'intestin
grêle que sur le mésentère, d'un léger enduit, sous
forme de très petites granulations grisâtres et
molles, qu'on enlevoit facilement en ratissant avec
le tranchant du scalpel. Au dessous de cet enduit,
la membrane séreuse avoit son aspect naturel.

Tout l'intestin grêle étoit distendu par des gaz ;
mais on appercevoit çà et là, surtout vers la fin
de l'iléon, des portions rétrécies, d'une couleur
bleuâtre, qui correspondoient à de larges et profonds ulcères de la face interne de l'intestin. Ces
ulcères, au nombre d'environ douze à quinze,
presque tous aussi larges qu'un écu de trois livres,
avoient détruit complètement, en ces endroits, la
membrane muqueuse, et avoient même altéré la

musculeuse ; leur fond étoit blanchâtre, leurs bords durs et relevés.

Plusieurs ulcères de même nature, et plus étendus en largeur, avoient leur siége dans le colon. Le cœcum étoit sain, de même que le rectum, et tous les autres viscères abdominaux.

30e. Observation.

Phthisie ulcéreuse et phthisie tuberculeuse. — Hémoptysies fréquentes. — Tubercules miliaires.

Thomas U***, ancien cavalier de la maréchaussée, âgé de 54 ans, homme blond, d'une taille moyenne, et d'un caractère violent, avoit beaucoup d'énergie musculaire, quoique ses membres fussent peu charnus, et sa poitrine étroite. Ardent pour les plaisirs de Vénus, il n'avoit commencé à se modérer sous ce rapport que vers sa cinquante-troisième année, ayant remarqué, disoit-il, que sa poitrine s'affoiblissoit. En effet, depuis ce temps il étoit devenu de plus en plus sujet aux rhumes, et quelquefois il avoit apperçu de petits filets de sang dans ses crachats. Depuis plusieurs années, employé aux octrois de Paris, il étoit obligé de veiller régulièrement de

(1) Par M. Cayol.

deux nuits l'une, ce qui le fatiguoit beaucoup, quoiqu'il dormit un peu dans la journée.

Le 28 décembre 1808, s'étant couché bien portant, il fut éveillé au milieu de la nuit par un malaise général, accompagné d'une sorte de bouillonnement dans la poitrine; bientôt après il eut une quinte de toux, et il expectora plusieurs gorgées de sang vermeil et écumeux. Le lendemain il garda le repos et but de la tisane; cependant l'hémoptysie se renouvela avec plus d'abondance. Le 30 décembre, il consulta un médecin, qui, le même jour, lui fit appliquer des sangsues à l'anus.

Je commençai à l'observer le premier janvier 1809. Il avoit alors une petite toux sèche; et de temps en temps une quinte un peu plus forte, qui amenoit des crachats de sang pur, vermeil et écumeux. La respiration étoit à peu près dans l'état naturel; mais la peau étoit chaude et sèche, le pouls grand, fréquent, et dur; les pommettes d'un rouge vif, la bouche et la gorge d'une sécheresse extrême. On lui donnoit pour médicamens du *petit-lait émulsionné, une potion astringente, et demi-gros de diascordium* le soir. Les jours suivans, on substitua au petit-lait la *décoction de cachou, et l'eau de riz acidulée avec l'eau de rabel.*

Le 4 janvier, tous les symptômes déjà mentionnés persistant avec la même intensité, la peau

étant toujóurs brûlante , le pouls grand et fréquent, on fit deux saignées de bras copieuses ,
une le matin, l'autre le soir, et le lendemain on
en fit une troisième, en continuant d'ailleurs les
autres moyens.

Jusqu'au 20 janvier , ce malade fut toujours à
peu près dans le même état. Il ne passa presqu'aucun jour sans cracher de deux à cinq onces de sang
pur, en deux ou trois quintes de toux. Ces hémoptysies étoient annoncées par un sentiment de
plénitude, et de chaleur derrière le sternum. En
même temps, une titillation incommode se faisoit
sentir à la gorge; et à l'instant même où le sang
étoit expectoré, il sembloit au malade que quelque
chose se détachoit tout à coup du fond de sa
poitrine, ou que quelque vaisseau se rompoit. Ce
malheureux étoit si préoccupé de sa situation,
qu'il croyoit voir ce qui se passoit dans son corps,
et qu'il ne se lassoit point d'en donner des descrip--
tions aussi bizarres que chimériques. Il maigrissoit beaucoup, et étoit surtout tourmenté par
une soif ardente.

Du 20 au 30 janvier, il n'eut pas d'hémoptysie.
La toux étoit grasse et suivie de gros crachats
jaunâtres et opaques, qui s'étendoient et se figeoient
comme du beurre fondu. De temps en temps on
voyoit parmi cette expectoration quelques filets
de sang, et très-rarement quelques crachats sanglans. La rougeur des joues avoit disparu et étoit

remplacée par une extrême pâleur ; l'amaigrissement faisoit des progrès rapides. Les parois thorachiques sembloient se dessécher, tandis que l'œdème s'emparoit des membres inférieurs et du membre supérieur gauche. Le pouls étoit fréquent, assez développé, la respiration courte et précipitée, comme celle d'un homme essoufflé. Le malade éprouvoit toujours un sentiment de brisement dans la poitrine, mais à un degré moindre que pendant les crachemens de sang.

Les premiers jours de février, les hémoptysies se renouvelèrent avec plus d'abondance que précédemment ; mais d'ailleurs avec les mêmes symptômes. C'étoit ordinairement vers le soir ou pendant la nuit qu'elles avoient lieu. On donnoit toujours pour boisson, l'eau de riz acidulée avec l'eau de rabel.

Le 5 et le 6 février, le malade cracha, en deux fois, plus de dix onces de sang. L'œdème continua à faire des progrès et gagna les membres supérieurs et les paupières ; la foiblesse étoit extrême ; la respiration, courte et gênée, devenoit un peu râlante par moment. Le pouls étoit grand et fréquent, la peau médiocrement chaude. Le ventre n'avoit éprouvé aucun dérangement remarquable.

Le 7, à huit heures du matin, ce malade eut encore un crachement de sang de plus de deux onces ; mais loin d'en être effrayé, comme dans les premiers temps de sa maladie, il par oissoit au

contraire avoir beaucoup d'espérance. Il mourut
en parlant, ce même jour, à quatre heures après
midi.

*Ouverture du cadavre, faite 64 heures après la
mort.*

Etat extérieur. L'œdême étoit très-peu considérable au tronc, et presque nul à la face ; mais
il donnoit aux membres un volume à peu près
double de celui qu'ils auroient eu sans cette
affection.

Poitrine. La membrane muqueuse des voies
aériennes étoit plus rouge que dans l'état naturel, dans toute son étendue. Cette rougeur, qui
paroissoit due à l'injection du systême capillaire,
étoit de plus en plus prononcée en avançant dans
les bronches. Ces conduits, examinés jusque dans
leurs troisièmes et quatrièmes subdivisions, n'offroient pas à leur intérieur la plus légère érosion.
Ils renfermoient une mucosité épaisse, et d'un
rouge brun, qui en sortoit assez abondamment
lorsqu'on comprimoit le poumon.

Le poumon droit étoit très-volumineux, dur,
et pesant : il adhéroit, par toute sa surface, à la
plèvre costale, au moyen d'une membrane cellulaire qu'on en séparoit avec facilité. Tout son
tissu étoit parsemé de tubercules de la grosseur
d'un grain de millet, et d'une consistance encore

solide. Ces tubercules étoient de plus en plus nombreux et rapprochés en allant de bas en haut.
Dans le tiers supérieur, le tissu pulmonaire ne
paroissoit plus que sous la forme de petits points
noirs intermédiaires aux tubercules. Dans cette
même portion, il y avoit çà et là cinq à six cavités de forme très-irrégulière ; la plus grande
auroit pu contenir une noisette ; toutes renfermoient un pus épais, rougeâtre, bien différent
de celui qui résulte ordinairement de la fonte des
tubercules, mais assez semblable à la matière
sanieuse que nous avions trouvée dans les bronches. Ces cavités ne paroissoient tapissées d'aucune membrane ; on n'y appercevoit pas même
cet enduit comme *tomenteux*, qui revêt les cavités des tubercules non enkystés, lorsqu'ils ont
été fondus par la suppuration.

Le poumon gauche étoit libre, élastique et crépitant. Il renfermoit néanmoins dans toutes ses
parties un grand nombre de tubercules, la plupart aussi gros que des lentilles ; aucun de ces
tubercules n'étoit ramolli.

Le cœur étoit flasque, presque vide de sang,
et encore assez bien pourvu de graisse. L'aorte
thorachique étoit remarquable par sa largeur, qui
excédoit au moins d'un quart celle qu'elle a le
plus ordinairement : ses parois étoient d'ailleurs
parfaitement saines.

Dans l'abdomen, tout étoit dans l'état naturel.

31°. OBSERVATION (1).

Phthisie ulcéreuse, et phthisie granuleuse.

Michel D***, âgé de vingt-six ans, né de parens sains et bien constitués, étoit d'une taille ordinaire, et présentoit tous les attributs d'une constitution saine et vigoureuse : il avoit la poitrine large dans tous les sens, les membres forts et bien nourris, la peau douce quoique ferme, les cheveux châtain clair. Ayant été successivement garçon chapelier, emballeur, et militaire, il avoit supporté avec une égale facilité les fatigues de ces divers états, quoiqu'il commît fréquemment des excès dans le régime.

A la bataille d'Austerlitz, le 18 septembre 1805, il fut culbuté dans la mêlée, et reçut plusieurs coups de pied de cheval sur la poitrine. A la suite de cet accident, il eut un crachement de sang abondant, avec fièvre, toux, et douleurs dans la poitrine, pendant environ trois mois. Il fut soumis à un traitement adoucissant et saigné plusieurs fois. Lorsqu'il sortit de l'hôpital militaire, il ne toussoit presque plus ; mais il avoit perdu beaucoup de son embonpoint et de ses forces, qu'il ne recouvra jamais complètement. Il paroît que de-

(1) Par M. Cayol.

puis la même époque, la toux ne cessa jamais entièrement ; qu'elle étoit exaspérée par les causes les plus légères ; et que souvent elle étoit accompagnée de douleur dans la poitrine, principalement dans le côté droit et derrière le sternum. Dans l'été de 1808, ce jeune homme, en se baignant dans la Seine, contracta un rhume qui fut violent, opiniâtre, et accompagné d'un peu de gêne dans la respiration.

Quelques mois après, il gagna deux bubons, pour lesquels il fut traité à l'hospice des vénériens de Paris.

Cependant sa santé s'affoiblissoit de jour en jour ; il toussoit et crachoit de plus en plus, avoit souvent un peu d'oppression, et ne pouvoit se livrer à aucun exercice pénible.

Le 20 mars 1809, reçu à l'hôpital de la Charité, il nous donna les renseignemens ci-dessus. Il ajoutoit que depuis le commencement de cette maladie, il avoit diminué au moins d'un tiers en épaisseur, et qu'il avoit perdu totalement *ses couleurs.* Il étoit en effet très-pâle ; mais ses muscles étoient encore assez prononcés, et ses chairs étoient loin de cet état de flaccidité qui accompagne les maladies organiques parvenues à un certain degré. Il avoit des quintes de toux fortes et fréquentes, et expectoroit en grande quantité, des mucosités filantes, parmi lesquelles on distinguoit une matière jaune, opaque, répandue soit en

stries, soit en masses plus considérables qui, sus-
pendues dans le liquide muqueux, s'étendoient
et se divisoient sans jamais se mêler avec lui,
lorsqu'on agitoit le crachoir. La respiration étoit
un peu gênée et sensiblement accélérée ; la peau
avoit à peu près sa chaleur naturelle ; le pouls
étoit élevé, dur, quelquefois un peu fréquent.
Le malade éprouvoit continuellement un malaise
au creux de l'estomac et derrière le sternum ; il
ne dormoit pas la nuit et suoit beaucoup, surtout
au visage, et au devant de la poitrine.

« Après avoir employé sans aucune apparence
de succès les boissons pectorales, les apéritifs mi-
neurs et la thériaque, on essaya pendant plus de
huit jours la liqueur de Vanswiéten, qui ne parut
produire aucun effet. Le malade s'ennuya du séjour de l'hôpital, et en sortit le 7 avril 1809. — Il
y rentra le 2 juin suivant. La maladie avoit fait
des progrès sensibles, et depuis quelques jours il y
avoit un léger dévoiement qui paroissoit dû à quelques médicamens purgatifs dont le malade avoit
fait usage. Je remarquai alors que son visage, par
l'effet de l'amaigrissement, se rapprochoit un peu
de celui des scrophuleux. La couleur blafarde
de la peau, un léger gonflement des lèvres, l'ag-
grandissement des yeux, et une dilatation considérable des pupilles concouroient singulièrement à
lui donner ces apparences, au point que ceux qui
voyoient alors ce jeune homme pour la première fois

ne pouvoient se faire une idée juste de sa constitution primitive. La gêne de la respiration faisoit toujours des progrès; mais ces progrès étoient très-lents; la matière jaune étoit de plus en plus abondante dans les crachats, et bientôt elle finit par y dominer. Le pouls offroit un peu de dureté et de fréquence; les sueurs nocturnes étoient toujours très-abondantes.

Peu de jours après, le dévoiement ayant cessé, on fit une saignée du bras de deux ou trois palettes, qui parut diminuer momentanément la toux, mais qui n'empêcha pas les progrès rapides de la maladie.

Vers la fin de juillet, il y avoit tous les soirs un paroxysme fébrile bien marqué; les chairs étoient très-molles et les saillies musculaires avoient totalement disparu; le moindre exercice augmentoit la suffocation, et provoquoit des quintes de toux extrêmement fatigantes. Les crachats étoient arrachés avec douleur du fond de la poitrine; les fonctions digestives étoient affoiblies sans être troublées. Il y avoit toujours un sentiment de malaise à l'épigastre.

Pendant la première quinzaine d'août, le dévoiement reparut et fut quelquefois sanguinolent. Il y eut de temps en temps des filets de sang dans les crachats, qui étoient presqu'entièrement puriformes, mais d'ailleurs sans fétidité. On donnoit pour boisson le petit-lait, l'infusion vulnéraire, et la décoction blanche.

(275)

Le 19 août, après une quinte de toux, le malade cracha plus de deux onces de sang pur; le même jour il se plaignit d'une vive douleur sous le sein droit, qui cessa le lendemain. La fièvre fut très-marquée. L'anxiété et le malaise étoient augmentés par la terreur qu'avoit inspirée au malade l'accident de la veille.

Le 22, nouvelle hémoptysie d'environ une palette : (le sang étoit rouge et écumeux, comme dans la précédente.) La respiration étoit si gênée que la parole étoit entrecoupée, et la voix à demi-voilée. Le pouls étoit élevé et fréquent.

Le 25 et le 26, le dévoiement augmenta beaucoup. Trois hémoptysies se succédèrent en peu de temps, et firent perdre au malade plus d'une chopine de sang. (Ce sang, en séjournant dans le crachoir, ne laissa point séparer de sérosité : une très-petite partie seulement se coagula; tout lè reste resta fluide, et d'un rouge vif, comme le sang récemment tiré d'une artère.) La respiration étoit accélérée, gênée, bruyante; un léger œdême commençoit à se manifester aux jambes.

Le 27 et le 28, l'œdême gagna les mains. Le malade, obligé d'avoir la poitrine élevée pour respirer, pouvoit à peine expectorer. Ses crachats étoient entièrement puriformes, et mêlés de sang en stries et en caillots.

Le 29, les forces étoient tout à fait anéanties;

18*

la respiration se faisoit avec beaucoup de peine.
Les yeux conservoient seuls toute leur mobilité
et leur expression. Ces restes de vie s'éteignirent
à dix heures du matin.

Ouverture du cadavre , faite 20 heures après la
mort.

Le poumon droit, très-volumineux , adhéroit
intimément à toutes les parties contiguës au moyen
d'une fausse membrane épaisse, blanchâtre, qui ,
unie d'une manière solide à la plèvre, donnoit à
cette membrane l'apparence cartilagineuse. Le
tissu pulmonaire, gorgé de sérosité et de sang, étoit
parsemé de petits points blancs, tous exactement
semblables , plus petits que des grains de millet ,
durs et luisans comme le tissu cartilagineux. Ces
granulations étoient en quantité presqu'innombrable; mais leur petitesse étoit telle qu'elles n'augmentoient pas sensiblement la densité du tissu
pulmonaire. Il y avoit aussi vers le milieu et le
sommet de ce poumon, au moins cinq à six cavités de forme sphéroïde, et d'un volume très-variable; les unes enduites, les autres remplies d'un
pus sanieux , tout à fait différent de celui qui pro-
vient de la fonte des tubercules. La plus grande
de ces cavités, située au milieu du lobe inférieur,
renfermoit un caillot de sang durci , et mêlé de

fibrine concrète, qui égaloit le volume d'une noix ordinaire.

Plusieurs caillots de même nature, mais beaucoup plus petits, étoient contenus dans quelques autres cavités : toutes étoient semblables pour la structure ; leurs parois n'étoient revêtues d'aucune membrane, mais seulement d'un léger enduit pultacé, rougeâtre, qui leur donnoit un aspect comparable à celui des anciens ulcères. En ratissant ce léger enduit, on découvroit le tissu pulmonaire qui étoit à peine un peu plus dense et plus rouge que dans l'état naturel, mais gorgé de sérosité et de sang, et très-facile à réduire en pulpe.

Le côté gauche de la poitrine renfermoit quelques onces de sérosité jaunâtre limpide. Le poumon gauche n'avoit que quelques légères adhérences par son sommet, et par sa face diaphragmatique. On y observoit la même altération que dans le poumon droit ; mais elle paroissoit dans un état moins avancé. On pouvoit y compter au moins cinq ou six cavités qui étoient distribuées à peu près également, dans tous les lobes. Aucune de ces cavités n'auroit pu contenir plus de deux pois ordinaires. Les unes étoient pleines d'un pus grisâtre, très-fluide ; les autres contenoient du pus sanieux ou de petits caillots de sang.

La membrane muqueuse des voies aériennes, aussi loin qu'on put l'apperçevoir, n'offroit pas la plus légère trace d'ulcération ; seulement elle étoit un peu rouge , et on y voyoit dans quelques endroits un réseau capillaire très-fin.

Le cœur et les gros vaisseaux étoient dans l'état naturel : ils contenoient beaucoup de caillots noirâtres , très-mous , presque sans aucune concrétion fibrineuse.

La membrane muqueuse des intestins étoit sans ulcération ; il y avoit seulement quelques taches rouges çà et là, surtout dans le cœcum, et vers la fin de l'intestin grêle.

Toutes les autres parties contenues dans l'abdomen étoient dans l'état naturel.

32ᵉ Observation (1).

Phthisie ulcéreuse avec des nuances de la phthisie calculeuse, chez un sujet affecté d'hépatite chronique.

Un homme, né de parens sains, et qui étoient parvenus sans infirmités jusqu'à une grande vieillesse, étoit lui-même d'une bonne santé et d'une force musculaire peu commune. Il étoit grand et maigre, quoique très-musculeux ; il avoit les yeux bruns et les cheveux châtain clair. Il buvoit habituellement beaucoup de vin, mais fort peu d'eau-de-vie et de liqueurs alcooliques.

(1) Par M. Cayol.

A l'âge de trente-six ans, étant militaire en Hollande, il éprouva pour la première fois des douleurs rhumatismales qui devinrent chroniques.
Il obtint sa réforme et prit le métier de fondeur
de plomb. A ces douleurs, se joignit, quelque temps
après, un mal de tête violent qui persista plusieurs mois malgré un traitement très-actif et trois
ou quatre saignées assez rapprochées. Lorsque ce
mal de tête eut cessé, les douleurs rhumatismales disparurent aussi; mais les jambes devinrent
œdémateuses, et furent dans cet état pendant six
mois. Après la disparition de l'œdême, cet homme,
alors âgé de quarante-deux ans, commença à tousser, et à expectorer des crachats teints de sang,
et quelquefois même du sang pur; les déjections
alvines étoient aussi de temps en temps mêlées de
beaucoup de sang, quoiqu'il n'éprouvât point de
coliques.

Il ne tenoit aucun compte de ces divers accidens, parce qu'il ne souffroit point, et il continuoit à travailler. Cependant, dès cette époque il
commençoit à maigrir. Vers le mois de janvier
1808, il devint très-sujet à vomir, quelques heures
après le repas ou même le matin à jeun, des matières alimentaires extrêmement aigres. Ces vomissemens étoient accompagnés d'un sentiment
d'ardeur, et d'une douleur vive à l'épigastre. La
maigreur continuoit à faire des progrès, et le malade sentoit ses forces diminuer de jour en jour;

il étoit essoufflé après le moindre exercice, et ses bras, autrefois si vigoureux, se refusoient au travail, selon ses expressions. Au mois d'août suivant, il fut obligé d'abandonner ses occupations; bientôt après il garda le lit, et le 16 janvier 1809, il entra à la Charité; il étoit alors âgé de cinquante ans.

Il paroissoit avoir maigri considérablement : il avoit la peau chaude, sèche, comme terreuse, et d'un jaune terne; ses pommettes étoient un peu rouges et saillantes; il ne se couchoit que sur le côté droit, et l'hypocondre du même côté étoit élevé, tendu, extrêmement douloureux par la moindre pression, et pendant les secousses de la toux. En portant la main sur cette région, on y sentoit une dureté assez considérable et des bosselures qui sembloient avoir leur siége sur la face convexe du foie; l'épigastre étoit également douloureux; tout le reste de l'abdomen étoit souple et sans douleur. La respiration paroissoit un peu gênée et fréquente; la toux revenoit par quintes assez fortes, suivies d'une expectoration de crachats jaunes, pelotonnés, et souvent striés de sang. La poitrine percutée résonnoit bien partout, excepté dans son tiers inférieur droit, ce qui étoit dû sans doute au volume du foie.

Les vomissemens avoient toujours lieu à peu près de deux jours l'un, et quelquefois plus fréquemment. Ils étoient annoncés plusieurs heures auparavant par un malaise général, des bâillemens, et ensuite un sentiment de chaleur brûlante dans la région épigastrique. Ils survenoient toujours avec une quinte de toux. Les matières rejetées étoient des alimens seuls ou mêlés de caillots de sang tantôt bien rouges, tantôt noirâtres. Après ces vomissemens, le malade se trouvoit soulagé.

Sa langue paroissoit dans l'état naturel; cependant il avoit de l'anorexie, et sur-tout un dégoût très-prononcé pour le vin. Lorsqu'il essayoit d'en boire tant soit peu, il étoit bientôt tourmenté par un *pyrosis*, qui presque toujours se terminoit par le vomissement. Les seuls alimens qu'il mangeoit encore avec plaisir, étoient le pain et les pommes de terre ; c'étoient aussi ceux qu'il digéroit le plus facilement.

Depuis le commencement de sa maladie, il avoit presque toujours de la constipation ou du dévoiement ; et il avoit observé que lorsqu'il n'alloit pas à la selle, il éprouvoit des digestions très-pénibles, de l'oppression, et une sensation particulière qu'il exprimoit en disant qu'il avoit *l'estomac barré*. Lorsqu'au contraire il avoit le dévoiement, il se trouvoit beaucoup mieux, étoit moins oppressé, et vomissoit plus rarement.

Pendant son séjour à l'hôpital, il n'eut point de vomissemens; mais après le repas, quelque léger qu'il fût, il éprouvoit un malaise excessif, des nausées, une chaleur brûlante, et des douleurs dans la région de l'estomac. Les premiers jours, il avoit un dévoiement assez fort. Ensuite les évacuations alvines se supprimèrent entièrement. En même temps le ventre se tuméfia uniformément, au point que le 19 janvier, il n'étoit plus possible de distinguer la saillie du foie : néanmoins l'hypocondre droit et l'épigastre étoient toujours plus durs et plus douloureux que le reste de l'abdomen. Le malade étoit toujours couché sur le côté droit ; la respiration étoit de plus en plus fréquente et gênée. Les crachats qui, les premiers jours, étoient mêlés de sang, devinrent seulement puriformes et moins abondans. La toux étoit fréquente, et causoit une vive douleur à l'épigastre, qui répondoit entre les épaules. Quoique le malade mangeât toujours un peu, ses forces diminuoient rapidement. Les derniers jours, il avoit un peu d'incohérence dans les idées, et des rêvasseries presque continuelles; sa mémoire étoit singulièrement affoiblie. Jamais il ne manifesta la moindre inquiétude sur son état.

Le 24 janvier, son visage exprimoit l'abandon, et une sorte d'apathie : il disoit qu'il n'éprouvoit plus aucune souffrance, et qu'il étoit tout à fait bien. Cependant ses traits étoient affaissés, ses yeux presqu'éteints, sa respiration gênée, accompagnée de grands mouvemens du larynx, et son pouls d'une extrême petitesse. Il mourut à neuf heures du soir.

Ouverture du cadavre.

Etat extérieur. Le sujet étoit très-maigre, mais n'étoit point cependant parvenu au dernier degré du marasme. Ses chairs étoient fermes et sans aucune trace d'œdême; l'hypocondre droit étoit sensiblement plus développé que le gauche; toute la moitié droite de l'abdomen offroit au toucher, plus de dureté que le reste.

Cavité thorachique. Le sommet du poumon droit adhéroit d'une manière très-solide à la plèvre costale, au moyen d'une membrane accidentelle cartilagineuse, et épaisse de plus d'une ligne; il étoit creusé d'une cavité de forme irrégulière, assez grande pour contenir à peu près trois œufs de poule. Cette cavité étoit enduite d'un *mucus* puriforme mêlé de sang, et parfaitement semblable aux crachats qui avoient été expectorés pendant la maladie. Ses parois n'étoient revêtues d'aucune membrane à l'intérieur; mais elles étoient formées immédiatement par le tissu pulmonaire, réduit à l'épaisseur d'un demi-travers de doigt, dur, condensé, et fortifié extérieurement par l'enveloppe cartilagineuse déjà mentionnée. Je ne pus découvrir aucune voie de communication entre ce foyer et les bronches; je n'apperçus non plus aucune trace de tubercu-

les, mais seulement deux ou trois concrétions crétacées du volume d'un grain de millet; elles étoient
situées dans l'épaisseur des parois de la cavité.

Le lobe inférieur de ce poumon n'avoit que
quelques légères adhérences celluleuses avec la
plèvre costale : il étoit d'ailleurs parfaitement sain.

Le poumon gauche avoit aussi quelques adhérences anciennes, et son tissu étoit très-infiltré
de sang et de sérosité, au point que dans quelques
portions, on ne distinguoit pas la texture celluleuse; mais ces portions même surnageoient dans
l'eau. Le cœur et les gros vaisseaux étoient dans
l'état naturel.

Cavité abdominale. Le foie excédoit au moins
d'un tiers son volume ordinaire; il refouloit fort
haut le diaphragme, et s'étendoit à droite jusqu'à
peu de distance de la crête iliaque. Son lobe gauche déprimoit l'estomac et remplissoit presqu'entièrement l'épigastre. Sa surface convexe offroit
quelques bosselures peu saillantes. Son tissu étoit
d'un rouge de sang, et il étoit surtout remarquable par sa pesanteur spécifique et sa densité. Les
déchirures qu'on y faisoit présentoient de grosses
granulations rouges, luisantes; la coupure, au
contraire, étoit très-lisse et d'un aspect comparable à celui d'un corps homogène, tel que la cire.
On n'appercevoit pas, du moins à l'œil nu, les
pores biliaires. Les vaisseaux sanguins de ce viscère étoient très-gorgés de sang.

Une assez grande quantité de bile épaisse, et d'un vert foncé, remplissoit la vésicule biliaire.

L'estomac étoit sain, de même que le canal intestinal, et tous les autres viscères abdominaux, qui furent examinés avec soin.

SECTION QUATRIÈME.

OBSERVATIONS DE PHTHISIES CALCULEUSES.

La phthisie calculeuse simple est une maladie assez rare; mais on trouve souvent des nuances de phthisie calculeuse dans les poumons de certains individus qui ont succombé à une autre espèce de phthisie : on en verra des exemples dans les Observations 32 et 39. Deux autres observations (33 et 34) feront connoître cette maladie simple et sans aucune complication.

33e. OBSERVATION.

Phthisie calculeuse simple.

Un commissionnaire, âgé de cinquante-neuf ans, d'un tempérament bilieux-sanguin et d'une assez bonne constitution, étoit malade depuis plus de neuf mois, lorsqu'il fut reçu à la Charité, le 26 novembre 1802. Sa maladie avoit commencé dans le mois de février de la même année par une toux sèche très-violente, qui au bout d'environ six semaines avoit été accompagnée de quelques crachats visqueux mêlés parfois de stries de sang : en même temps le malade avoit éprouvé une légère douleur derrière la partie inférieure du sternum. Pendant les mois d'avril et de mai, l'expectoration étoit devenue plus abondante, et avoit été mêlée de beaucoup de sang, à diverses reprises. Il y avoit eu aussi de loin en loin quelques mouvemens fébriles et des sueurs nocturnes. Vers le milieu de juin, après des efforts de toux très-violens, il étoit sorti par l'expectoration quelques concrétions calculeuses très-dures, blanchâtres, et, à ce que disoit le malade, fort ressemblantes à du plâtre. Dans les mois suivans, les mêmes symptômes persistèrent : il n'y avoit plus de douleurs de poitrine, mais une grande gêne à l'épigastre, et un état habituel de constipation. L'appétit commença à diminuer dans les derniers jour d'octobre, et les crachats devinrent plus abondans et moins transparens; mais ils n'étoient plus striés de sang. Le 27 novembre, deuxième jour de l'admission de ce malade à l'hôpital, l'appétit étoit médiocre, la langue nette, la toux quinteuse, l'expectoration mucoso-glaireuse et assez abondante. Un sentiment de constriction se faisoit ressentir à l'épigastre; il y avoit un peu d'amaigrissement; la peau étoit sèche et âpre, le pouls petit, vif et fréquent. Dans les premières semaines de décembre, on ne vit aucune concrétion calculeuse dans ses crachats; mais la fièvre hectique étoit bien caractérisée, et l'amaigrissement faisoit des progrès rapides. Le 25 décembre, il y avoit dans le crachoir trois concrétions calculeuses très-dures, d'un gris blanchâtre, et semblables à du plâtre durci; leur volume égaloit à peine la moitié d'un grain de chénevis; il n'y avoit pas de sang dans les crachats. L'expectoration devint progressivement plus abondante et puriforme, quoique toujours mêlée de matière glaireuse, et de temps à autre on y remarquoit quelques petits calculs. La voix devint voilée : il y avoit parfois du dévoiement; la peau étoit sèche, âpre et terreuse; la maigreur faisoit toujours des progrès. Le 16 janvier, le malade étoit très-souffrant et paroissoit prêt à expirer : pendant quelques jours il fut dans le même état; mais le 19 il disoit être bien, et ne plus ressentir de douleur, pas même à l'épigastre. Le 21, il ne désespéroit point encore de sa guérison, et il avoit passé une assez bonne nuit : il mourut le même jour à cinq heures du soir. Il étoit réduit depuis quelque temps au dernier degré de marasme.

Ouverture du cadavre.

Tête. Tout parut sain dans le crâne.

Thorax. Les poumons adhéroient avec les parties contiguës, à l'aide d'un tissu cellulaire abondant ; ils étoient l'un et l'autre endurcis dans quelques endroits. En les incisant, on y trouva un grand nombre de petits calculs irréguliers et inégaux, les uns placés dans les glandes bronchiques, qui étoient un peu gonflées et saines d'ailleurs, et les autres renfermés dans de petits kystes arrondis, dont le volume varioit depuis celui d'un pois jusqu'à celui d'une lentille. Une matière comme crétacée, sèche et dure, étoit placée dans tous ces kystes, dont les parois étoient épaisses ; et au milieu de la matière crétacée un peu humide, délayée et très-âpre au toucher, on trouvoit des concrétions calculeuses dont quelques unes étoient plus grosses que des grains de blé. Il y avoit dans le lóbe supérieur du poumon gauche, trois petites ulcérations qui auroient pu contenir un gros pois et même une noisette : elles étoient enduites de pus et tapissées par une membrane épaisse, semblable aux kystes qui contenoient la matière crétacée. Le tissu du poumon étoit presque partout un peu durci aux environs des kystes. La membrane muqueuse des voies aériennes paroissoit saine, mais elle contenoit beaucoup de *mucus* presque semblable à un liquide purulent.

Le cœur étoit sain : il y avoit à sa surface deux petites plaques membraneuses blanches.

Abdomen. Le foie étoit d'un jaune pâle, mais

sain d'ailleurs. La rate, le pancréas, le mésentère et l'estomac étoient dans l'état naturel.

Les intestins parurent tout à fait sains ; ils n'offroient aucune tache à l'extérieur, et ils n'étoient point ulcérés intérieurement.

Les reins et la vessie n'avoient éprouvé aucune altération.

34ᵉ. Observation.

*Phthisie calculeuse simple, au premier degré. —
Mort occasionnée par une pleuro-péripneumonie.*

Un charron, âgé de quarante-trois ans, d'un tempérament bilieux, fut pris, le 3 août 1804, d'une gêne assez remarquable dans la respiration, et d'une toux forte et sèche, à la suite d'une fatigue portée jusqu'à la sueur et suivie d'un refroidissement subit. Depuis cette époque, il éprouva constamment une toux fréquente, suivie de crachats muqueux ; en outre, il avoit toujours de la gêne dans la poitrine lorsqu'il respiroit. Il n'avoit presque point maigri au bout de six mois de cette sorte de rhume opiniâtre ; mais il étoit si affoibli qu'il ne pouvoit presque plus travailler, ce qui l'engagea à se rendre à la Charité, où il fut reçu le 31 janvier 1805.

Le 1ᵉʳ. février, il dit que depuis quelque temps il étoit plus souffrant qu'à son ordinaire, et qu'il ressentoit beaucoup de malaise dans toute la poitrine. Il conservoit l'appétit, mais il toussoit beaucoup et il crachoit des matières glaireuses. Pendant huit jours il parut éprouver du soulagement; et il s'étoit assez bien rétabli, lorsque le 9 février, il fut pris tout à coup d'une fièvre continue : la gêne de la respiration augmenta, les crachats devinrent plus abondans, mais ils ne changèrent pas de nature. Les jours suivans, la fièvre persista. Il ne se manifesta aucun point douloureux dans la poitrine, mais il y avoit une oppression marquée. La langue devint très-rouge et luisante. Cette maladie ne sembloit pas s'aggraver d'une manière alarmante; et elle ne paroissoit pas encore dangereuse, lorsque le malade mourut le 18 février, dixième jour de la fièvre.

Ouverture du cadavre.

Tête. Tout étoit sain dans le crâne.

Thorax. Le poumon droit étoit rempli de concrétions d'un blanc grisâtre, très-dures, comme plâtreuses ou osseuses, placées les unes dans le parenchyme du poumon, les autres dans les glandes bronchiques. Ces concrétions, comme crétacées, varioient pour le volume, depuis la grosseur d'un grain de millet jusqu'à celle d'une lentille; elles ne paroissoient pas enkystées. Le tissu pulmonaire étoit assez sain partout, mais il étoit un peu durci auprès de chacune des concrétions calculeuses.

Dans le côté gauche de la poitrine, il y avoit, entre le poumon et la portion costale de la plèvre, une membrane accidentelle, épaisse de près de deux lignes, assez molle, et très-facile à déchirer. La plèvre étoit à peine rougie. Le poumon étoit un peu durci, un peu carnifié et manifestement plus rouge que dans son état naturel : on y trouva d'ailleurs, de même que dans le poumon droit, beaucoup de petits calculs comme plâtreux, répandus dans tout le parenchyme et dans les glandes bronchiques.

Le cœur étoit sain.

Abdomen. Tous les viscères abdominaux parurent dans l'état naturel; mais il y avoit dans l'intérieur des intestins grêles, quelques endroits déjà un peu rougis, un peu épaissis, qui probablement, si la fièvre eût été de plus longue durée, seroient devenus le siége de véritables ulcérations, comme on l'observe fréquemment dans les fièvres continues d'une mauvaise nature.

Réflexions. Le malade qui fait le sujet de la 33ᵉ. Observation succomba à la phthisie pulmonaire; mais celui dont il s'agit dans la 34ᵉ. mourut longtemps avant l'époque où la phthisie auroit pu le conduire au tombeau. La véritable cause de sa mort fut la péripneumonie, qui devint d'autant plus dangereuse qu'elle étoit aggravée par la

19*

présence d'un grand nombre de corps irritans placés dans le poumon. Si la péripneumonie avoit passé à l'état chronique, et que le malade eût succombé au bout de deux ou trois mois, n'auroit-on pas erré en croyant que l'inflammation avoit déterminé la formation des concrétions calculeuses ? Ne commet-on pas une erreur analogue lorsqu'on se persuade que les tubercules qu'on trouve dans les mêmes circonstances, doivent leur origine à la phlegmasie chronique des poumons ?

SECTION CINQUIÈME.

OBSERVATIONS DE PHTHISIE CANCÉREUSE.

Je rapporterai ici trois observations qui me paroissent suffisantes pour bien faire connoître cette espèce de phthisie. Dans l'Obs. 35e, l'affection cancéreuse est bornée au poumon ; dans l'Obs. 36e, elle occupe ce viscère et d'autres parties fort éloignées ; dans l'Obs. 37e, on voit un exemple de la réunion d'une phthisie cancéreuse avec la phthisie tuberculeuse chez un sujet éminemment cancéreux.

On trouve quelquefois, chez des phthisiques, une maladie cancéreuse de l'estomac ou du foie (Obs. 21) ; mais lorsque, dans cette complication, la maladie de poitrine est une phthisie tuberculeuse, la lésion du poumon n'a absolument aucun rapport avec l'altération qu'on observe dans cet organe à la suite de la phthisie cancéreuse.

Je n'ai trouvé dans les auteurs, aucun exemple de phthisie pulmonaire cancéreuse. A la vérité Ledran parle de cette espèce de phthisie (Mém. de l'Acad.Roy.de Chir. tom. III, pag. 28, Obs. 22); mais le fait qu'il rapporte pourroit bien ne pas appartenir à cette maladie. Voici l'abrégé de l'histoire dont il s'agit :

Une demoiselle de vingt-deux ans eut à la mamelle gauche, un squirrhe qui fut extirpé. Deux ans après, il survint sous l'aisselle gauche une glande grosse comme une olive. Il parut une petite toux sèche, accompagnée d'un peu de difficulté de respirer. Peu après, l'autre mamelle devint squirrheuse ; au bout de six mois, il y avoit à la mamelle une chaleur brûlante, et la dyspnée devint excessive. On traita alors cette demoiselle par des purgatifs réitérés tous les quatre jours, et bientôt on crut avoir obtenu la guérison. La santé parut rétablie pendant six mois : au bout de ce temps, il survint une fièvre lente. L'appétit se perdit, la difficulté de respirer revint très-fréquemment, et la malade mourut six mois après cette rechûte.

« A l'ouverture du cadavre, on trouva la ma-
» melle droite presque de la consistance du carti-
» lage. Le lobe droit du poumon étoit entièrement
» dur. La moitié inférieure du lobe gauche étoit

» entièrement dure, comme l'étoit tout le droit, et
» la moitié supérieure étoit disposée à s'endurcir;
» car elle étoit parsemée de quelques petites glan-
» des très-dures. »

Quoique cette observation renferme beaucoup
de détails, on ne peut, d'après l'ouverture du cadavre, prononcer avec certitude sur la nature de
cette maladie. La description que Ledran donne
de la lésion des poumons, ne peut pas convenir à
la dégénérescence cancéreuse de cet organe; mais
elle représente bien l'état de ce viscère à la suite
de la péripneumonie chronique compliquée de
quelques tubercules.

Pour lever tous les doutes à l'égard de la phthisie cancéreuse, il étoit indispensable de décrire
avec la plus scrupuleuse exactitude la dégénération des poumons devenus cancéreux : cela étoit
d'autant plus nécessaire, que les malades affectés
de cancer dans un organe autre que le poumon ont
quelquefois en même temps une phthisie pulmonaire non cancéreuse (Obs. 21); et d'un autre
côté, la plupart des auteurs ont appelé du nom
de squirrhe, les tubercules crus et les glandes
tuberculeuses. Or, ces dernières altérations caractérisent la phthisie tuberculeuse ; mais elles n'ont
aucun rapport avec la lésion qu'on observe dans
les poumons affectés de phthisie cancéreuse.

Les histoires que j'ai réunies dans cette section,
renferment une description assez précise pour

qu'on sache dorénavant à quoi s'en tenir relativement à la phthisie pulmonaire cancéreuse.

35ᵉ. OBSERVATION.

Phthisie cancéreuse simple.

Un charbonnier, âgé de cinquante-sept ans,
d'un tempérament bilieux, fut reçu à la Charité,
le 7 juillet 1803 (17 messidor an XI). Sa maladie
avoit commencé par une gêne de la respiration
accompagnée, par intervalles, d'une toux sèche,
qui revenoit par quintes, et de douleurs dans la
poitrine. Insensiblement, la peau avoit pris une
couleur terne et jaunâtre, quoique le blanc des
yeux fût resté tout à fait de couleur naturelle.
Les forces n'avoient pas diminué, et l'appétit étoit
assez bon. Vers le dixième mois de sa maladie, la
peau étoit âpre, sèche et terreuse. La toux, qui
étoit fréquente, déterminoit une expectoration
glaireuse peu abondante. Quelque temps après
(dans le mois de mars 1803), il étoit survenu une
légère hémoptysie qui avoit engagé le malade à
se rendre à l'Hôtel-Dieu : l'hémoptysie s'étoit terminée le 17ᵉ jour, et bientôt après le malade étoit
sorti de l'hôpital.

Vers le quinzième mois de la maladie, les
forces n'avoient point encore diminué d'une
manière notable ; il n'y avoit pas eu de dé-

voiement; mais l'expectoration paroissoit être devenue purulente, et il y avoit quelquefois de vives douleurs de poitrine. Le malade les comparoit à celles que détermine la pression des testicules.

Le 8 juillet, il survint un malaise général, de la fièvre, et une douleur sourde qui se faisoit sentir dans presque toute la poitrine; dès lors le malade fut alité. Les jours suivans il eut constamment de la fièvre, de la toux et divers autres symptômes qui l'obligeoient à garder le lit. On le conduisit à la Charité, où il fut placé le septième jour de cette maladie aiguë.

Le 8 juillet, prostration, impossibilité de se coucher sur les côtés, douleur vive dans toute la poitrine, mais surtout à droite, près le tiers inférieur du sternum. Toux fréquente, expectoration purulente mêlée de quelques petits flocons ou grumeaux d'un blanc laiteux; face d'un jaune pain d'épice; yeux larmoyans, conjonctive blanche; pouls grand, développé, et fréquent.

Du 9 au 28 juillet, la fièvre adynamique fut bien marquée : les traits de la face étoient affaissés, la langue fuligineuse, le pouls peu résistant, la peau sèche et terreuse; il y avoit peu de toux et presque point d'expectoration. La douleur de poitrine se faisoit à peine sentir; il n'y eut aucun symptôme nerveux. Dans le commencement du mois d'août la fièvre cessa, la convalescence parut d'abord s'annoncer d'une manière bien franche ; l'appétit reparut ; le malade mangeoit la demi-portion avec plaisir ; la peau sembloit avoir été lavée, quoiqu'elle conservât une teinte jaunâtre : mais la toux et l'expectoration avoient reparu, et bientôt elles augmentèrent. Vers la fin du mois d'août, les crachats devenoient de jour en jour plus abondans, et ils étoient manifestement purulens. Vers le milieu de septembre, les forces diminuèrent beaucoup ; et bientôt la maigreur, qui avoit fait des progrès très-sensibles, parvint jusqu'au marasme. Il étoit survenu au-dessus de l'extrémité humérale de la clavicule droite, derrière le col, une tumeur molle et *fluctuante*, sans douleur ni changement de couleur à la peau.

Le 24 septembre l'appétit avoit complètement disparu ; le malade ne se levoit plus. Il expira le lendemain à cinq heures du matin (3 vendémiaire an XIII), 26 septembre 1803, au bout de dix-huit mois de maladie.

Ouverture du cadavre.

Tête. Tout étoit sain dans le crâne.

La tumeur placée à la partie inférieure et postérieure du côté droit du col, se prolongeoit derrière le dos et contenoit plus de dix onces de pus grisâtre, mal lié et très-fétide.

Thorax. Les poumons adhéroient assez fortement à la plèvre dans plusieurs endroits, surtout vers leur partie supérieure. On trouva dans le côté gauche de la poitrine, une couche albumineuse molle, semblable à l'intérieur de l'estomac d'un bœuf, par le grand nombre d'alvéoles qu'elle présentoit; cette couche membraniforme tapissoit les portions costale et pulmonaire de la plèvre.

Le poumon gauche sembloit parfaitement sain; il étoit mou et crépitant. En l'incisant on y trouva six tumeurs de forme irrégulière, à peu près du volume d'un gland, continues au tissu du poumon, dures, d'un blanc luisant, et assez semblables à du lard frais. Ces tumeurs ne ressembloient en aucune manière aux tubercules non enkystés. Le tissu du poumon étoit à peine un peu durci auprès de ces dégénérescences cancéreuses.

Le poumon droit étoit bien plus lésé : on y voyoit un très-grand nombre de tumeurs arrondies, de grosseur très-variée, depuis le volume d'une noisette jusqu'à celui d'un petit marron ; toutes paroissoient continues au tissu du poumon ; leur couleur étoit blanche ; elles sembloient un peu luisantes, et leur apparence étoit assez analogue à celle du lard frais. On y voyoit quelques vaisseaux capillaires sanguins, comme on en voit dans le cerveau. Parmi ces tumeurs, les unes étoient encore très-fermes, et c'étoient les plus luisantes ; les autres avoient moins de consistance, et elles étoient presque d'un blanc de lait. En comprimant ces dernières, on en faisoit sortir, par un très-grand nombre de points, un pus blanc, semblable à de la crême un peu épaisse. Ce pus, en sortant, formoit comme de très-petits mamelons ; quelques autres tumeurs étoient déjà presque détruites et transformées en autant de petits ulcères blanchâtres à surface très - inégale enduite de pus ; le tissu du poumon étoit légèrement endurci aux environs de ces ulcérations. Le cœur étoit sain , quoiqu'assez volumineux.

Abdomen. Le foie , la rate, le pancréas , l'estomac , les intestins , les glandes mésentériques , les reins et la vessie étoient tout à fait sains.

36ᵉ. Observation (1).

Phthisie cancéreuse.

Un maçon , âgé d'environ trente-cinq ans, ayant la peau brune , les cheveux noirs , et un embonpoint musculaire assez prononcé , entra à l'hôpital de la Charité dans le mois de frimaire an XII (décembre 1805). Il portoit à l'avant-bras une tumeur qui s'étoit manifestée tout à coup dix ans auparavant, à la suite d'un effort. Cette tumeur, qui étoit à peine grosse comme une aveline, lors

(1) Par M. R. Th. H. Laennec , docteur en Médecine de la Faculté de Paris.

de son apparition, avoit d'abord fait des progrès fort lents ; mais depuis six mois elle avoit augmenté de volume d'une manière rapide. Son poids étoit devenu tellement incommode, que . quoiqu'elle n'occasionnât aucune douleur, le malade désiroit ardemment en être débarrassé. L'extirpation ayant été jugée impraticable, on se décida à amputer le bras (1). Cette opération fut retardée pendant près d'un mois, à cause d'*une géne considérable que le malade éprouvoit dans la respiration*, et qui paroissoit indiquer une légère péripneumonie. L'état du malade étant devenu plus satisfaisant, M. Boyer fit l'amputation du bras. Les suites de l'opération furent d'abord assez heureuses ; la cicatrice se faisoit promptement. Cependant *la respiration étoit toujours génée ;* bientôt *l'oppression augmenta*, et le malade mourut dans une sorte de suffocation, environ vingt jours après l'opération.

Ouverture du cadavre.

Etat extérieur. La cicatrice du moignon étoit

---

(1) Nous ne donnons point ici d'autres détails sur cette tumeur, qui étoit de même nature que celles qui existoient dans la poitrine. Ces détails seroient étrangers à la maladie qui fait l'objet de cet ouvrage ; et M. Laennec se propose de publier ailleurs cette observation en entier.

presque linéaire et couverte d'une légère croûte albumineuse desséchée. La peau étoit froncée tout autour.

Appareil des sens internes. Il y avoit à peine un demi-gros de sérosité dans les ventricules du cerveau. L'éminence mamillaire gauche renfermoit un petit kyste séreux de la grosseur d'un grain de chénevis, dont les parois paroissoient parcourues extérieurement par de petits vaisseaux sanguins. Tout le reste du cerveau étoit sain.

Appareil respiratoire. Les poumons adhéroient en quelques points aux parties voisines par un tissu cellulaire peu abondant. Ils renfermoient un grand nombre de masses isolées, enkystées, et dont la grosseur varioit depuis celle d'une grosse pomme jusqu'à celle d'une aveline. Leur forme étoit à peu près sphérique, ou un peu aplatie. Quelques unes des plus petites étoient situées entre la surface extérieure du poumon et la plèvre.

Elles étoient formées par un tissu dont la consistance varioit depuis celle d'un cerveau très-mou jusqu'à celle des portions les plus fermes de ce viscère, telles que la protubérance annulaire et la moelle allongée. Dans les plus molles, ce tissu étoit homogène, lisse, humide, blanchâtre avec une légère nuance jaunâtre, rosée ou bleuâtre. On y distinguoit un grand nombre de vaisseaux très-petits, et quelques-uns un peu plus considérables. Dans ces mêmes tumeurs on voyoit çà et là quelques excavations, dont les unes renfermoient une sérosité jaunâtre pure ou mêlée de grumeaux de sang, et les autres, plus grandes et plus nombreuses, contenoient du sang caillé noir. Quelques-unes de ces excavations étoient tapissées, au moins en partie, par une membrane très-fine et parcourue par un très-grand nombre de vaisseaux sanguins ; d'autres, au contraire, étoient formées par une véritable destruction de la matière *cérébriforme*.

Les tumeurs les plus fermes avoient à peu près le même aspect que les précédentes. A l'extérieur elles offroient des bosselures et des anfractuosités qui imitoient un peu les circonvolutions du cerveau. Leur tissu différoit de celui des tumeurs molles, indépendamment de sa consistance, en ce qu'il étoit moins homogène, plus opaque, d'une couleur plus jaunâtre ou légèrement grisâtre, et enfin parce qu'il étoit parcouru par moins de vaisseaux sanguins.

Les kystes qui renfermoient ces tumeurs étoient tous semblables ; ils étoient formés de deux membranes très-distinctes, et faciles à séparer par la dissection. L'extérieure, mince, composée de tissu cellulaire et de vaisseaux sanguins, adhéroit au tissu du poumon ; l'intérieure, épaisse d'environ une demi-ligne, mais d'une épaisseur un peu inégale dans ses divers points, étoit demi-transparente et formée par un tissu homogène gris de perle, un peu semblable, au premier aspect, à une lame cartilagineuse très-mince. Cette membrane étoit parcourue sur la face externe par de petits vaisseaux sanguins. On n'en appercevoit aucun dans son tissu.

Dans les interstices des masses cérébriformes que nous venons de décrire, le tissu pulmonaire étoit parfaitement sain. Les poumons de ce sujet étant très-développés, les portions saines formoient encore un volume assez considérable.

Appareil circulatoire. Le cœur étoit un peu volumineux. Les cavités droites contenoient environ deux cuillerées de sang presqu'entièrement liquide et d'un rouge noirâtre. Les cavités gauches en contenoient à peu près autant; mais il étoit un peu plus fortement caillé. Les gros vaisseaux étoient dans l'état naturel.

Appareil digestif. La vésicule biliaire, petite, allongée, comme contractée sur elle-même, ne contenoit que très-peu de bile.

Toutes les autres parties du corps étoient saines.

Réflexions sur l'observation précédente.

La maladie dont il s'agit dans l'observation précédente étoit une affection cancéreuse constitutionnelle, comme il est facile de s'en convaincre en observant que la lésion du bras et celle du poumon étoient absolument de même nature. Ce fait, et plusieurs autres que nous avons recueillis sur la même affection, ne nous permettent pas d'admettre l'opinion commune, d'après laquelle le cancer seroit une maladie consécutive, c'est-à-dire un effet de l'inflammation terminée par induration. Quand nous publierons le résultat de nos recherches sur les maladies cancéreuses, nous espérons montrer que le cancer est une maladie primitive, d'une nature spéciale; et que, quoiqu'on rencontre souvent le cancer uni à d'autres dégénérations organiques, cette coïncidence ne prouve autre chose, sinon que ces diverses dégénérations peuvent se rencontrer chez le même sujet, et quelquefois s'influencer réciproquement, quoique l'une ne soit pas une transformation de l'autre.

Nous croyons devoir appuyer ce que nous venons d'avancer, en rapportant un second exemple du développement de l'affection cancéreuse dans divers organes; et comme il s'agit ici spécialement de la phthisie pulmonaire, le fait que nous rapporterons sera choisi parmi ceux qui ont trait à la phthisie cancéreuse. On y verra la coïncidence du développement d'une tumeur cancéreuse dans les poumons et d'une tumeur de même nature dans le cerveau, chez un sujet affecté d'abord de paraplégie et ensuite d'apoplexie. Nous préférons cette observation aux autres que nous pourrions rapporter, parce que non seulement elle cadre parfaitement avec celles dont nous aurions pu faire usage, mais encore elle fournit une nouvelle preuve de ce que nous avons avancé relativement à la marche de la phthisie dans sa première période. Voici le fait dont il s'agit et dont nous avons été témoins, de même que M. Cayol, qui a rédigé l'observation et décrit l'ouverture du cadavre.

— Un imprimeur, âgé de cinquante-huit ans, fut reçu à la Charité comme infirme, en attendant qu'il pût être placé dans une maison de retraite. Il avoit les membres inférieurs complètement paralysés, et ses facultés intellectuelles étoient dans un état voisin de l'idiotisme. Lorsqu'on lui faisoit des questions fort simples, comme par exemple : *avez - vous faim? Souffrez - vous? etc.* il y répondoit assez bien ; mais seulement par *ouï* ou par *non.* Il ne paroissoit pas saisir les questions un peu plus compliquées, et celles surtout qui étoient relatives au passé : sa mémoire paroissoit presqu'entièrement abolie. Il ne souffroit point ; son visage étoit toujours calme et sans expression de tristesse ni de joie. Il ne pouvoit sortir du lit ni même se mettre sur son séant, et il rendoit sous lui toutes ses évacuations.

Il avoit beaucoup d'appétit; mais il falloit qu'on le fît manger comme un enfant : il se servoit fort maladroitement de ses bras, qui paroissoient avoir un commencement de paralysie. S'il saisissoit

20

quelque chose dans sa main, il le laissoit tomber presqu'aussitôt, et assez ordinairement sur lui-même
à cause du peu d'étendue de ses mouvemens. Quoique l'amaigrissement fût peu considérable, les chairs
étoient molles, surtout aux membres inférieurs. La
peau étoit d'un pâle tirant sur le jaune ; cependant
la face avoit conservé assez d'embonpoint et de
fraîcheur.

Cet homme n'avoit aucun vice de conformation, et paroissoit au contraire bien constitué : il
étoit d'une taille un peu au-dessus de la moyenne ;
ses cheveux avoient été noirs, et ils tiroient sur le
gris, ainsi que sa barbe.

Vers le 11 ou le 12 avril, un mois et demi après
son entrée à la Charité, il perdit tout à coup l'u-
sage de la parole, et tomba dans un état de prostration. Les jours suivans, il fut dans un assoupissement presque continuel, et toujours sans connoissance. Enfin, le 16 avril, sa respiration qui avoit été
bien libre jusqu'alors, commença à devenir embarrassée. Bientôt après le râle se manifesta, et
le malade expira à dix heures du soir.

Ouverture du cadavre.

On trouva dans la partie antérieure de l'hé-
misphère droit du cerveau, une masse tuberculeuse et cancéreuse du volume d'un œuf de poule-
d'Inde, d'une forme à peu près sphérique, d'une

consistance et d'une pesanteur spécifique assez considérables. Sa surface étoit inégalement bosselée, et d'un gris rougeâtre; elle paroissoit parcourue par de nombreux vaisseaux sanguins. Dans un espace de la largeur d'un centime, à la partie supérieure, on y sentoit une fluctuation très-distincte; et il en sortit en effet, au moyen d'une incision très-peu profonde, environ deux cuillerées d'une sérosité jaunâtre impide. La cavité qui contenoit ce liquide, anfractueuse et inégale, n'étoit évidemment revêtue d'aucune membrane et ne renfermoit pas de kyste. Elle étoit creusée immédiatement dans une matière d'un jaune serin, et de la consistance d'une pâte assez épaisse et granuleuse. On n'appercevoit dans cette matière ni vaisseau sanguin, ni aucune trace d'organisation : elle avoit toutes les apparences des tubercules scrophuleux qui commencent à se ramollir, avec cette seule différence que dans quelques endroits, et surtout dans ceux qui formoient les parois de la cavité, elle étoit très-humide et sembloit infiltrée de sérosité.

Cette matière tuberculeuse formoit surtout le centre et les trois quarts supérieurs de la tumeur; le reste étoit de nature cancéreuse : c'étoit un tissu ferme, d'un blanc grisâtre un peu luisant, qui étoit traversé dans tous les sens par des vaisseaux sanguins très-apparens. On y appercevoit même dans

20*

un point, un petit épanchement sanguin du volume d'un grain de chénevis. Ce tissu, bien distinct de la matière tuberculeuse, sembloit néanmoins, dans quelques endroits, mêlé avec elle.

La tumeur cancéreuse et tuberculeuse que nous venons de décrire n'étoit pas évidemment enkystée; cependant sa surface extérieure paroissoit recouverte d'un tissu cellulaire et vasculaire très-mince qui envoyoit à son intérieur des prolongemens nombreux, mais irréguliers, très-minces et impossibles à suivre.

Située au-dessus et un peu à droite de l'extrémité antérieure du ventricule latéral, elle le comprimoit un peu sans pénétrer dans sa cavité, dont elle étoit séparée par une épaisseur d'une à deux lignes de substance cérébrale.

Elle étoit éloignée d'environ un pouce de la bosse orbitaire du coronal, et à peu près autant de la surface du cerveau, dont les circonvolutions n'étoient pas sensiblement aplaties ni déformées.

Elle étoit entourée immédiatement d'une couche de deux à trois lignes de substance cérébrale ramollie, et réduite à peu près à la consistance d'une crême épaisse, mais d'ailleurs sans aucune altération dans la couleur.

Tout le reste du cerveau étoit dans l'état naturel, ainsi que le cervelet, la moelle allongée, les méninges, etc. Les ventricules contenoient fort peu de sérosité.

Poitrine. Les poumons étoient noirâtres, comme on les trouve chez presque tous les vieillards.

Celui du côté gauche étoit libre et mou; il paroissoit parfaitement sain : mais en le comprimant entre les doigts, on distinguoit vers le milieu de son bord interne, dans la partie qui est appliquée sur le péricarde, une dureté assez considérable, et bien circonscrite. C'étoit une masse cancéreuse à peu près de la grosseur et de la forme d'une petite noix : elle étoit comparable, pour la consistance, aux tubercules pulmonaires qui commencent à peine à se ramollir ; mais elle en différoit totalement par la structure intime. En effet, elle étoit formée par une substance d'un blanc laiteux, un peu luisante, parcourue dans tous les sens par des vaisseaux sanguins, qui étoient très-apparens dans quelques points. Lorsqu'après avoir incisé cette substance on la ratissoit avec le tranchant du scalpel, on formoit une pulpe assez semblable à la substance cérébrale ramollie; et cette pulpe *cérébriforme* paroissoit sortir des mailles d'un réseau celluleux ou vasculaire extrêmement fin, qui sembloit former le *parenchyme* de la tumeur. Tous ces caractères ne permettoient pas de méconnoître la nature de cette altération du poumon, qui d'ailleurs avoit un aspect tout à fait analogue à celui des dégénérescences qui constituent la plupart des maladies cancéreuses soit externes, soit internes.

Dans une portion irrégulièrement circonscrite

et à peu près du volume d'un pois , la même tumeur présentoit une couleur jaune , qui cependant n'étoit pas assez prononcée pour trancher sur la substance environnante. MM. Bayle et Moutard-Martin , qui étoient présens , attribuoient cette nuance jaune au mélange d'un peu de matière tuberculeuse.

La surface externe de cette tumeur étoit inégalement bosselée , et revêtue d'une légère couche cellulaire et vasculaire qui l'unissoit au poumon.

Le tissu pulmonaire environnant étoit beaucoup plus mou et plus noir que partout ailleurs ; et cette altération s'étendoit à une épaisseur de deux à trois lignes. Tout le reste du poumon gauche étoit parfaitement sain ; mais il étoit mou et presque sans élasticité.

Le poumon droit avoit des adhérences anciennes avec la plèvre costale ; il étoit très-mou et gorgé de sang ; mais il paroissoit sain d'ailleurs.

Les autres viscères , examinés avec soin, n'offrirent rien de remarquable.

37ᵉ. Observation.

Réunion de la phthisie cancéreuse et de la phthisie tuberculeuse , chez un sujet éminemment affecté de diathèse cancéreuse.

Un journalier âgé de soixante-douze ans, d'un tempérament sanguin, fut reçu à la Charité le

30 juin 1805. Il n'y avoit que six semaines qu'il se regardoit comme malade. La maladie s'étoit annoncée par des douleurs dans tout le corps, ce qui l'avoit obligé d'abandonner son travail. La poitrine et l'épigastre étoient surtout dans un état de souffrance extrême, et il y avoit une toux légère accompagnée d'expectoration blanche et opaque. Depuis dix jours ce malade ne mangeoit plus, et il avoit vomi deux fois spontanément. Dès ce moment la constipation étoit devenue habituelle, et il y avoit par instans des douleurs très-vives au fondement ; les matières fécales ressembloient à des crottes de chèvre. Huit jours avant l'invasion des douleurs, cet homme paroissoit jouir d'une très-bonne santé, et il faisoit avec facilité le même travail que les années précédentes.

Le premier juillet, pouls plein, dur, peu fréquent, face assez rouge, léger râle. Toux, expectoration d'une matière muqueuse un peu puriforme; langue assez nette ; nul vomissement. Le foie formoit une tumeur inégale et volumineuse qui occupoit l'épigastre et qui s'étendoit presque jusqu'au nombril. Le malade disoit avoir ressenti des douleurs au creux de l'estomac ; mais il ne s'étoit point encore apperçu de la tuméfaction de l'hypocondre droit et de l'épigastre. Il y avoit trois corps durs, indolens, mobiles, oblongs, plus petits que des noisettes, placés l'un vers le haut de l'épigastre, l'autre trois travers de doigt au-dessous de la ma-

(312)

melle droite, et le troisième près le cartilage de la première fausse-côte du côté droit.

Quoiqu'il y eût par instans de vives douleurs à la partie inférieure du rectum, l'anus n'offroit aucun rétrécissement; mais il y avoit une accumulation de matière fécale dans le rectum. On remédia à cet accident. Ce malade resta près de trois semaines à l'hôpital; il eut toujours le pouls fréquent, la face rouge, et des douleurs assez vives dans l'abdomen qui ne devenoit pas plus douloureux par la pression. Il y avoit très-souvent des vomissemens de matières liquides, jaunâtres et bilieuses. La langue devint sèche, puis brune, et enfin fuligineuse; mais les derniers jours elle étoit presque nette; la toux étoit devenue fréquente, l'expectoration purulente et assez abondante; les forces diminuoient chaque jour. Malgré l'amaigrissement et l'extrême foiblesse, la face resta assez rouge jusqu'au moment où ce malade expira, le 18 juillet, à deux heures du matin. Après la mort, le visage devint pâle, et il présentoit alors le même aspect que celui de la plupart des sujets qui ont succombé à des maladies cancéreuses.

Ouverture du cadavre.

Tête. Elle ne fut pas ouverte.

Thorax. Les poumons étoient à peine adhérens

aux parties contiguës; ils paroissoient assez sains; mais ils étoient un peu engorgés. En les incisant, on trouva à la racine du poumon gauche, dans une étendue de près de quatre pouces de long sur deux de large, une substance d'un blanc luisant, dans l'intérieur de laquelle on voyoit quelques vaisseaux capillaires sanguins. En comprimant cette substance, qui imitoit un peu l'apparence du cerveau, on en faisoit sortir une matière blanche et épaisse, assez semblable à de la crême. Il y avoit quelques portions de matière tuberculeuse placées çà et là dans cette substance blanche et dans le tissu pulmonaire environnant. La dégénérescence tuberculeuse, qui étoit d'un jaune blanchâtre et opaque, contrastoit d'une manière très-remarquable avec la matière cancéreuse, qui étoit d'un blanc luisant. Il y avoit de petits tubercules et de très-petits foyers purulens dans tous les lobes, de sorte qu'en exprimant les poumons, mais surtout le gauche, on en faisoit sortir çà et là un peu de matière purulente.

Le cœur parut sain.

Abdomen. Le foie étoit très-volumineux; il dépassoit de beaucoup les fausses-côtes; il étoit très-inégal, et tout rempli de corps blancs enfoncés dans sa substance, gros comme des noisettes, des noix et même des marrons d'Inde, tous luisans et d'un blanc de lait. Ces corps cancéreux laissoient suinter, lorsqu'on les comprimoit après l'incision, un pus très-blanc qui sortoit par un nombre infini de points. On voyoit dans ces corps cancéreux un grand nombre de petits vaisseaux rouges très-fins, ce qui donnoit à cette altération une légère apparence de substance cérébrale. Les tumeurs du foie ressembloient parfaitement à la dégénérescence cancéreuse des poumons.

La vésicule biliaire étoit saine, et renfermoit de la bile d'un jaune pâle. On trouva un corps squirrheux blanc, et gros comme une noix, qui étoit fixé sur le pancréas sans toucher au foie. Ce corps, semblable à ceux qu'on avoit trouvés dans le foie, étoit tout rempli d'un pus blanc renfermé dans une infinité de petites cellules, d'où on pouvoit l'exprimer avec facilité.

Le pancréas, examiné avec soin, parut tout à fait sain.

L'estomac, très-sain à l'extérieur, ne présenta absolument aucune lésion à son intérieur.

Le conduit alimentaire étoit sain, de même que le mésentère, les organes urinaires et les organes sexuels.

Il n'y avoit point de squirrhe au rectum.

Les corps mobiles et ovoïdes placés sur les parois du thorax étoient de petites dégénérations cancéreuses *cérébriformes*, qui, examinées avec très-grand soin, parurent évidemment de même nature que les corps squirrheux trouvés dans l'ab-

domen, et la dégénérescence qu'on avoit observée dans les poumons.

Remarques. — Chez cet homme il y avoit une
affection cancéreuse générale, et une dégénérescence tuberculeuse unie au cancer dans l'organe
de la respiration. La maladie cancéreuse est celle
qui paroît avoir le plus contribué à déterminer la
mort. Mais d'après l'état des poumons, on ne peut
méconnoître ici la complication de la phthisie
pulmonaire cancéreuse, avec la phthisie tuberculeuse. On a trouvé des portions de matière tuberculeuse placées dans la dégénérescence cancéreuse des poumons. On rencontre souvent le même
mélange de la matière cancéreuse et de la matière
tuberculeuse dans les cancers du foie et dans les
squirrhes ulcérés de l'estomac. Ces faits paroissent
détruire l'opinion de ceux qui ont prétendu que
les tubercules étoient l'effet d'une prédominance
acide, et les cancers le résultat d'une prédominance alkaline, et qu'en conséquence ces deux
affections ne pouvoient se rencontrer dans le
même individu : on voit au contraire qu'elles co-
existent quelquefois dans la même partie.

SECTION SIXIÈME.

OBSERVATIONS RELATIVES A LA PHTHISIE PULMONAIRE PARVENUE A SON DERNIER DEGRÉ SANS ÊTRE AC- COMPAGNÉE DES SYMPTÔMES CARACTÉRISTIQUES COMMUNÉMENT ASSIGNÉS A CETTE MALADIE.

Nous rapporterons peu d'observations des va- riétés de la phthisie qui suivent une marche équi- voque pendant toute leur durée, parce que ces cas ne sont pas très-rares, et que les auteurs en ont cité plusieurs exemples. Nous en avons nous- mêmes consigné deux dans notre Mémoire sur la dégénérescence tuberculeuse (1); mais dans les deux individus dont il s'agit dans ce Mémoire, la maladie n'étoit point encore arrivée à son der- nier degré, comme chez ceux dont nous rappor- terons l'histoire dans cette section.

Cette marche trompeuse de la phthisie n'est point particulière à une ou plusieurs des espèces; il paroît que presque toutes peuvent quelquefois tromper l'observateur le plus attentif, et conduire à la mort, sans déterminer les signes évidens de l'altération des poumons. Cette considération doit rendre très-circonspect dans le diagnostic des

(1) Journ. de Méd. , Chir. et Pharm. an XI. Tom. VI , pag. 47 et 54 , Obs. 3 et 4.

maladies chroniques qui ne sont pas parfaitement caractérisées.

38ᵉ. Observation.

Phthisie tuberculeuse parvenue au troisième degré, sans offrir les signes pathognomoniques de cette maladie.

Un commissionnaire, âgé de soixante-un ans, d'un tempérament bilieux, toussoit depuis un mois, et ne se regardoit comme malade que depuis huit jours, quand il fut reçu à la Charité le 22 avril 1804. Depuis plus d'un mois il éprouvoit beaucoup de gêne derrière le tiers supérieur du sternum, et à peu près depuis la même époque il avoit une toux sèche ; cependant l'appétit n'avoit éprouvé aucune diminution ; il étoit survenu un léger amaigrissement. Le 14 avril, l'appétit avoit cessé de se faire sentir, et depuis, la langue étoit devenue rouge et sèche ; il y avoit une soif vive et le pouls n'étoit point fréquent ; la respiration étoit bien libre, malgré la gêne que le malade disoit ressentir derrière le sternum. Enfin, depuis une semaine la toux n'étoit plus aussi sèche, et elle déterminoit de loin en loin l'expectoration de quelques crachats glaireux transparens. On prescrivit l'hydromel et un look simple.

Durant tout le mois d'avril et dans les premiers

jours de mai, cet homme resta presque dans le même état; il reprit peu d'appétit; il toussoit fréquemment; il ne crachoit presque jamais. Le petit nombre de crachats qu'il rendoit étoient glaireux et transparens.

Pendant le mois de mai il s'affoiblissoit par degrés, ne se levoit plus, toussoit beaucoup et ne crachoit jamais, ce que ses voisins affirmoient comme lui. Il eut de temps à autre la diarrhée pendant quelques jours seulement; mais vers le milieu de juin il fut pris d'un dévoiement continuel; il toussoit excessivement sans avoir aucune expectoration, et il ne mangeoit point; il étoit tout à fait blême et décoloré. Les membres thorachiques s'infiltrèrent d'une manière remarquable. On ordonna la décoction blanche de Sydenham, l'eau de riz édulcorée avec le sirop de grande-consoude, et le diascordium.

A la fin de juin, l'enflure disparut totalement, et ce vieillard étoit parvenu à un état de marasme extrême. Au commencement de juillet il exhaloit une odeur stercorale très-marquée. Depuis plus d'un mois il ne prenoit que du bouillon, et il avoit toujours le dévoiement. Il restoit continuellement enfoncé dans son lit, et ne parloit presque jamais.

Le 7 juillet, à onze heures du matin, il s'éteignit paisiblement et sans convulsion, environ cinq mois après l'invasion de sa maladie.

Ouverture du cadavre.

Etat extérieur. Tout le corps étoit dans un état de marasme squelétique.

La membrane muqueuse des bronches étoit saine. Le poumon droit adhéroit légèrement aux parties contiguës, à l'aide de quelques lames cellulaires ; le poumon gauche étoit presqu'entièrement libre. L'un et l'autre paroissoient sains ; mais en les touchant on y trouvoit un grand nombre d'endurcissemens pisiformes ou lenticulaires. En les incisant, on trouva qu'ils étoient farcis de tubercules miliaires, lenticulaires et pisiformes, d'un gris blanchâtre. Quelques-uns de ces tubercules étoient enkystés ; la plupart adhéroient au tissu propre des poumons, qui cependant étoit sain partout aux environs des tubercules. Le poumon droit en renfermoit un plus grand nombre que le gauche, et ils étoient presque tous encore durs ; on en vit seulement quelques-uns vers la racine, qui avoient passé à l'état de suppuration.

Le cœur étoit très-sain, et presque vide de sang.

Abdomen. Le foie, la rate, le pancréas, l'épiploon et le mésentère étoient dans l'état naturel. L'estomac étoit peu volumineux : les intestins grêles offroient à l'extérieur un assez grand nombre de taches noires couleur d'ardoise foncée, et dans ces endroits leur surface interne présentoit des ulcérations de la largeur d'une lentille, d'un pois, et même d'un ongle. En divers autres endroits la membrane muqueuse étoit épaissie, remplie de petites éminences miliaires et pisiformes, qui étoient des tubercules durs.

Dans le cœcum et le colon transverse, il y avoit un grand nombre d'ulcérations larges de neuf lignes, longues d'un pouce, à bords relevés et frangés, et à surface inégale et brunâtre.

Les reins étoient sains, de même que la vessie.

Les chairs étoient presque réduites à rien, et décolorées ; les côtes se cassoient avec une extrême facilité.

Réflexions.— Les symptômes qu'éprouvoit ce malade pouvoient faire soupçonner une phthisie pulmonaire ; mais ils étoient insuffisans pour la faire reconnoître avec certitude pendant la vie. On ne peut cependant, d'après le résultat de l'ouverture du cadavre, rapporter cette maladie à aucun autre genre de lésions organiques. M. Moutard-Martin m'a communiqué une observation de phthisie dans laquelle il étoit d'autant plus difficile de prononcer sur la nature de la maladie, que le sujet avoit essuyé un grand nombre d'affections de diverse nature qui n'avoient aucun rapport avec la phthisie pulmonaire, et il étoit accablé de chagrins profonds auxquels on pouvoit rapporter la fièvre hectique et la plupart des autres symptômes. On en jugera encore mieux en lisant attentivement cette observation, que je crois devoir consigner ici.

—M. L.-B. D***, ancien commissaire de la marine, âgé de trente-neuf ans, offroit les apparences d'un tempérament nerveux : il étoit de taille moyenne ; sa peau étoit blanche et ses cheveux noirs ; il n'avoit presque point de barbe.

Il étoit né d'un père qui poussa sa carrière jusqu'à quatre-vingt-neuf ans, sans jamais avoir eu d'infirmité, et d'une mère qui fut d'une très-foible santé, et qui mourut vers l'âge de quarante-cinq ans, des suites d'une suppression de règles.

Depuis sa plus tendre enfance jusqu'à l'âge de dix-sept ou dix-huit ans, M. D*** eut beaucoup de glandes au col et de gourme à la tête. Il ne fut point sujet aux hémorragies nasales, et il n'eut aucun rhume, non plus que dans le reste de sa vie.

Il habita l'Amérique depuis l'âge de quinze ans jusqu'à celui de vingt-sept. Il s'y maria fort jeune, et y fut toujours assez bien portant jusqu'au moment de la révolte des nègres. A cette époque il fut accablé de chagrins. Déchu d'une belle place et dépouillé de tous ses biens, il perdit presqu'en même temps sa femme et son fils unique. Il étoit alors âgé de vingt-deux ou vingt-trois ans. Bientôt après, ses digestions commencèrent à devenir pénibles ; il fut tourmenté par le ténesme, et il eut successivement plusieurs maladies , entr'autres une fièvre quarte qui dura environ un an. Les circonstances critiques dans lesquelles il se trouvoit, et la crainte continuelle des nègres, le forcèrent, quoique toujours malade , à mener pendant plusieurs années une vie très-active, à être presque toujours à cheval, et à guerroyer sans relâche. Il passa enfin dans les Etats-Unis d'Amérique, où il demeura dix-huit mois, pendant lesquels sa santé fut très-bonne. A l'âge de vingt-sept ans, il revint en France. L'année suivante, il eut un ictère, et six mois après la guérison de cette maladie, il fut pris de la fièvre pendant cinq à six jours. Depuis ce temps il fut très-sujet à des retours de fièvre dont la durée fut également de cinq à six jours. A l'âge de trente-huit ans, ces petites maladies qui se succédoient en ne laissant que de courts intervalles de santé, avoient déjà déterminé un état de langueur et de dépérissement qui se prolongea environ un an sans changemens bien remarquables. Au bout de ce temps l'appétit, qui étoit entièrement perdu, commençoit à revenir. Cependant il survint des frissons qui furent suivis d'un grand accablement, avec un peu de toux sans expectoration. Enfin les forces allant toujours en décroissant, le malade vint, trois semaines après les premiers frissons, chercher des secours à la Charité. Sa physionomie portoit alors l'expression d'une tristesse profonde jointe à une sorte d'étonnement ; l'amaigrissement étoit très-considérable ; les frissons , qui continuoient à avoir lieu dans de courts intervalles, étoient accompagnés et suivis , pendant quelques instans , d'une soif vive. La toux étoit fort rare et sans expectoration. Le malade assuroit qu'à peine dans la journée sentoit-il deux ou trois crachats venir jusqu'à sa gorge ; encore finissoit-il par les avaler, ne pouvant les amener jusque dans la bouche pour les cracher. Le pouls étoit petit et fréquent ; la peau sèche et chaude ; l'haleine *fébrile*. La langue étoit humectée, d'un rouge vif, et comme lissée ; elle présentoit quelques plaques blanchâtres. La bouche étoit pâteuse et fade : cependant l'appétit étoit vif et les digestions se faisoient très-librement. Il y avoit un peu de constipation. Les urines étoient foncées en couleur , et leur excrétion étoit difficile , par suite d'une gonorrhée ancienne qui avoit occasionné un rétrécissement de l'urètre. Depuis le commencement de cette maladie, le malade n'avoit pas eu d'envies de vomir ; il n'avoit ressenti aucune douleur à la poitrine ni dans aucune autre partie du corps , et il n'avoit jamais eu de sueurs nocturnes.

A la fin d'octobre , c'est-à-dire environ six semaines après le début de la maladie , il survint un peu de diarrhée , l'appétit diminua d'une manière notable ; les frissons continuèrent.

Du 1ᵉʳ. au 14 novembre , dévoiement continuel ,

amaigrissement excessif, taciturnité sombre , tristesse profonde et habituelle : tout indiquoît l'abattement physique et moral porté à son comble.

Quoique les facultés intellectuelles de ce malade ne parussent pas affoiblies , on avoit de la peine à le faire parler , et ses réponses décéloient l'impression profonde qu'avoient faite dans son esprit les événemens dont il avoit été la victime.

Le 15 novembre , ne paroissant pas plus mal que les jours précédens , il expira tout à coup, sans avoir eu d'agonie. Il n'avoit eu , pendant le cours de cette maladie, ni douleur , ni expectoration , ni sueurs nocturnes.

Ouverture du cadavre.

Le sujet étoit réduit au dernier degré de marasme.

Le crâne ne fut pas ouvert.

La poitrine contenoit dans le côté gauche environ huit onces de sérosité. Il n'y en avoit pas à droite.

Les poumons étoient profondément altérés ; l'un et l'autre présentoient le même genre d'altération, et au même degré : ils étoient tuberculeux dans leur presque totalité. Les tubercules étoient tous ramollis et suppurés : ils n'avoient point de ligne de démarcation distincte ; la substance pulmonaire elle-même paroissoit transformée en matière tuberculeuse. Des incisions pratiquées dans l'épaisseur du poumon en faisoient écouler du pus qui transsudoit de tous les points. On ne distinguoit pas de cavités dans lesquelles fût ramassée la suppuration. On ne voyoit, pour ainsi dire, que de la matière tuberculeuse ramollie. A peine distinguoit-on quelque peu de substance pulmonaire qui ne fût pas dégénérée en tubercules.

Le cœur et les gros vaisseaux étoient dans l'état sain.

Le foie, de volume ordinaire, n'étoit point gras, quoiqu'il eût la couleur jaune que prend ordinairement ce viscère quand il subit cette sorte d'altération.

Il n'y avoit pas d'ulcération dans les intestins.

39ᵉ. OBSERVATION.

Phthisie tuberculeuse, et phthisie calculeuse parvenues au dernier degré sans présenter les symptômes pathognomoniques de la phthisie pulmonaire.

Un garçon menuisier, âgé de quinze ans, d'un tempérament bilieux-sanguin, avoit rendu un ver le 16 mai 1804. Trois mois après, c'est-à-dire le 20 août, il fut pris de frissons, de céphalalgie et de diarrhée. La douleur de tête et le dévoiement persistèrent. Chaque soir il survenoit de nouveaux frissons suivis de chaleur sans sueur. Peu à peu le ventre devint douloureux ; il y eut des coliques ; les selles furent mêlées d'un peu de sang, et le malade se plaignoit de cuissons au fondement. Bientôt il perdit l'appétit, il eut même des nausées, et une soif vive et continue ; il maigrit considérablement : sa peau devint sèche, âpre et terreuse.

Le 20 septembre, il fut reçu à la Charité : il n'avoit point d'appétit et il avoit toujours mal à la tête dans la région frontale. Sa langue n'étoit pas chargée, mais blanchâtre ; il étoit altéré ; les coliques avoient cessé depuis cinq jours ; il n'avoit plus de douleur en allant à la garde-robe ; les selles étoient liquides, au nombre de deux à trois seulement toutes les vingt-quatre heures. L'excrétion des urines se faisoit sans difficulté. Le pouls étoit fréquent, un peu foible, mais sans intermittence. Les pupilles étoient très-dilatées. La peau étoit sale et terne ; la chaleur sèche et un peu âcre. Les frissons continuoient à revenir tous les soirs, mais ils étoient moins forts.

Ce malade fut mis à l'eau de riz avec la teinture de rhubarbe ; on prescrivit en outre, au bout de quelques jours, deux gros d'extrait de genièvre anisé : le dévoiement diminua beaucoup. Mais en octobre la maigreur faisoit des progrès, le pouls restoit fréquent, et la peau sèche et terne. Cependant l'appétit s'étoit bien rétabli ; le malade se levoit tous les jours et il faisoit un peu d'exercice.

Vers la fin d'octobre on voulut tenter quelques bains pour rétablir les fonctions de la peau. Le malade y restoit une heure et demie au lieu de n'y demeurer qu'un quart d'heure, comme il avoit été prescrit. A peine en eut-il pris trois qu'il se sentit très-foible et il se plaignit de souffrir dans la poitrine; il fut même pris d'une toux sèche à laquelle on ne fit pas attention, quoique le malade demandât des remèdes pour le rhume qu'il venoit de contracter. Il est vrai qu'il ne crachoit point : aussi regardoit-on cette toux comme un résultat de l'épuisement, qui étoit en effet porté à un tel degré que ce jeune garçon ne pouvoit plus quitter le lit. Il expira au bout de quelques jours, le 14 novembre, sans agonie, et sans qu'il survînt aucun changement sur son visage. La maladie n'avoit duré que trois mois, et la toux n'avoit paru que depuis cinq jours.

Ouverture du cadavre.

Etat extérieur. Le marasme étoit porté au dernier degré.

Tête. Elle ne fut pas ouverte.

Thorax. Dans le côté gauche de la poitrine, il y avoit un épanchement de sérosité trouble dans laquelle nageoient des flocons albumineux. Le poumon gauche, surtout inférieurement, adhéroit aux parties contiguës à l'aide d'un tissu cellulaire abondant : ce poumon renfermoit un grand nombre de cavités pleines de pus. Le tissu de ce viscère étoit dur, grisâtre, endurci dans les intervalles de ces cavités, dont la grandeur varioit depuis le volume d'un pois jusqu'à celui d'une noix. On voyoit partout, dans le parenchyme pulmonaire, beaucoup de tubercules blanchâtres et mous; quelques-uns contenoient dans leur intérieur des concrétions comme plâtreuses et aussi dures que des pierres. On distinguoit une membrane bien distincte dans les cavités pleines de pus. Les glandes bronchiques étoient très-noires, et elles étoient devenues presqu'aussi grosses que des noisettes. Quelques-unes n'offroient pas d'autre altération ; mais plusieurs d'entr'elles contenoient des concrétions pierreuses sans aucun kyste.

Le poumon droit adhéroit à la plèvre costale dans toute son étendue, à l'aide de lames cellulaires. On y trouva dans son intérieur les mêmes lésions que dans le poumon gauche; mais son tissu étoit moins altéré : les foyers purulens et les tubercules y étoient bien moins nombreux. Cependant les glandes bronchiques qui entouroient la racine de ce poumon présentoient absolument le même volume et les mêmes concrétions pierreuses que les glandes pulmonaires du côté gauche.

Le cœur et les gros vaisseaux étoient sains.

Abdomen. Le foie étoit sain; la rate, peu volumineuse, sembloit privée de sang; et en l'écrasant, son tissu formoit une sorte de bouillie très-molle et noire. Le pancréas et l'estomac étoient sains, de même que les intestins grêles et l'extérieur des gros intestins. A l'intérieur de la portion iliaque du colon descendant, et dans le rectum, la membrane muqueuse présentoit une rougeur et un boursoufflement qui ressembloient assez aux bourgeons charnus d'une plaie qui suppure. Cette disposition, bien marquée dans le colon iliaque, alloit en se prononçant davantage à mesure qu'on approchoit de l'anus.

Réflexions. Cette maladie présente la complication de la phthisie calculeuse avec la phthisie tuberculeuse. On y voit en outre un exemple de phthisie parvenue au dernier degré sans avoir été accompagnée des symptômes pathognomoniques de la phthisie. L'état des poumons ne permet cependant point de méconnoître cette maladie.

Il paroît que l'affection abdominale a contribué à masquer, pour ainsi dire, la phthisie pulmonaire. La toux qui est survenue dans les derniers jours paroît n'avoir point été dépendante de la phthisie, mais bien de la pleurésie aiguë, qui fut peut-être le résultat de la mauvaise administration des bains.

Une autre chose bien remarquable dans cette observation, c'est l'absence de l'expectoration chez un malade dont les poumons renfermoient un grand nombre de foyers purulens. Que devient le pus en pareil cas? comment s'évacue-t-il? Je l'ignore : mais assez souvent, comme je l'ai déjà dit (pag. 5 et 6), on voit de larges ulcérations du poumon chez des sujets qui n'offroient pas la moindre apparence d'expectoration, soit muqueuse, soit purulente. Parmi plusieurs exemples que je pourrois rapporter à l'appui de cette proposition, j'en choisirai un seul, d'autant plus remarquable, que l'histoire de la maladie et la description de l'ouverture du cadavre ont été tracées par un observateur exact qui, avant d'avoir été témoin de ce fait, ne pouvoit se persuader qu'il y eût quelquefois des ulcérations et même des foyers purulens dans les poumons de quelques sujets qui n'avoient ni toux, ni expectoration. Il avoit cependant reconnu la maladie dont on va lire les détails, et il avoit jugé avant la mort du malade qu'il n'étoit point affecté d'un squirrhe de l'estomac, quoiqu'il eût éprouvé les symptômes de cette dernière maladie plutôt que ceux d'une phthisie pulmonaire, ainsi qu'on pourra s'en convaincre en lisant l'observation.

— Un homme de cinquante ans, reçu à la Charité le 2 mai 1810, étoit réduit à un état de marasme vraiment *squelétique*. La paroi antérieure de son ventre touchoit à la colonne verté-

brale ; il avoit un peu d'œdême au membre inférieur droit; sa peau étoit sèche, comme terreuse,
et d'un jaune pâle. Naturellement maigre et très-
adonné au vin, il avoit néanmoins joui d'une assez
bonne santé jusqu'à sa quarante-neuvième année.
Seulement il étoit sujet depuis long-temps à vomir
le matin, peu de temps après son réveil, quelques
gorgées de pituite. Ces renseignemens fournis par
le malade lui-même, étoient confirmés par un in-
firmier qui l'avoit connu autrefois à l'armée. Depuis qu'il avoit été réformé, il travailloit à Paris ,
comme *homme de peine*.

Il attribuoit l'état de dépérissement où nous le
voyions, à une diarrhée excessive qui ne l'avoit
pas quitté depuis trois mois. Dans les commence-
mens et pendant cinq ou six semaines, cette diarrhée avoit été accompagnée de toux, et d'une expectoration peu abondante, dans laquelle il y
avoit eu, à diverses reprises, quelques crachats
sanglans. Le malade n'avoit éprouvé d'ailleurs
ni douleur de poitrine, ni fièvre (autant qu'on
pouvoit en juger d'après ses rapports), ni rien qui
eût pu faire soupçonner une affection aiguë de la
poitrine. Mais depuis environ six mois avant l'invasion du dévoiement et de la toux, il avoit presqu'entièrement perdu l'appétit, et il voyoit diminuer de jour en jour son embonpoint et ses forces
sans en connoître la cause. Il n'éprouvoit qu'un
malaise général sans aucune douleur distincte. Dès

l'époque où le dévoiement s'étoit manifesté, il n'a-
voit plus été en état de travailler; et enfin depuis
plus d'un mois avant son entrée à l'hôpital, sa
toux avoit entièrement cessé; il ne lui restoit pas
la moindre trace d'expectoration.

Il ne demeura que trois jours à la Charité : pendant ce temps, on ne le vit ni tousser ni cracher.
Le dévoiement continua et la foiblesse étoit telle
que non-seulement il ne se levoit point pour satis-
faire à ses besoins, mais il ne pouvoit pas même
tirer une jambe hors du lit : ses muscles étoient
réduits presque à rien par l'émaciation. Cependant sa face n'étoit pas aussi amaigrie que les autres parties du corps, et elle conservoit de l'expression. Sa respiration n'étoit pas sensiblement
gênée, et sa voix étoit sans altération. Il ne souffroit point, et ne paroissoit pas avoir beaucoup
d'inquiétude sur l'issue de sa maladie. Tel étoit
encore l'état de ce malade, le 5 mai, pendant la
visite. Quelques heures après, il mourut sans
souffrance et sans agonie.

Ouverture du cadavre.

Les poumons étoient très-volumineux, et ils
ne s'affaissèrent point après l'ouverture de la poitrine. Ils adhéroient fortement à la plèvre costale
par l'intermède d'une membrane accidentelle très-
épaisse, dure, et d'apparence fibreuse. Ces adhé-

rences étoient surtout très-solides au sommet des poumons. Les trois quarts supérieurs de ces viscères étoient très-durs et tout à fait imperméables à l'air. Ils étoient remplis de tubercules miliaires très-rapprochés, et agglomérés en masses plus ou moins considérables, séparées par de petits points noirs assez durs. La plupart de ces tubercules étoient encore fermes; ils se présentoient sous l'aspect de petits corps d'un blanc jaunâtre, de la grosseur d'un grain de millet, parfaitement opaques, et d'une consistance comparable à celle du fromage de Hollande; d'autres étoient beaucoup plus mous et faciles à réduire en pulpe entre les doigts. On voyoit aussi dans le lobe supérieur des poumons, plusieurs cavités remplies d'un pus jaunâtre, dont les parois, assez lisses, étoient recouvertes d'un léger enduit purulent membraniforme. Lorsqu'on avoit enlevé cet enduit, les parois des cavités présentoient le même aspect que le tissu pulmonaire au milieu duquel elles étoient creusées, c'est-à-dire qu'on y voyoit une quantité innombrable de tubercules miliaires d'un blanc jaunâtre, séparés par de petites portions du tissu pulmonaire noires ou rougeâtres, dures, plus ou moins étendues, et de forme très-irrégulière. Ces cavités étoient au nombre de cinq ou six à peu près dans chaque poumon. Toutes affectoient une forme ronde. Les plus grandes auroient pu recevoir l'extrémité du doigt; les autres étoient beaucoup plus petites. Les deux poumons étoient dans un état parfaitement semblable. Ils étoient tout à fait sains dans leur quart inférieur. Dans l'un et l'autre on trouva, entre les premières divisions des bronches, deux ou trois tubercules enkystés, à peu près du volume d'un pois.

Le cœur et les gros vaisseaux étoient dans l'état naturel.

Cavité abdominale. On remarquoit sur l'une et l'autre face du mésentère un grand nombre de bosselures demi-sphéroïdes lisses, et de diverses grosseurs. C'étoient les glandes mésentériques qui étoient beaucoup plus dures et plus volumineuses que dans l'état naturel. En les incisant, on voyoit que quelques-unes étoient transformées entièrement en une matière jaunâtre, opaque, parfaitement semblable à celle des tubercules que nous avions trouvés dans les poumons : d'autres n'étoient dégénérées que partiellement, et on distinguoit encore, à côté de la matière tuberculeuse, des portions du tissu de la glande parfaitement saines. Aucune de ces glandes n'étoit en suppuration.

Les dernières circonvolutions de l'intestin grêle présentoient à leur intérieur plusieurs ulcérations à peu près de la largeur de l'ongle, dont le fond étoit rougeâtre, les bords élevés et comme coupés à pic. Elles paroissoient n'intéresser que la membrane muqueuse; cependant elles étoient visibles

même à l'extérieur de l'intestin, où elles formoient des taches d'un rouge brun. On n'en
trouva aucune dans le cœcum.

Tout le reste du canal intestinal étoit dans
l'état naturel , de même que l'estomac, le foie , la
rate , etc.

Tête. La substance cérébrale étoit molle et
très-humide ; il y avoit néanmoins fort peu de
sérosité dans les ventricules (1).

SECTION SEPTIÈME.

OBSERVATIONS DE PLEURÉSIES CHRONIQUES QU'ON AUROIT PU PRENDRE POUR DES PHTHISIES.

Nous avons réuni sous ce titre six observations
particulières de pleurésies chroniques qui simuloient la 'phthisie pendant la vie du malade , et
qu'il eût été encore aisé de méconnoître au moment de l'ouverture du cadavre.

Quelques-unes de ces observations explique-
ront comment, dans un grand nombre de cas
rapportés par divers auteurs, on a regardé comme
phthisiques des sujets qui ne l'étoient point , et

(1) Cette observation m'a été communiquée par M.
Cayol. J'avois vu le malade peu de temps avant sa mort ;
et n'ayant pas eu de renseignemens sur son état antérieur ,
je le croyois atteint d'un squirrhe à l'estomac , ou d'une
autre maladie organique de l'abdomen.

comment, à l'ouverture des cadavres, on a pu croire qu'un poumon avoit été totalement détruit par la suppuration, ou qu'il étoit profondément ulcéré, quoique ce viscère fût sans ulcération, et dans une parfaite intégrité.

40ᵉ. OBSERVATION.

Pleurésie chronique qui simuloit la phthisie pendant la vie du malade, et qui, lors de l'ouverture du cadavre, ressembloit à une suppuration du poumon avec destruction complète de ce viscère.

Antoine C***, cocher, âgé de trente-deux ans, d'une taille élevée et d'un tempérament bilieux, devint sujet, vers la fin de sa vingt-huitième année, (en 1799), à une toux sèche et fréquente, accompagnée souvent de malaise dans toute la poitrine, et principalement au côté droit : il étoit quelquefois très-souffrant, et dans d'autres momens il ne paroissoit pas malade.

Pendant sa vingt-neuvième et sa trentième année (1800 et 1801), il ne maigrissoit pas d'une manière notable ; mais il étoit presque toujours souffrant, par suite de la toux et de la gêne de la respiration. Enfin, dans le printemps de l'année 1802, la toux devint beaucoup plus fréquente que dans les années précédentes. Le malade expectoroit des matières muqueuses tantôt glaireuses, tantôt blanchâtres, mêlées quelquefois de filets de sang. Pendant tout l'été et au commencement de l'automne, la maladie parut toujours s'aggraver ; et vers la fin du mois de novembre, des douleurs vagues se faisoient sentir fréquemment dans toute l'étendue de la poitrine, et principalement dans le côté droit et derrière le sternum. Quelquefois c'étoient moins de véritables douleurs qu'un sentiment de malaise et de gêne difficile à définir.

Dans le mois de janvier 1803, la maigreur avoit déjà fait des progrès ; la peau étoit devenue sèche ; il y avoit des sueurs nocturnes ; le pouls étoit toujours fréquent ; la fièvre avoit chaque jour, vers le soir, un redoublement bien marqué ; les crachats étoient d'une couleur blanchâtre et souvent teints d'un peu de sang. L'appétit persistoit, quoiqu'il eût diminué, et le malade se couchoit presque toujours sur le côté droit.

Pendant les mois suivans, les mêmes symptômes persistèrent ; ils s'aggravèrent même par degrés, et les crachats devinrent manifestement purulens ; ils étoient très-fétides. Enfin, le 17 mai 1803, ce cocher fut reçu à la Charité ; il disoit être malade depuis plus de quatre ans. On lui avoit fait mettre depuis quelque temps un vésicatoire à la partie antérieure de la poitrine, ce qui n'avoit paru produire aucun effet.

La face étoit blême et décharnée; la peau sèche, sale et terreuse; il y avoit des sueurs nocturnes. Le dévoiement, qui avoit lieu quelquefois, n'avoit plus reparu depuis plusieurs jours. Le pouls étoit petit, foible et fréquent. La maigreur étoit parvenue jusqu'à un *marasme squelétique*. Le malade restoit couché sur le côté droit de la poitrine. Cependant ce côté résonnoit bien lorsqu'on le percutoit le malade étant couché sur le dos. La toux étoit forte et fréquente; l'expectoration, fétide et d'un blanc cendré, étoit manifestement purulente. Les pieds étoient un peu enflés.

Le 19 mai, à six heures du matin, le malade ne parloit plus; il avoit le râle; son pouls étoit insensible.

La mort termina ses souffrances, après une agonie de demi-heure.

Ouverture du cadavre.

Etat extérieur. Nulle enflure des mains; légère enflure des pieds; taille élevée; thorax bien conformé; marasme *squelétique*.

Tête. Tout parut sain dans le crâne.

Thorax. Le cœur étoit volumineux et rempli de sang noir en partie cailleboté. Il y avoit plusieurs pellicules blanches placées à la surface du cœur. On en voyoit sur l'oreillette droite quelques-unes qui étoient ramifiées, et qui figuroient assez bien une fougère. On trouva beaucoup de sang noir et liquide dans les cavités des artères et des grosses veines.

Le poumon gauche étoit libre, mou et crépitant; mais on trouva dans son lobe supérieur des granulations miliaires transparentes fort dures.

La cavité droite de la poitrine étoit fort grande; elle étoit presque remplie de gaz, et elle contenoit en outre plus d'une pinte et demie d'une matière fétide blanche et épaisse, purulente ou puriforme.

La plèvre costale étoit blanche, et elle avoit plus d'une ligne d'épaisseur; mais elle n'étoit point ulcérée.

Le médiastin étoit dans le même état.

Le poumon droit sembloit totalement détruit par la suppuration : il paroissoit ne plus en rester aucun vestige. Cependant il n'étoit pas détruit : on le trouva refoulé en haut, et appliqué sur le péricarde; il étoit recouvert par une membrane accidentelle blanche qui le masquoit totalement. En détachant cette membrane, on put séparer le poumon d'avec le médiastin, qui lui-même étoit épaissi. Le poumon, aplati et réduit à un très-petit volume, étoit d'ailleurs évidemment dans la plus parfaite intégrité. Son parenchyme étoit brun, ferme, compacte, et totalement privé d'air; mais il n'étoit pas endurci; il contenoit un grand nombre de granulations miliaires transparentes.

22*

Il y avoit, tout à fait à sa partie supérieure, un conduit à peine capable de contenir une petite sonde, et qui établissoit une communication entre la cavité droite du thorax et une ramification bronchique. Ce conduit étoit membraneux ; il sembloit continu à la membrane muqueuse de la bronche où il s'abouchoit. Le tissu pulmonaire que ce canal accidentel traversoit, paroissoit sans lésion. A côté des parois du canal, dont l'orifice étoit inégal et très-petit du côté de la cavité où étoit l'empyème, la membrane muqueuse de la trachée et des bronches paroissoit saine ; elle étoit d'une couleur blanchâtre.

Abdomen. Le foie, repoussé du côté de la cavité abdominale, étoit plus volumineux qu'il ne l'est ordinairement. La rate étoit grosse et assez dure. Le pancréas étoit sain.

L'estomac et les intestins parurent dans l'état naturel. On trouva beaucoup de matières fécales endurcies dans le colon transverse, et beaucoup de vers trichurides dans le cœcum.

Les reins étoient très-durs, fort rouges, et de volume naturel.

Le testicule gauche étoit un peu plus gros que le droit. On y trouva sur l'épididyme une hydatide pisiforme, ou plutôt un kyste parcouru par des vaisseaux sanguins.

Le cordon spermatique gauche étoit variqueux.

Les chairs étoient d'un rouge brun ; tous les os étoient faciles à casser.

Remarques. Les granulations miliaires ont été probablement la cause de la pleurésie chronique à laquelle ce malade a succombé ; mais elles n'avoient point encore déterminé la phthisie, ce qui auroit eu lieu à la longue, s'il ne fût pas survenu une inflammation de la plèvre. Le côté droit de la poitrine, percuté pendant que le malade étoit encore couché, résonnoit très-bien, parce que les gaz qui étoient renfermés dans cette cavité en occupoient la partie antérieure pendant que le malade étoit couché sur le dos. Les symptômes de cette maladie simuloient assez bien ceux de la phthisie ; et si on n'eût fait qu'un examen superficiel de la poitrine lors de l'ouverture du cadavre, on auroit été intimément persuadé que la maladie étoit réellement une phthisie qui avoit complètement détruit un des poumons.

41ᵉ. Observation (1).

Pleurésie chronique. — Apparences de destruction complète du poumon droit.

Un terrassier employé au canal de l'Ourcq, âgé de vingt-huit ans, et d'un tempérament bilieux, disoit être malade depuis six jours, lorsqu'il fut

(1) Par M. Cayol.

reçu à la Charité le 14 septembre 1806. Il avoit une fièvre continue très-vive avec une douleur au côté droit de la poitrine, accompagnée de toux et d'une grande gêne dans la respiration. Les crachats, qui avoient été sanglans les premiers jours, étoient devenus blancs et de la consistance d'un *mucus* épais; le pouls étoit foible, profond, un peu inégal; la langue étoit nette; le ventre étoit gonflé et un peu tendu.

La fièvre et la douleur de poitrine diminuèrent les jours suivans, et finirent par cesser presqu'entièrement; mais la toux persista et le côté droit de la poitrine ne rendoit aucun son par la percussion. Pendant le mois d'octobre, les crachats devinrent manifestement purulens, et de plus en plus abondans.

En novembre, le malade étoit levé une partie de la journée. Mais lorsqu'il étoit au lit, il ne pouvoit se placer que sur le côté droit; les chairs de ce côté de la poitrine devinrent le siége d'un œdême pâteux très-remarquable. Bientôt après, les jambes et les cuisses enflèrent aussi; l'appétit disparut entièrement; les forces continuèrent à diminuer de jour en jour, quoique la maigreur ne fût pas extrême, et le malade mourut le 28 novembre à onze heures du soir.

Ouverture du cadavre.

Le côté droit de la poitrine renfermoit environ sept à huit pintes d'un pus jaune, très - fluide. Lorsqu'on eut fait écouler ce liquide, la cavité resta vide, et on n'appercevoit nullement le poumon qui sembloit avoir été détruit complètement par la suppuration. Mais bientôt il fut évident que ce viscère existoit dans toute son intégrité. Comprimé et aplati contre le médiastin, il étoit réduit à une bande longitudinale d'un travers de doigt d'épaisseur, recouverte, ainsi que tout le reste de la cavité thorachique, par une membrane jaunâtre assez solide et enduite de pus. Ce n'est qu'après avoir détaché avec beaucoup de soin cette fausse membrane qu'on put appercevoir le poumon, dont le tissu étoit solide, et complètement privé d'air comme le poumon d'un fœtus qui n'a pas respiré. Il n'avoit pas d'autre altération.

Le poumon gauche étoit d'un volume ordinaire, et il adhéroit à la plèvre, au moyen d'une fausse membrane ancienne, évidemment organisée. Son tissu offroit partout un peu plus de densité que dans l'état sain, ce qui paroissoit dû à la quantité de liquides dont il étoit engorgé : cependant il n'offroit pas de trace bien évidente d'inflammation récente.

On ne trouva rien de remarquable dans l'abdomen ni dans le crâne.

Réflexions sur l'observation précédente.

La maladie de cet homme a duré environ trois mois. Il n'est survenu aucun tubercule aux poumons, ce qui n'est pas étonnant; car on n'en a pas trouvé non plus dans les poumons du garçon de bureau (Obs. 42), dont la maladie a duré près de six mois, non plus que dans ceux du marchand de légumes (Obs. 44), dont la maladie a duré au moins deux ans. Ce n'est pas l'inflammation soit aiguë, soit chronique, de la plèvre, qui occasionne les tubercules, mais une disposition particulière à la diathèse tuberculeuse, générale ou locale. L'inflammation la plus longue ne suffit point sans cette disposition pour rendre le poumon tuberculeux; et presque toujours, lorsqu'il y a coïncidence de tubercules et de pleurésie chronique, l'affection tuberculeuse a précédé la maladie inflammatoire, et souvent elle en a empêché la guérison.

42ᵉ Observation (1).

Pleurésie chronique du côté droit, prise pour une phthisie.

Jean-Baptiste L***, garçon de bureau, âgé de soixante-sept ans, ayant les apparences d'une foible constitution, assuroit néanmoins qu'il avoit eu autrefois beaucoup d'embonpoint, et qu'il avoit toujours joui d'une bonne santé, avant la maladie qui est l'objet de cette observation.

Elle débuta, vers le milieu du mois d'août 1808, par une toux accompagnée de douleurs vives dans toute la poitrine, et d'une expectoration abondante de crachats visqueux dans lesquels on n'apperçut jamais du sang. En même temps le malade perdit l'appétit, et fut pris de douleurs de ventre assez vives, sans aucun dérangement dans les évacuations. En novembre, ces douleurs de ventre disparurent ; mais celles de la poitrine persistèrent ; la toux devint si forte qu'elle provoquoit souvent le vomissement des alimens. Il survint une fièvre qui, d'après le rapport du malade, fut continue et violente pendant plusieurs jours. Lorsqu'elle eut cessé, tous les autres symptômes parurent beaucoup diminués. Au milieu de janvier 1809, la douleur de la poitrine avoit totalement disparu,

(1) Par M. Cayol.

et la toux étoit moins forte et moins fréquente ; cependant le malade ne recouvroit point l'appétit, dormoit peu, et s'affoiblissoit de jour en jour.

Observé pour la première fois, le 13 janvier 1809, il présentoit les symptômes suivans : amaigrissement très-prononcé ; léger œdême à la main droite ; toux fréquente, quelquefois sèche et quelquefois accompagnée d'expectoration muqueuse, moins abondante et moins épaisse que dans les premiers temps ; point de douleur à la poitrine. Cette cavité percutée, résonnoit bien partout, excepté vers la partie inférieure du côté droit ; la respiration paroissoit dans l'état naturel, de même que le pouls et les battemens du cœur. Le malade se couchoit indifféremment sur l'un ou l'autre côté et sur le dos. La bouche étoit pâteuse et la langue couverte d'un enduit blanchâtre. Il y avoit un peu de sensibilité à l'hypocondre gauche ; mais on n'y sentoit pas la moindre tuméfaction. Le reste de l'abdomen étoit dans l'état naturel. Le malade disoit qu'il n'avoit *jamais plus de fièvre* que dans le moment où je l'observois ; il se plaignoit surtout de l'insomnie et du dégoût. Du reste, les alimens qu'il prenoit en très - petite quantité étoient digérés facilement, et sans causer aucune incommodité.

Peu de jours après l'examen dont je viens de rendre compte, cet homme, qui jusqu'alors avoit été regardé comme phthisique, fut enlevé par

une fièvre putride, qui ne présenta rien de remarquable. Pendant sa durée, qui fut de cinq à
six jours, les symptômes de la maladie de poitrine
ne parurent pas s'aggraver.

Ouverture du cadavre.

Le côté droit de la poitrine contenoit au moins
une pinte d'une liquide roussâtre, trouble et flo-
conneux. Le poumon, réduit à peu près au quart
de son volume et comprimé contre le médiastin,
étoit caché sous une couche épaisse de flocons albumineux puriformes et teints de sang, de sorte
qu'en se bornant à un examen superficiel, il eût
été aisé de croire qu'il ne restoit plus que quelques
débris de ce viscère, presqu'entièrement détruit
par la suppuration. Mais au moyen d'un léger
frottement et du lavage à grande eau, on parve-
noit à enlever tous ces flocons puriformes, et on
découvroit ainsi le poumon qui étoit dans toute
son intégrité : il étoit immédiatement revêtu d'une
fausse membrane mince, demi-transparente, et
presqu'identifiée avec la plèvre. Son tissu étoit
d'ailleurs parfaitement sain.

Le côté gauche de la poitrine étoit dans l'état
naturel, ainsi que le cœur et les gros vaisseaux.
Les autres viscères n'offroient rien de remarquable.

43ᵉ. Observation.

Pleurésie chronique. — Quelques tubercules du côté opposé à la pleurésie. — Un lobe du poumon sembloit totalement détruit, quoiqu'il ne fût pas même ulcéré.

Un terrassier âgé de trente ans, d'un tempérament bilieux-sanguin, et d'une assez bonne constitution, n'avoit jamais éprouvé de maladie grave; il avoit eu seulement, à l'âge de vingt-six ans, une fièvre tierce qui avoit duré deux mois, et à l'âge de vingt-neuf ans, une fistule à l'anus qui ne l'avoit pas beaucoup fait souffrir, et dont il n'avoit pas même cherché à obtenir la guérison.

Un an après, c'est-à-dire à sa trentième année, il fut pris d'une fièvre violente, qui se manifesta le 20 février 1803, par des frissons suivis de chaleur et de sueur. Il éprouvoit en même temps de la céphalalgie, et une vive douleur dans le côté gauche de la poitrine au-dessous de la mamelle. Pendant quinze jours la fièvre continua sans diminuer : il y avoit tous les jours des frissonnemens suivis de chaleur et de moiteur. Le point de côté étoit violent et accompagné de toux sans expectoration. Vers le seizième jour, il survint de l'enflure depuis le poignet jusqu'à l'avant-bras du côté droit ; la fièvre et la douleur de côté dimi-

nuèrent. Les jours suivans l'enflure gagna d'abord
la face, puis les deux mains, et à la fin elle se
manifesta aux jambes, aux cuisses, au scrotum
et même au ventre. Elle disparut au bout de
douze jours, c'est-à-dire vers le vingt-huitième
jour de la maladie.

Pendant la durée de l'enflure, la maladie avoit
paru se terminer; l'appétit étoit revenu; la douleur de côté avoit cessé presqu'entièrement ; la
toux étoit moins violente, et elle étoit suivie d'une
expectoration blanche, muqueuse, et opaque,
dont la quantité augmentoit à mesure que l'enflure
faisoit des progrès.

Lorsque l'enflure eut disparu, la douleur qui
se faisoit sentir sous le sein gauche se dissipa entièrement ; mais la toux persista. L'appétit n'étoit
pas très-vif ; il y avoit un peu d'oppression et
une sorte de douleur sourde derrière le sternum.
Vers la fin du mois de mars, et dans le commencement d'avril, les crachats parurent devenir
purulens ; ils avoient, d'après le rapport du malade, un goût et une odeur analogues à celle des
œufs gâtés. Quelquefois la toux et l'expectoration diminuoient ; mais alors il y avoit plus de
malaise ; il survenoit de l'oppression, et la respiration étoit courte et pénible. Cependant le sommeil restoit toujours mauvais, et le malade maigrissoit par degrés. A la fin du mois d'avril, les
crachats furent supprimés pendant huit jours, et

il y avoit beaucoup moins de toux ; mais la respiration devint très-pénible ; il y eut plusieurs fois des suffocations effrayantes et des foiblesses. Le malade ne pouvoit se coucher sur le côté droit ; il étoit obligé de rester sur le côté gauche ou sur le dos.

Au commencement de mai, l'expectoration reparut, et elle continua toujours ; mais elle fut tantôt plus , tantôt moins abondante; il n'y avoit pas de redoublemens fébriles marqués, quoiqu'il y eût des sueurs nocturnes universelles. La toux alla chaque jour en augmentant : le malade maigrit beaucoup ; il dormoit très-peu , et il étoit constipé. Les urines étoient dans l'état naturel. Du 15 au 19 mai, il y eut des redoublemens fébriles bien marqués, et le malade put se coucher sur tous les côtés. Le 20 mai il fut reçu à la Charité. Voici quel étoit son état le 21 mai : face encore pleine et rouge ; appétit; langue nette ; sommeil léger ; amaigrissement universel assez considérable; peau terreuse; pouls petit et foible , mais sans fréquence ; respiration un peu courte et prompte; coucher très-facile à droite, très-pénible à gauche, et supportable sur le dos; toux, crachats blancs , purulens , et fétides ; côté droit du thorax résonnant très-bien par la percussion en avant, mais rendant un son mat en arrière. Le côté gauche percuté, ne rendoit aucun son ni en arrière, ni en avant, excepté dans l'intervalle qui se trouve entre le mamelon et la clavicule. Au-dessous de la mamelle, la peau étoit légèrement infiltrée vers le milieu des côtes. Le ventre étoit gonflé et mou ; il n'y avoit ni dévoiement, ni constipation ; les urines étoient faciles. On prescrivit une infusion pectorale, une tisane vulnéraire édulcorée avec le sirop de Tolu, une potion pectorale amère, la demi-portion d'alimens, et deux tasses de vin.

Les 26, 27 et 28 mai, urines rares et troubles, rendues avec un peu de douleur ; pouls un peu fréquent. Le 30, pouls très-fréquent. Le 6 juin, expectoration extrêmement abondante, suivie d'un peu de soulagement. Le 12 juin, langue blanchâtre ; le côté gauche de la poitrine n'étoit plus œdémateux ; la région de la vessie étoit toujours un peu douloureuse, surtout pendant l'expulsion des urines. Le 15 juin, langue nette, bouche mauvaise. Le 17, pouls élevé, dur et fréquent. Le 18 juin, rougeur à la partie antérieure du col, et à la partie supérieure de la poitrine. Le 19, la rougeur est dissipée ; le pouls est moins élevé et moins fréquent.

Depuis l'époque où ce malade étoit entré à l'hôpital, jusqu'au 6 juin, la face avoit toujours été bien colorée et assez pleine, quoique la fièvre hectique fût bien caractérisée, et que la maigreur fît chaque jour des progrès sensibles. Au milieu du mois de juin, la face elle-même participoit à la maigreur générale : les cuisses et les jambes s'étoient effilées ; les côtes étoient saillantes, la peau sèche, âpre et terreuse ; les pieds enfloient le soir, et désenfloient dans la nuit ; le côté gauche de la poitrine étoit le siége d'un léger œdême; les forces étoient épuisées. Cependant la poitrine résonnoit bien mieux qu'auparavant : il n'y avoit plus que la partie postérieure du côté gauche, qui ne résonnoit point par la percussion ; car la partie antérieure étoit redevenue sonore.

Le 20 juin, le dévoiement se manifesta. Le 21, il continuoit ; l'expectoration fut moins abondante; mais les forces étoient épuisées, et le marasme porté au dernier degré ; la tête étoit remplie de pous et de lentes. Le 22, mêmes symptômes. Le 23 juin 1803, ce malade s'éteignit à cinq heures du matin. Pendant le cours de sa maladie, il n'étoit survenu aucun changement à la fistule qu'il avoit à l'anus.

Ouverture du cadavre.

Etat extérieur. Amaigrissement excessif; pieds un peu infiltrés; joues encore colorées.

Tête. Tout étoit sain dans le crâne. Il y avoit environ trois gros de sérosité dans chaque ventricule latéral du cerveau.

Thorax. Le cœur adhéroit intimément au péricarde à l'aide d'un tissu cellulaire très-ferme

évidemment parcouru par des vaisseaux sanguins.
Le poumon droit adhéroit très-intimement à toutes
 es parties contiguës, et en particulier à la portion
costale de la plèvre, par l'intermède d'une membrane accidentelle épaisse de plus d'une ligne, et
parcourue par des vaisseaux sanguins très-dis-
tincts. Les lobes adhéroient intimement entr'eux :
le supérieur et le moyen étoient mous, crépitans
et parfaitement sains. L'inférieur étoit un peu
plus ferme que dans l'état naturel : on y voyoit
deux ou trois tubercules gros comme des noisettes, et encore bien fermes à leur intérieur; il y
en avoit un plus gros qu'un marron, qui étoit
rempli de suppuration à son centre.

Dans la cavité gauche du thorax, on trouva
antérieurement, depuis le diaphragme jusqu'à
la mamelle, et postérieurement depuis le diaphragme jusqu'au tiers supérieur de la poitrine,
un épanchement d'environ deux pintes et demie de
pus, d'un blanc verdâtre, épais, bien lié, médiocrement fétide. La plèvre étoit épaissie partout, et recouverte d'une couche albumineuse épaisse. Une
sorte de membrane albumineuse très-molle et fort
blanche, mais assez difficile à déchirer, tapissoit
dans plusieurs endroits la plèvre costale et pulmonaire qui correspondoit à l'épanchement; et
cette fausse membrane offroit des prolongemens
longs de plus de deux pouces qui alloient de l'une
à l'autre des parois de cette cavité. Près le dia-

phragme, il y avoit un de ces prolongemens qui étoit fort épais, assez long, évidemment fibreux, blanc, très-ferme, et extrêmement difficile à déchirer. Le poumon avoit son lobe inférieur appliqué contre le péricarde, très-aplati, à peine épais de trois lignes, et si bien masqué qu'on auroit cru qu'il manquoit, si on n'avoit pas examiné très-attentivement les parois de l'empyème.

En examinant ce lobe avec une attention scrupuleuse, on ne put y découvrir aucun tubercule; mais on y trouva deux conduits fistuleux qui établissoient une communication entre l'empyème et les bronches. Ces conduits, placés dans le parenchyme pulmonaire, étoient tapissés par une membrane épaisse, qui avoit beaucoup d'analogie avec les membranes muqueuses, et qui adhéroit intimement au tissu du poumon, de sorte que dans le trajet de ces fistules, le poumon n'étoit point ulcéré. Le lobe supérieur de ce poumon étoit parfaitement sain. On y chercha inutilement des tubercules, ou quelque ulcération.

Abdomen. La portion du péritoine qui tapisse les parois de l'abdomen, l'épiploon, et la plupart des autres replis du péritoine, avoit acquis une couleur d'un noir d'ardoise, ce qui est le premier degré de la *mélanose.* Le foie étoit dans l'état naturel. La rate adhéroit intimement aux parties voisines. Le pancréas étoit sain, de même que l'estomac et les intestins grêles. On ne trouva dans ces der-

niers aucune ulcération, ni aucun tubercule miliaire. Les gros intestins renfermoient une grande
quantité de matières fécales liquides et jaunes. Le
cœcum étoit sain, de même que les portions ascendante et transverse du colon.

Après avoir fendu le tiers inférieur de l'S du
colon, et le rectum, on vit que la membrane muqueuse de cette partie du conduit intestinal étoit
épaisse, boursoufflée et enduite d'une mucosité
épaisse et filante. On y voyoit partout de petites
excroissances rouges, de diverse grosseur, depuis
le volume d'un grain de blé jusqu'à celui d'une petite semence de melon. Un grand nombre de ces
excroissances sembloient ulcérées, et quoiqu'elles
fussent très-rapprochées, on voyoit de petites ulcérations entre la plupart d'entr'elles. On trouva,
à quelques lignes au-dessus de la marge de l'anus,
l'orifice interne de la fistule, dont l'orifice externe
étoit situé à trois lignes de la marge de l'anus du
côté gauche. Après avoir fendu cette fistule, on
vit qu'elle étoit tapissée par une membrane accidentelle, très-analogue à celle qu'on avoit observée aux parois des conduits fistuleux qui traversoient le poumon. Le tissu cellulaire et les parties
charnues qui avoisinoient le trajet de la fistule
de l'anus offroient des callosités dans divers endroits, et presque toutes ces callosités étoient formées par une substance rougeâtre où l'on observoit un très-grand nombre de vaisseaux sanguins.

Dans l'un de ces endroits endurcis, on trouva une tumeur dure, d'un blanc gris et opaque, et du volume d'un gros pois. Cette tumeur adhéroit aux parties voisines par continuité de substance ; elle n'offroit aucun ramollissement , et elle parut de même nature que les tubercules qui avoient leur siége dans le lobe inférieur du poumon droit.

Les organes urinaires et reproducteurs parurent dans l'état naturel.

Les côtes étoient fort dures et très-difficiles à casser.

Réflexions. Chez ce sujet on ne trouva de tubercules que dans le côté du poumon opposé au siége de la pleurésie chronique.

Il est aussi important de remarquer que la fistule à l'anus paroissoit due à la même cause que les tubercules qui , par la suite, auroient déterminé les symptômes de la phthisie.

La réunion de la *phthisie pulmonaire* et de la *fistule à l'anus* est assez commune, et souvent ces deux maladies dépendent de la même cause. Mais, lors même qu'elles n'auroient pas la même origine, il est toujours imprudent de guérir une fistule à l'anus chez un sujet qui présente des symptômes de phthisie pulmonaire ; car après la guérison de la fistule , la phthisie fait des progrès plus rapides. Mais toute fistule qui n'est point la suite d'une dégénération tuberculeuse , et qui n'est point compliquée de phthisie pulmonaire est une maladie incommode, qu'on peut guérir sans redouter aucune suite fâcheuse. Les callosités que présentent ces sortes de fistules ne doivent pas en imposer. Elles ne sont point alors l'effet d'une dégénération tuberculeuse, mais d'une simple phlegmasie consécutive déterminée et entretenue par la fistule : aussi ces callosités, qui surviennent à la longue chez les sujets les plus sains, disparoissent-elles spontanément quand la fistule est guérie.

44e. Observation (1).

Pleurésie chronique circonscrite qui, d'après ses symptômes, et même lors de l'ouverture du cadavre, pouvoit être prise pour une phthisie pulmonaire.

Un marchand de légumes à la Halle, âgé de quarante-quatre ans, d'une taille haute et grêle, ayant le teint pâle, les cheveux très-noirs, la voix aiguë et un peu cassée, étoit sujet, depuis environ sa vingt-cinquième année, à cracher beaucoup tous les matins : depuis le même temps il avoit la respiration un peu gênée, et il étoit essoufflé après tout exercice un peu fatigant. Malgré ces

(1) Par M. Cayol.

incommodités, et un genre de vie très-pénible, il étoit parvenu à l'âge de quarante-deux ans, sans avoir aucune maladie grave.

Dans le mois de février 1808, un matin au marché, il fut saisi, par le froid, et ne pouvant se réchauffer il but un verre de vin. Il continua à frissonner le reste de la journée, et c'est à cette époque qu'il fixoit le commencement de sa dernière maladie. Il perdit l'appétit ; sa toux habituelle s'exaspéra beaucoup, et sa respiration devint très-gênée. Il ne put continuer son travail, et il entra à la Charité le 16 mars suivant.

Je ne commençai à l'observer que les premiers jours de janvier 1809 : il étoit alors dans un état de maigreur peu éloigné du marasme. Il expectoroit chaque jour *une à deux pintes* d'un liquide diaphane, filant et écumeux, semblable à du blanc d'œuf fouetté avec beaucoup d'eau. La respiration étoit pénible et bruyante ; le moindre mouvement, même sans sortir du lit, augmentoit l'oppression pour quelques momens, et excitoit des quintes de toux très-fatigantes. Les battemens du cœur n'étoient ni forts, ni irréguliers; le pouls étoit un peu fréquent, et la peau chaude.

Le sommeil étoit mauvais, à cause de l'extrême fréquence de la toux; il y avoit depuis longtemps une constipation continuelle ; l'appétit se soutenoit assez bien.

Pendant plus d'une année, à compter de l'entrée de ce malade à l'hôpital, son état offrit la plus constante uniformité : expectoration toujours de même nature et en même quantité ; respiration gênée, bruyante, faisant entendre parfois une sorte de sifflement ; toux très-fréquente, accompagnée d'étouffemens, et d'un sentiment de déchirement dans la poitrine ; pouls toujours fréquent et bien régulier. Les temps froids paroissoient en général augmenter les souffrances. L'amaigrissement et la foiblesse faisoient des progrès très-lents, mais continus.

Jusqu'au mois d'avril 1809, le malade pouvoit encore se promener dans les salles ; mais dès cette dernière époque il ne quittoit plus le lit. On le trouvoit constamment couché sur le dos, un peu incliné à droite, la tête penchée sur son crachoir. L'appétit persistoit ; le dévoiement survenoit de temps en temps ; mais il n'étoit pas de longue durée. Les extrémités des doigts devinrent le siége d'une tuméfaction rouge, luisante, et douloureuse, qui paroissoit affecter exclusivement l'articulation de la dernière phalange.

Dans le mois de juillet suivant, des douleurs vives se manifestèrent dans la jambe droite ; et le tibia de ce côté, parut un peu tuméfié sur sa face interne. Les deux poignets se tuméfièrent aussi, surtout le droit ; et cette tuméfaction tenoit évidemment au gonflement des os. Quoique le malade assurât n'avoir jamais eu d'affection syphilitique, on lui fit prendre chaque jour, dans une pinte d'hydromel composé, une cuillerée de liqueur de Vanswiéten, et on appliqua sur sa jambe un emplâtre de *Vigo*. Ce traitement ayant été continué pendant quinze à vingt jours, le malade ne se plaignit plus de douleurs aux jambes; les extrémités des doigts restèrent un peu enflées et douloureuses par intervalles; les poignets revinrent à leur état naturel.

Cependant l'expectoration étoit un peu moins abondante, et offroit de plus un caractère qu'on n'y avoit point encore observé : elle donnoit lieu à la formation de beaucoup de vert-de-gris sur les parois d'une bassine de laiton, qui servoit de crachoir au malade. On remarquoit aussi quelques crachats jaunes et globuleux qui nageoient au milieu du liquide. La face étoit décharnée, et toujours très-pâle, même pendant les accès d'étouffement qui accompagnoient les quintes de toux.

Au commencement de novembre, il survint un dévoiement très-abondant, qui fut modéré au bout de quelques jours par l'usage de la décoction blanche et du diascordium ; mais à la fin du mois il revint avec plus d'intensité, et il eut alors une fétidité excessive. Le malade, parvenu depuis longtemps à un marasme très-avancé, vit en peu de jours ses forces entièrement anéanties, et il prévit lui-même que ce dévoiement alloit l'entraîner au tombeau. Ses jambes devinrent œdémateuses pour la première fois. Il expira le 7 décembre à six heures du matin.

Jusqu'à la veille de sa mort il ne perdit pas l'appétit; et il conserva jusqu'à son dernier moment l'usage des facultés intellectuelles.

Ouverture du cadavre, faite 25 heures après la mort.

Le larynx et la trachée-artère étoient dans l'état naturel. La membrane muqueuse des bronches étoit légèrement rougie.

Le poumon gauche adhéroit à la plèvre costale au moyen d'une membrane accidentelle, évidemment organisée, comparable à la dure-mère pour l'épaisseur et la solidité, et parcourue par beaucoup de vaisseaux sanguins très-apparens. Le tissu pulmonaire étoit parfaitement sain.

Le côté droit de la poitrine paroissoit, au premier coup-d'œil, dans le même état que le gauche. Une membrane accidentelle de même nature recouvroit la partie antérieure et supérieure du poumon ; mais en séparant ce viscère des côtes, on découvrit à sa partie externe et inférieure une cavité qui renfermoit au moins huit à dix onces d'un liquide grisâtre, bourbeux, extrêmement fétide. Les parois de cette cavité,

couvertes d'un enduit pultacé grisâtre , paroissoient formées de toutes parts par le tissu pulmonaire. Mais, après un assez long examen et
une dissection soignée , il fut évident que ce
foyer étoit situé hors du poumon. Sa paroi externe étoit formée par la plèvre costale, épaisse
de trois à cinq lignes , presque cartilagineuse,
revêtue de l'enduit purulent grisâtre , déjà men-
tionné , et de quelques plaques d'une substance
molle et noire comme du charbon. Cette épaisseur apparente de la plèvre étoit due à une fausse
membrane qui lui étoit intimement adhérente ,
et qui , hors des limites du foyer, se continuoit
évidemment avec la fausse membrane fibreuse
qui servoit de moyen d'union entre le reste du
poumon et les parties voisines.

La paroi interne du foyer étoit formée par le
poumon lui-même, creusé, non par érosion, comme
on auroit pu le croire en se bornant à un examen
superficiel , mais seulement par la compression
qu'avoit opérée l'accumulation progressive du
liquide.

En effet , lorsqu'on avoit ratissé, et emporté
par le lavage à grande eau l'enduit purulent
grisâtre, et la matière noire ou *mélanose* qui
recouvroient les parois de la cavité , il étoit
facile de voir que le poumon étoit dans toute son
intégrité ; et que s'il commençoit à être entamé
dans quelques points , du moins ces ulcérations

étoient très-peu étendues et très-superficielles, puisque leur existence étoit contestée par deux personnes très-exercées aux recherches d'anatomie pathologique. Il n'existoit aucune voie de communication entre ce foyer et les bronches ; aussi le pus n'avoit-il aucune ressemblance avec le liquide expectoré pendant la vie.

Le tissu pulmonaire étoit sain dans toutes ses parties.

Le cœur et les gros vaisseaux étoient dans l'état naturel.

La membrane muqueuse de l'intestin iléon et du cœcum étoit parsemée de taches rouges ; mais il n'y avoit aucune ulcération apparente.

Le foie étoit sain, et la vésicule renfermoit beaucoup de bile d'un vert foncé.

L'épiploon et tous les autres replis du péritoine étoient entièrement dépourvus de graisse.

Il n'y avoit rien autre de remarquable dans l'abdomen.

Nota. Voyez les réflexions que nous avons placées à la suite de la 41ᵉ. Observation. Elles sont également applicables à celle qu'on vient de lire.

45ᵉ. Observation. (1).

Pleurésie chronique qui pouvoit être confondue avec la phthisie avant la mort du malade ; et qui, à l'ouverture du cadavre, pouvoit être prise pour une large et profonde ulcération du poumon.

Un ancien militaire, âgé de soixante - deux ans, entra à l'hôpital de la Charité le 2 février 1807. Il avoit eu plusieurs fois des fièvres intermittentes ; deux mois avant son entrée à l'hôpital, il avoit perdu l'appétit, et il avoit été pris d'une fièvre tierce, qui avoit été supprimée tout à coup par l'emploi du quinquina. Quelque temps après il avoit contracté un rhume qui le faisoit cracher abondamment. Le 28 janvier, le rhume continuant à avoir lieu, il avoit été pris d'une vive douleur à la partie droite et moyenne de la poitrine ; la respiration étoit devenue très-laborieuse, et l'expectoration beaucoup moins abondante et très-difficile ; le pouls étoit devenu fréquent et développé ; la langue s'étoit couverte d'un enduit d'un blanc jaunâtre. Le ventre étoit resté libre.

Pendant les premiers jours de février, il n'y eut pas de changement dans l'état de ce malade.

(1) Par M. Moutard-Martin, médecin.

Mais peu à peu la fièvre diminua, le pouls devint chaque jour moins élevé et moins fréquent, le ventre resta très-libre, l'anorexie persista. Vers le milieu du mois, les crachats devinrent très-abondans ; ils étoient muqueux et parfois mêlés d'un peu de sang. Le malade étoit obligé d'avoir la tête et la poitrine un peu élevées ; très-souvent il se penchoit sur le côté droit. Le thorax ne résonnoit pas à droite par la percussion, et très-peu à gauche.

Vers la fin de février, l'appétit revint un peu ; la langue parut se nettoyer ; la toux diminua. Le côté gauche de la poitrine étant percuté ne rendit plus un son aussi mat ; les crachats étoient simplement glaireux et peu abondans. La fièvre étoit presque nulle. Le malade se couchoit aisément sur l'un et l'autre côté. Il paroissoit beaucoup mieux.

Les premiers jours du mois de mars, les crachats recommencèrent à être abondans, et ils devinrent évidemment purulens ; l'appétit disparut; le dévoiement survint ; les chairs devinrent flasques ; les forces diminuèrent chaque jour ; le pouls étoit fréquent et foible. Le malade, dont le côté droit ne résonnoit pas par la percussion, restoit le plus souvent couché sur le côté gauche. Il mourut dans cette position, le 7 mars, vers les sept heures du matin, étant très-amaigri, quoiqu'il ne fût pas dans le dernier degré de marasme.

(Depuis deux jours le côté droit commençoit à résonner un peu par la percussion vers la partie supérieure.)

Ouverture du cadavre.

Le crâne ne fut pas ouvert.

Le poumon droit, adhérent par son bord antérieur au péricarde et à la portion de la plèvre la plus voisine du sternum, au moyen d'un tissu cellulaire serré, paroissoit au premier aspect remplir la cavité droite du thorax ; mais il étoit séparé de la partie moyenne des côtes par une collection de pus jaune et épais, comparable à celui des phlegmons. Ce liquide comprimoit le poumon latéralement, et formoit à sa face externe une large et profonde excavation qui s'étendoit depuis sa partie supérieure jusqu'à deux pouces du diaphragme. Ce muscle avoit contracté avec la face inférieure du poumon des adhérences si intimes qu'il ne fut pas possible de les isoler. La face postérieure du poumon adhéroit, quoique moins fortement, à la colonne vertébrale et aux côtes dans une petite partie de leur étendue. La collection purulente étoit assez abondante pour que le poumon fût réduit au tiers de son volume. La cavité qui contenoit ce pus étoit formée inférieurement par la substance pulmonaire ; antérieurement elle étoit formée en partie

par le poumon, et en partie par les parois de la
poitrine; et enfin en arrière, le poumon ne la formoit que dans une petite étendue. Son côté externe répondoit à la plèvre qui tapisse les côtes,
et sa face interne, qu'on pouvoit regarder comme
son fond, répondoit dans toute son étendue à la
face externe du poumon, dont le parenchyme paroissoit être le siége d'un large ulcère. Après l'é-
coulement du pus, toute la surface de la cavité
qui le contenoit, resta recouverte de flocons purulens qui adhéroient foiblement et qu'on enleva
par le lavage. Au-dessous, la plèvre paroissoit
très-épaisse, inégale et jaunâtre; mais cet aspect
étoit dû à une membrane accidentelle de l'épaisseur d'une ligne et demie, d'une texture en apparence fibreuse, et d'une consistance assez solide.
Cette fausse membrane adhéroit d'une manière
inséparable à la plèvre. Au moyen d'une section
faite dans leur épaisseur, la plèvre parut évidemment plus épaisse et plus dense que dans l'état naturel. Dès lors il fut bien évident que le tissu du
poumon n'étoit nullement ulcéré, quoique les apparences portassent à croire le contraire.

Nous cherchâmes longtemps en vain quelque
ouverture qui établît une communication entre la
collection purulente et les voies aériennes. Nous
apperçûmes enfin à la partie inférieure du poumon, parmi les inégalités de la fausse membrane,
une lacune dans laquelle nous pûmes introduire

une sonde à femme. Cette ouverture pénétroit très-obliquement dans le tissu pulmonaire, et, après un trajet d'environ trois pouces, elle paroissoit se continuer avec une ramification bronchique du même calibre qu'elle. Les parois de cette espèce de fistule étoient lisses comme si la plèvre se fût enfoncée pour les recouvrir, et la portion du tissu pulmonaire dans laquelle étoit formé ce conduit accidentel avoit une couleur et une densité presque semblables à celles du poumon dans son état naturel. Nous n'apperçûmes pas la moindre trace de pus dans cette fistule, ni dans la bronche à laquelle elle aboutissoit. (Il est bon d'observer que le poumon avoit été plongé dans l'eau pendant un moment.) En fendant tout au long la trachée-artère et les principales ramifications bronchiques, la membrane muqueuse nous parut rougie : elle étoit recouverte d'une mucosité jaunâtre. Les portions du poumon qui étoient adhérentes, offroient d'autant plus de rougeur et de densité qu'elles étoient plus voisines du diaphragme. Si on en jetoit un morceau dans l'eau après en avoir bien retranché la portion subjacente à la plèvre, il gagnoit le fond : cependant en l'exprimant un peu pour donner issue au liquide dont il étoit engorgé, on y apperçevoit encore l'aspect celluleux, excepté dans la portion adhérente au diaphragme. Dans ses deux tiers antérieurs et supérieurs, ce poumon, quoique comprimé , étoit sain et crépitant. Son tissu offroit cependant une couleur d'un rouge clair.

Le poumon gauche , partout adhérent au moyen d'un tissu cellulaire serré et ancien , étoit sain dans ses deux tiers antérieurs et supérieurs ; mais le lobe inférieur., dont l'adhérence au diaphragme étoit très-intime , offroit plus de rougeur et de densité que le reste du poumon. Bien dépouillé de sa portion située immédiatement au-dessous de la plèvre , il gagnoit le fond de l'eau.

Le tissu cellulaire du médiastin étoit un peu plus dense que dans l'état naturel.

Le péricarde contenoit environ une once de sérosité.

Le cœur excédoit à peu près d'un quart ses dimensions naturelles, ce qui étoit dû principalement au développement de sa partie droite , dont les cavités étoient dilatées et les parois épaissies. Elles contenoient des caillots noirâtres , semblables à de la gelée de groseille, et de plus, un peu de fibrine infiltrée de sérosité. La crosse de l'aorte offroit un peu de dilatation.

Le foie étoit volumineux et de couleur naturelle ; il y avoit seulement à sa face inférieure , plusieurs petites taches d'un rouge pâle. La densité de son tissu étoit augmentée et les granulations fort grosses : la vésicule biliaire , du volume d'un œuf de poule , contenoit de la bile filante et d'un vert foncé, qui avoit transsudé sur le duodénum.

La rate avoit un volume triple de celui qui lui est ordinaire; elle étoit lourde, et son tissu, couleur de chocolat, offroit une densité presque égale à celle que présente naturellement le foie.

L'estomac, contracté sur lui-même, n'avoit pas plus de largeur que n'en a ordinairement le colon, qui lui-même étoit resserré, mais parfaitement sain, ainsi que tout le reste du canal intestinal. Les dernières circonvolutions de l'intestin grêle étoient un peu rougies par l'injection de leur système capillaire; la membrane muqueuse étoit parfaitement saine.

Le pancréas et le mésentère étoient sains, de même que les organes urinaires et reproducteurs.

SECTION HUITIÈME.

OBSERVATIONS RELATIVES A DIVERSES MALADIES QU'ON A SOUVENT CONFONDUES AVEC LA PHTHISIE.

Cette section renferme : 1°. une observation de péripneumonie chronique qui simuloit la phthisie ; 2°. une histoire de légère péripneumonie, désignée sous le nom d'engouement des poumons ; 3°. deux observations de malades, qui avoient expectoré une matière tout à fait semblable à du pus, et chez lesquels les poumons étoient mous, crépitans, et sains ; 4°. quelques histoires de catarrhes pulmonaires qui simuloient la phthisie, et qui se sont terminés heureusement.

J'ai recueilli un grand nombre d'histoires particulières qui constatent la guérison de diverses maladies qui ressembloient à la phthisie pulmonaire. Presque toutes étoient des affections catarrhales. Il y a peu de médecins qui n'aient observé quelques variétés de ces catarrhes pulmonaires soit aigus, soit chroniques, qui ressemblent tellement à la phthisie, qu'ils peuvent en imposer à des observateurs très-attentifs. J'ai cru devoir en rapporter ici quelques exemples. Mais, comme on ne connoîtroit pas avec exactitude dans quel état se trouvoit le poumon, pendant le cours de la maladie, chez les individus qui ont repris un état de santé parfaite, je ferai précéder ces observations de deux autres, dans lesquelles le malade est mort (Obs. 48 et 49.) Cette funeste issue est extrêmement rare dans les catarrhes pulmonaires ; mais elle devient très-instructive lorsqu'on fait l'ouverture des cadavres, parce qu'elle montre d'une manière évidente, que dans ces maladies la nature de la lésion des poumons est totalement différente de celle qui constitue la phthisie. Les maladies dont il s'agit en imposent tous les jours à ceux qui se persuadent qu'ils guérissent un certain nombre de phthisiques, et qui publient même des exemples de ces guérisons qui paroissent miraculeuses. Lorsqu'on est instruit du résultat de l'ouverture des cadavres, il est aisé de comprendre pourquoi, dans ces maladies catarrhales, la guérison est quelquefois si facile.

Au reste, je dois faire observer que la variété du catarrhe pulmonaire chronique dont je rapporte des exemples (Obs. 48, 49, 50, 51, 52, 53 et 54), a été désignée sous le nom de *phthisie muqueuse*. Mais je ne crois point devoir ranger les catarrhes au nombre des phthisies; ce seroit grouper des maladies de nature tout à fait différente, puisqu'elles n'ont entr'elles qu'une ressemblance de symptômes, tandis que les lésions organiques qui les constituent n'ont évidemment aucun rapport.

Si je n'avois craint de tomber dans une prolixité excessive, j'aurois ajouté, dans une neuvième section, plusieurs observations relatives : 1º. à des malades qui ont succombé après des hémoptysies répétées, et dont les poumons n'étoient point tuberculeux ; 2º. à des individus réputés phthisiques, qui avoient succombé à d'autres affections tout à fait différentes de la phthisie pulmonaire et du catarrhe pulmonaire chronique. Mais comme ces faits ne sont pas rares, ceux qui se livrent à l'étude de l'anatomie pathologique en rencontreront facilement, et la lecture attentive des recueils d'observations en offrira des exemples nombreux.

46ᵉ. Observation.

*Péripneumonie chronique qui simuloit la
phthisie.*

Un journalier âgé de soixante-deux ans, d'un
tempérament bilieux, d'une forte constitution,
ayant la poitrine large, le col court, le visage
plein et coloré, et étant sujet à une dyspnée habituelle, jouissoit d'ailleurs d'une bonne santé,
lorsqu'il fut pris, à la fin du mois de juillet 1803,
d'une toux fréquente, avec gêne dans toute la
poitrine et malaise universel. Il rendoit par l'expectoration une matière muqueuse, tenace et
jaunâtre, et il avoit presque totalement perdu
l'appétit. Sa difficulté habituelle de respirer augmenta, et il avoit le soir une petite fièvre qui
se prolongeoit pendant la nuit. Cependant il ne
maigrissoit presque point ; mais il ne pouvoit
travailler. Au bout de trois mois et demi de
souffrances habituelles, il se détermina à entrer
à l'hôpital, où il fut reçu le 8 novembre 1808.
Il avoit encore beaucoup d'embonpoint ; mais la
mollesse des chairs et une sorte de flaccidité du
tissu cellulaire sous-cutané attestoient l'état de
dépérissement qui commençoit à se manifester.
Il éprouvoit, depuis plus de deux mois, une
douleur profonde, mais fort obscure, dans le côté

droit de la poitrine, et il ne pouvoit respirer qu'étant assis sur son lit, ou debout. La poitrine percutée résonnoit médiocrement du côté gauche, et presque point du côté droit. La toux étoit forte et pénible, et de temps à autre les crachats offroient une légère teinte de sang, et ils étoient d'ailleurs médiocrement abondans, épais, blancs et puriformes. Le pouls étoit continuellement fréquent et la peau chaude, mais le soir et la nuit il y avoit une exacerbation bien marquée et quelquefois des sueurs abondantes.

L'appétit n'avoit pas complètement disparu. Les selles et les urines s'éloignoient peu de l'état naturel.

Le 10 novembre, fièvre plus forte, cessation de l'appétit; crachats un peu sanglans, et exaspération de tous les autres symptômes. La soirée fut très-pénible, le râle se manifesta dès le milieu de la nuit, et le malade expira à sept heures du matin, le 11 novembre.

Ouverture du cadavre.

Tête. Tout parut sain dans le crâne.

Thorax. La membrane muqueuse de la trachée étoit saine, de même que celle des bronches et de leurs ramifications.

Les poumons adhéroient fortement aux parties contiguës, à l'aide d'une membrane accidentelle fibreuse , très-solide et très-ancienne , épaisse, du côté des côtes, de plus de deux lignes près la région mammaire, et de plus d'une ligne dans les autres endroits.

Le poumon gauche étoit mou et crépitant dans toute son étendue ; il étoit d'un noir d'ébène entremêlé de rouge , mais d'ailleurs bien sain.

Le poumon droit étoit volumineux , rougeâtre dans presque toute son étendue, carnifié, ferme, et presqu'aussi dense que le tissu du foie : les morceaux que l'on jetoit dans l'eau tomboient au fond rapidement.

Le cœur étoit volumineux , mais sain. On trouva dans toutes ses cavités, du sang noir coagulé; il y avoit dans le ventricule gauche un caillot jaunâtre, mou, albumineux et fibrineux, qui se prolongeoit dans l'aorte et dans les gros vaisseaux.

Abdomen. Le foie étoit volumineux et un peu plus ferme que dans l'état naturel. On auroit cru d'abord qu'il y avoit à sa surface de grandes cicatrices : ce n'étoient que de larges portions de sa membrane péritonéale devenues très-épaisses et blanchâtres. D'ailleurs le foie étoit sain dans son intérieur. La vésicule biliaire étoit volumineuse, et ses parois étoient fort épaissies. La rate, le pancréas, le mésentère, de même que les organes urinaires et reproducteurs, étoient dans l'état naturel.

(576)

L'estomac et les intestins paroissoient sains. La membrane muqueuse de l'estomac et celle des intestins grêles étoient recouvertes de mucosité blanche, épaisse et filante. Après avoir enlevé cette couche de mucosité, on trouvoit la membrane muqueuse fort rouge ; cette rougeur étoit due à un nombre infini de vaisseaux capillaires sanguins bien visibles à l'œil nu. Les *villosités* de cette membrane paroissoient aussi fort rouges dans un grand nombre de points, et elles contribuoient à former les taches d'un rouge plus foncé qu'on appercevoit dans divers endroits de l'estomac.

Les chairs, quoique molles et faciles à déchirer, étoient d'un rouge assez foncé, comme on les trouve à la suite de la plupart des phlegmasies.

Remarques. Nous pourrions ajouter ici plusieurs autres observations des variétés de la péripneumonie chronique qui simulent la phthisie pulmonaire, surtout quand elle est accompagnée d'une expectoration puriforme d'un blanc opaque. On verroit que la péripneumonie chronique se prolonge quelquefois plus d'un an avant d'occasionner la mort. Cependant on ne trouve, pour l'ordinaire, ni suppuration, ni tubercules dans les poumons ; ce qui montre bien que *la simple inflammation ne suffit pas pour développer des tubercules dans cet organe, lorsqu'il n'y a pas antérieurement une prédisposition aux dégéné-*

rescences tuberculeuses. Mais il y a quelquefois des tubercules dans les poumons des individus qui sont morts de péripneumonie chronique. La maladie est alors une véritable complication de péripneumonie chronique et de phthisie pulmonaire. Mais il sera toujours très-difficile de reconnoître si, dans ces complications, c'est la phlegmasie qui a déterminé la formation des tubercules, si ces derniers ont donné naissance à l'inflammation chronique, ou si la phlegmasie et l'affection tuberculeuse sont indépendantes l'une de l'autre.

Dans l'observation que nous venons de rapporter, le cœur étoit volumineux, quoiqu'il n'y eût pas d'anévrisme, et le sujet dont il s'agit éprouvoit depuis longues années une dyspnée habituelle. Cette dyspnée est presqne toujours le résultat d'un trop grand développement du cœur, et surtout du ventricule gauche. La plupart des individus qui ont la courte-haleine, ont le col fort court, la poitrine large et courte, et le cœur volumineux. Cette structure, qu'on regarde souvent comme une prédisposition à l'apoplexie, occasionne bien plus fréquemment des hydropisies et des maladies du cœur, et même des morts subites sans lésion cérébrale. On sait que les maladies du cœur déterminent aussi la courte-haleine, quelles que soient d'ailleurs la longueur du col et la conformation de la poitrine ; mais il est rare que sans maladie du cœur ou sans palpitation, les sujets bien conformés d'ailleurs éprouvent la courte-haleine si la poitrine et le col ne sont pas fort larges et trop courts.

La plupart des individus qui succombent à des maladies du cœur éprouvent une gêne très-considérable dans toute la poitrine, et surtout un sentiment de constriction très-pénible à l'épigastre, et une sorte de *barre* au creux de l'estomac. Ces symptômes paroissent dus à un engorgement sanguin et catarrhal des membranes muqueuses des voies aériennes, de l'estomac, et même des intestins. Pendant la vie, l'affection catarrhale dont il s'agit détermine quelquefois une excrétion de crachats puriformes, qui donnent à la maladie l'apparence d'une suppuration des poumons.

L'engorgement catarrhal dont nous parlons, existe chez presque tous les sujets affectés de maladie du cœur ; mais il détermine fort rarement des symptômes capables de faire prendre la maladie pour une phthisie pulmonaire. Il est cependant utile de prévenir cette méprise, dans laquelle on pourroit tomber quelquefois. On reconnoîtroit cependant l'erreur avec la plus grande facilité après la mort ; car chez ceux de ces malades qui ont paru phthisiques, sans l'être en effet, on ne trouve que les lésions qu'on voit presque toujours à la suite des maladies du cœur. Celles de ces lésions qui ont rapport aux membranes muqueuses se réduisent, comme nous l'avons dit, à un engorgement catarrhal, et à l'injection des vaisseaux capillaires sanguins. On trouve la membrane muqueuse des voies aériennes et celle des voies digestives, épaisses, rouges, et présentant un grand nombre de taches formées par le développement d'une quantité innombrable de vaisseaux capillaires sanguins, et par un engorgement sanguin de toutes les *villosités* des membranes muqueuses.

On voit aussi partout, sur ces membranes, une étonnante quantité de mucosités glaireuses épaisses et filantes, qui sont le produit du catarrhe symptomatique occasionné par la lésion du principal organe de la circulation. C'est à ce catarrhe que paroît tenir le sentiment de constriction qui tourmente si cruellement la plupart des individus qui, ayant une maladie du cœur, éprouvent les premiers symptômes de l'hydropisie consécutive, qui finit tôt ou tard par les conduire au tombeau.

47e. OBSERVATION.

Engouement des poumons, ou légère péripneumonie, avec fièvre adynamique.

Un tailleur âgé de 24 ans, d'un tempéramment sanguin, ayant les cheveux roux et une assez bonne constitution, étoit malade depuis onze jours, lorsqu'il fut reçu à la Charité, le 29 septembre 1807.

Depuis l'invasion de sa maladie, qui avoit débuté par des frissons, il avoit une fièvre continue très-intense avec tournoiement de tête, céphalalgie violente, dureté de l'ouïe, toux forte et fréquente accompagnée d'une expectoration glaireuse, visqueuse et transparente. Il ressentoit un malaise inexprimable dans toute la poitrine, quoiqu'il n'y éprouvât aucune douleur locale, et que cette cavité résonnât bien par la percussion dans toute son étendue. Il avoit aussi des douleurs dans les lombes et à la région épigastrique.

Le 30 septembre, douzième jour de la maladie, mêmes symptômes; légère rougeur de la face; amertume de la bouche; nulle envie de vomir; langue un peu blanche; toux sèche, forte et fréquente; dureté de l'ouïe plus prononcée. Nulle douleur épigastrique, ventre petit et souple; léger dévoiement; urines dans l'état naturel; pouls tendu, peu fort, et fréquent; chaleur de la peau très-modérée. On ordonna le petit-lait édulcoré et nitré, l'infusion de bourrache miellée, un lavement, un julep simple, et cinq bouillons.

Le premier octobre, face plus rouge, langue d'un rouge vif au centre, très-jaune et humide sur les bords; pouls plus tendu et plus fréquent; toux, et expectoration de quelques crachats glaireux.

transparens, épais et tenaces. On réitera la même prescription.

Le 2 octobre, le malade disoit être mieux; il avoit moins d'agitation; le ventre étoit très-souple; la toux paroissoit plus facile; les crachats étoient un peu plus abondans et moins visqueux; mais la langue étoit plus sèche, et il y avoit du sang dans un des crachats.

Le 3 octobre, il y avoit une ligne sèche, seulement au milieu de la langue; l'état d'amélioration persistoit.

Le 4 octobre, la face étoit moins rouge que les jours précédens; les crachats continuoient à devenir plus abondans; ils étoient plus épais et moins transparens, et ils offroient un plus grand nombre de filets de sang. D'ailleurs le malade continuoit à se trouver mieux que les jours précédens. On ordonna le petit-lait avec les tamarins, l'infusion de bourrache avec l'oxymel simple, trois doses de poudre tempérante de Staahl et cinq bouillons.

Le 5 octobre, les crachats étoient toujours de même nature; mais ils étoient un peu plus épais, et ils commençoient à prendre un aspect puriforme. Le ventre étoit toujours souple. Mais la langue étoit très-sèche dans le milieu, et d'un rouge jaunâtre dans toute son étendue.

La voix devenoit rauque; il y avoit une chaleur âcre à la peau; le pouls étoit tendu et un peu fréquent. Le malade, qui disoit se trouver assez bien, restoit couché sur le dos; il avoit les traits affaissés; il retomboit toujours vers les pieds du lit, quelque soin qu'on prît de le relever souvent vers le chevet. On prescrivit le petit-lait avec les tamarins et le kina, la limonade végétale, les bols de camphre et de nitre.

Le 6 octobre, il y avoit eu un léger délire pendant toute la nuit; les crachats ressembloient à une matière purulente, grisâtre, liquide; quelques-uns étoient en outre teints d'un sang noirâtre. La face étoit rouge et animée, la langue brune, sèche et âpre au toucher. Il y avoit une chaleur très-vive et âcre à la peau. Le pouls étoit tendu et fréquent. Le ventre étoit encore souple, et le malade rendoit ses évacuations dans le lit.

Le 7 octobre, délire vif toute la nuit; langue noire et raboteuse; dents encroûtées d'une couche fuligineuse; ventre assez souple; pouls de même fréquence que la veille; expectoration de plus en plus opaque et épaisse. Il y avoit quelques crachats sanglans; tous les autres ressembloient parfaitement à la matière purulente qu'on voit sur les plumasseaux qui ont recouvert une large plaie qui fournit beaucoup de pus d'une bonne nature. La poitrine continuoit à résonner fort bien par la percussion dans toute son étendue. On continua les mêmes médicamens.

Le 8 octobre, la langue étoit sèche et noire

comme du charbon. Le pouls étoit tendu et fréquent. Il y avoit un délire continuel. Le ventre étoit gonflé et distendu par des gaz. L'expectoration étoit toujours de même nature ; mais elle étoit bien moins abondante que la veille.

Le 9 octobre, l'expectoration étoit redevenue plus abondante. Quelques crachats étoient liquides, jaunâtres et un peu sanguinolens ; les autres étoient d'un blanc cendré, opaques, épais et puriformes : on apperçut en outre deux crachats formés par du sang pur, noir et grumelé. Cependant le pouls étoit devenu très-fréquent, très-foible, et presque *filiforme;* les mains et le nez étoient glacés ; le malade ne parloit presque plus depuis la veille. Chaque inspiration étoit accompagnée du battement des ailes du nez ; le visage étoit froid, pâle et allongé. Dans la journée les forces s'épuisèrent tout à fait, et à trois heures l'état d'agonie étoit bien prononcé. Le malade expira sans convulsion, à neuf heures du soir, le vingt-unième jour de l'invasion de la maladie.

Ouverture du cadavre.

Etat extérieur. — Les parties du corps sur lesquelles le cadavre étoit couché, étoient trèsgorgées de sang.

Tête. — Dans le crâne, tout étoit parfaitement sain : les vaisseaux sanguins contenoient du sang liquide. Les vaisseaux de la substance cérébrale fournissoient beaucoup de petites gouttelettes de sang ; il y avoit environ trois gros de sérosité dans chaque ventricule latéral , et une once à la base du crâne.

Thorax. — La membrane muqueuse des voies aériennes étoit rougie et enduite de mucosités puriformes et sanguinolentes.

Les poumons étoient presqu'entièrement libres ; ils n'offrirent que deux ou trois petites lames cellulaires , qui les attachoient légèrement aux côtes. Leurs lobes supérieurs étoient mous, crépitans et sains ; les lobes inférieurs étoient volumineux, et très-gorgés de sang noir , tant à leur partie antérieure qu'à leur partie postérieure. Ils offroient dans toute leur étendue, un tissu assez semblable à celui de la rate , d'un rouge très-brun , et mollasse. Il s'en exhaloit une odeur fétide qui picotoit les yeux et la gorge. En incisant ces lobes , on en faisoit écouler une très-grande quantité de sang , de sérosité sanguinolente et de mucosités écumeuses. On ne trouva pas d'exsudation albumineuse à leur surface. Des portions de la partie antérieure de ces lobes, jetées dans l'eau , se précipitoient au fond.

Le cœur étoit pâle , très-flasque , et vide. Le sang n'étoit coagulé dans aucun des gros vaisseaux.

Abdomen. — Tout le conduit alimentaire étoit

distendu par des gaz. Lorsqu'on y eut fait quelques piqûres, tout ce canal s'affaissa sur lui-même, et devint d'une extrême flaccidité.

L'estomac parut sain. Les intestins grêles contenoient un peu de mucosité et de bile : la membrane muqueuse de l'extrémité de l'iléon, offroit une couleur d'un noir d'ardoise, couleur qu'on appercevoit aussi dans le cœcum, et même sur les replis membraneux du péritoine, qui forment la partie inférieure du mésentère, le méso-cœcum, et le commencement du méso-colon; il n'y avoit aucune trace de gangrène, et les parties devenues noires n'avoient rien perdu de leur solidité et de leur consistance. On trouva un ver ascaride lombricoïde, et plusieurs trichurides dans le cœcum.

Les gros intestins renfermoient une certaine quantité de matière bilieuse très-jaune. La membrane muqueuse des intestins grêles n'offroit pas d'ulcération.

Le foie, d'un jaune de soufre, contenoit peu de sang; la vésicule biliaire, qui étoit saine, contenoit une bile jaune très-liquide. La rate étoit grosse, molle et très-brune. Le pancréas parut sain, de même que les reins; la vessie étoit volumineuse, flasque et d'un rouge noirâtre. Les muscles étoient bruns et poisseux ; tout le cadavre exhaloit une odeur fétide, et il se putréfia très-promptement.

Remarques. — Je me contenterai de placer ici cette histoire de légère péripneumonie, désignée sous le nom *d'engouement des poumons* , ou de *phlogose des poumons*. Cet engouement est tantôt aigu , comme dans l'observation qu'on vient de lire , et tantôt chronique. Dans le dernier cas, les symptômes de la maladie se rapprochent quelquefois beaucoup de ceux de la phthisie , surtout quand les crachats, au lieu d'être glaireux et mousseux , présentent une couleur opaque , et un aspect puriforme. Mais lorsque le malade succombe, on trouve les poumons dans le même état que ceux du sujet dont il s'agit dans cette observation , avec cette différence que dans le cas d'engouement simple, l'odeur de la sérosité qui sort des poumons, après la mort, ne picote pas les yeux , comme dans le cas que nous venons de rapporter : dans celui-ci on peut attribuer cette particularité à la nature de la fièvre qui compliquoit la maladie. Il seroit superflu de rapporter des observations de l'engouement chronique. Cette maladie est à la vérité très-fréquente ; mais il est rare qu'elle occasionne des crachats puriformes, et ce n'est que dans cette dernière circonstance qu'elle peut être confondue avec la phthisie pulmonaire.

Du reste, on voit que cette phlogose, désignée sous le nom *d'engouement des poumons*, paroît être un état intermédiaire entre la péripneumonie et le catarrhe pulmonaire, et ces trois phlegmasies peuvent également se présenter sous une forme aiguë ou chronique.

48ᵉ. Observation.

Catarrhe pulmonaire consécutif qui simuloit la phthisie, et qui se termina par la mort.

Un boulanger, âgé de vingt-trois ans, d'un tempérament bilieux sanguin, ayant les cheveux noirs, la peau brune, le col allongé, la poitrine étroite, et ne jouissant pas d'une très-bonne santé, étoit sujet à des rhumes fréquens, qui duroient quelquefois pendant plusieurs mois de suite en hiver.

Il avoit un de ces rhumes qui duroit depuis près d'un mois, lorsque, le 25 novembre 1806, il éprouva pendant tout le jour de légers frissons, un malaise universel, de la fièvre, et des envies de vomir. Le lendemain, il fut obligé de garder le lit ; il ne put manger. Le 27, il eut des vomissemens, et sa toux étoit beaucoup plus forte qu'à l'ordinaire. Il éprouvoit des douleurs profondes dans la poitrine.

Le 28, yeux larmoyans, enchifrenement, toux forte et fréquente, douleur dans la gorge qui étoit fort rouge. Tout le thorax, de même que la face et l'abdomen, offroient un nombre infini de petites taches rouges et irrégulières : il y en avoit quelques-unes aux bras et aux jambes. La langue étoit très-blanche.

Le 29, l'éruption couvroit tout le corps ; elle étoit d'un rouge vif, et toutes les taches s'étant réunies, il sembloit que toute la peau fût le siége d'un érysipèle. Néanmoins il n'y avoit que très-peu de gonflement.

Le 30, même état : agitation, délire violent pendant toute la nuit ; crachats épais, et mêlés de filets de sang. Délire pendant tout le jour.

Le 1er. décembre, la rougeur de la peau étoit bien diminuée, mais elle avoit pris une couleur vineuse. Les jours suivans elle diminua progressivement, et elle cessa tout à fait vers le 5 décembre. Mais la toux persistoit, et les crachats étoient abondans, d'un blanc verdâtre, opaques, et tout à fait semblables à du pus.

La continuation de ces symptômes engagea à faire transporter le malade à l'hôpital, où il fut reçu le 10 décembre 1806. Le médecin qui l'avoit traité jusqu'à ce moment, donna les renseignemens ci-dessus.

Le 11 décembre, voici quel étoit l'état de ce malade :

Tout le corps étoit d'une maigreur remarquable ; l'épiderme se détachoit en écailles furfuracées sur la face, en larges lanières sur le thorax et l'abdomen, et en petites lames sur les membres. La face étoit rouge uniformément, et un peu livide ; les lèvres étoient gonflées, la conjonctive un peu rouge et un peu injectée. Le pouls étoit petit, fréquent, un peu inégal. En même temps, chaleur à la peau, sueurs la nuit, léger dévoiement, toux fréquente, expectoration très-abondante, opaque, d'un blanc jaunâtre et verdâtre, et tout à fait semblable à une matière purulente. Respiration courte, fréquente, pénible; léger râlement; langue blanche au milieu, très-rouge sur les bords; thorax résonnant bien partout. On ordonna le petit-lait édulcoré, une tisane pectorale miellée, quelques sangsues au fondement, et un vésicatoire sur le côté.

Les jours suivans, l'état de ce malade parut un peu amélioré; il respira plus aisément, et il n'avoit plus de râlement. D'ailleurs, la toux et l'expectoration restoient les mêmes ; il y avoit des sueurs la nuit et un dévoiement abondant.

Le 18, l'appétit commençoit à revenir.

Le 19, le malade se fit apporter, du dehors, du pain et du vin, dont il usa avec excès. Le soir, vers neuf heures, il fut pris de suffocation et de râle, et il expira à neuf heures. Il étoit extrêmement amaigri.

Ouverture faite plus de 3o heures après la mort.

Le cadavre avoit une couleur livide. Le sang étoit presque partout liquide, quoiqu'il ne fût pas fort abondant. Les membres avoient encore la même souplesse qu'avant la mort.

Tête. Tout étoit sain dans le crâne.

Thorax. Le cœur étoit bien sain. Les deux poumons adhéroient aux parties environnantes, à l'aide de quelques lames cellulaires ; ils étoient l'un et l'autre mous et bien crépitans, quoique leur tissu parût un peu rouge, lorsqu'on les incisoit. Il n'y avoit ni tubercules, ni endurcissement dans aucun endroit. La membrane muqueuse étoit un peu rouge et un peu épaissie dans la trachée-artère; elle l'étoit encore plus dans les bronches et les ramifications bronchiques ; et la rougeur étoit d'autant plus marquée, qu'on suivoit plus loin les subdivisions de ces ramifications. On voyoit partout dans les conduits bronchiques une matière semblable à celle que le sujet avoit expectorée pendant la vie, et ce n'étoit qu'après avoir ratissé cette matière, qu'on voyoit le gonflement et la rougeur de la membrane muqueuse.

Abdomen. L'estomac étoit sain en dehors : il contenoit peu d'alimens; sa membrane muqueuse étoit un peu rougie uniformément. Les intestins paroissoient sains extérieurement; mais à l'intérieur on voyoit beaucoup de taches rouges, larges et non circonscrites tout le long de l'intestin grêle, qui renfermoit beaucoup de matière alimentaire. Le gros intestin contenoit des matières fécales liquides ; sa membrane muqueuse étoit sans altération.

La rate, le pancréas et le mésentère étoient dans

l'état naturel, de même que les organes urinaires et reproducteurs.

Réflexions. Le malade qui fait le sujet de cette observation, avoit un catarrhe pulmonaire chronique qui simuloit la phthisie, et qui devoit son origine à la fièvre scarlatine. Cette fièvre, de même que la rougeole, est quelquefois accompagnée et suivie d'une vive irritation de la membrane muqueuse des voies aériennes, qui, lorsqu'on ne parvient pas à la calmer, entraîne quelquefois la mort du malade. Mais, comme nous l'avons dit précédemment (Chap. VII, page 70), lorsqu'il n'y avoit pas de tubercules dans les poumons avant l'invasion de la fièvre éruptive, on ne trouve après la mort ni tubercules, ni ulcération des poumons, et l'on est forcé de reconnoitre que le malade n'étoit pas atteint d'une phthisie pulmonaire, quoiqu'il en présentât les symptômes. Il n'en est pas de même lorsque déjà il y avoit des tubercules dans les poumons quand la fièvre scarlatine ou la rougeole se sont manifestées ; car alors le malade finit par succomber à la phthisie pulmonaire. Mais il faut bien distinguer cette phthisie du catarrhe pulmonaire qui la simule, afin de ne pas attribuer aux fièvres éruptives l'origine des phthisies, dont elles ne font qu'accélérer la marche et la funeste terminaison.

Parmi les individus qui succombent au catarrhe pulmonaire à la suite des fièvres éruptives,

les uns meurent dans le dernier degré de marasme
après avoir présenté tous les symptômes de la
phthisie pulmonaire, quoique le parenchyme des
poumons reste intact ; les autres succombent
peu de temps après la terminaison de la fièvre
éruptive; et ces derniers périssent par suite de la
vive irritation de la membrane muqueuse des ramifications bronchiques, parce que cette irritation
fait cesser l'action vitale des poumons , et cause
la suffocation, quoique les mouvemens mécani-
ques de la respiration n'aient point été entravés.
La face prend alors une couleur d'un rouge vi-
neux dans les derniers temps de la vie ; la chaleur
persiste longtemps après la mort ; le sang ne se
coagule point, et les membres conservent quelquefois une souplesse remarquable.

49ᵉ. OBSERVATION.

*Catarrhe pulmonaire chronique , qui simuloit
la phthisie , et qui se termina par la mort.*

Pierre B***, âgé de soixante-dix-sept ans, d'un
tempérament sanguin , autrefois cuisinier , et
n'ayant plus d'état depuis la révolution, entra à la
Charité, le 30 septembre 1803. Il éprouvoit ,
depuis près de quatre ans, une toux fréquente
accompagnée d'expectoration muqueuse tantôt
puriforme, tantôt glaireuse transparente.

Depuis trois mois il étoit obligé de garder le lit, parce qu'il éprouvoit de vives douleurs dans les articulations coxo-fémorales, dans celles des genoux et dans celles des pieds. Il n'y avoit aucune enflure aux endroits douloureux, et ce vieillard avoit peu maigri. Il avoit toujours conservé l'appétit ; il urinoit avec difficulté et douleur. Il passa près d'un mois à l'hôpital, et son état s'amélioroit de jour en jour. Le 23 janvier 1804, on le fit passer aux convalescens. Bientôt il éprouva des douleurs dans les talons, les genoux, et le long des cuisses. Quelquefois ces douleurs passoient derrière la tête, où elles devenoient très-vives ; d'autres fois elles se faisoient sentir aux attaches supérieures des muscles droits de l'abdomen. La toux avoit augmenté; les crachats étoient opaques, épais, ronds, d'un blanc jaunâtre, et semblables à du pus. Le pouls devint petit, foible, inégal et intermittent ; mais il n'avoit pas trop de fréquence ; les cuisses étoient amaigries : on fit revenir ce malade dans les salles de médecine. Pendant le mois de février et jusqu'au 18 mars, il fut toujours à peu près dans le même état.

Le 19 mars, il lui survint sur tout le corps un très-grand nombre de boutons secs, assez larges et d'un bleu noirâtre; ils étoient surtout nombreux sur les membres abdominaux. Peu de jours après il perdit l'appétit, sa langue devint sèche; il expectoroit des crachats muqueux tout à fait puriformes, et il avoit une fièvre continue. Il étoit encore dans le même état le 22 mars.

Le 24, on entendoit un râlement dans le thorax lorsqu'il respiroit. Cependant la poitrine résonnoit bien partout lorsqu'on la percutoit.

Le 25 mars, il avoit le râle depuis deux jours ; la voix ne paroissoit pas altérée ; le pouls étoit très-fréquent, la toux forte, les crachats muqueux très-abondans et semblables à du pus : cependant cet homme avoit encore un peu d'appétit.

Du 26 au 29 mars il eut toujours le râle et la bouche entr'ouverte ; mais ses yeux étoient assez vifs, et il parloit librement quand on l'interrogeoit, ce qui paroissoit étonnant ; car pendant ces cinq jours, dès qu'il fermoit les yeux il sembloit être à l'agonie.

Le 30 mars au matin, il étoit dans le même état ; mais le pouls étoit devenu extrêmement petit et foible. Cependant cet homme répondoit encore fort bien aux questions qu'on lui faisoit.

Il s'éteignit paisiblement le même jour, à deux heures de l'après-midi.

Ouverture du cadavre.

La membrane muqueuse de la trachée-artère et des bronches parut dans l'état sain : elle étoit blanche et à peine un peu épaissie. On voyoit

partout dans les conduits bronchiques une mucosité puriforme.

Les poumons étoient mous, crépitans et parfaitement sains : celui du côté gauche adhéroit à
la plèvre par quelques lames cellulaires très-
minces. Le droit présentoit aussi quelques adhérences de son lobe inférieur, avec le médiastin et
le diaphragme; et les lames cellulaires qui formoient ces adhérences étoient rouges, et présentoient des traces d'une inflammation récente.

Le foie, la rate, le pancréas, le mésentère,
l'estomac et le conduit intestinal parurent dans
l'état naturel.

Les reins et la vessie n'offrirent aucune lésion à
laquelle on pût attribuer la dysurie qu'on avoit
quelquefois observée pendant la vie.

Les muscles psoas, surtout celui du côté droit,
étoient très-ramollis et infiltrés de sang noir.

Le tissu cellulaire des jambes, surtout au-dessous des éruptions, étoit d'un rouge brun; et cette
couleur étoit due à l'afflux du sang, qui cependant
ne paroissoit pas extravasé.

Remarques. Ce malade avoit un catarrhe pulmonaire chronique. Il éprouva des douleurs rhumatismales qui se compliquèrent d'une affection
scorbutique probablement déterminée par le défaut
d'exercice, l'air de l'hôpital, et la température froide
et humide de la saison. Il succomba après avoir longtemps craché des matières qui ressembloient à du

pus. Il n'avoit cependant ni tubercules, ni ulcération des poumons, ni aucune trace de péripneumonie. La membrane muqueuse des bronches n'é-
toit pas même rougie, ce qui n'est pas rare dans
le catarrhe pulmonaire chronique, chez les sujets
très-affoiblis, et dont le cœur n'est pas volumineux.

Cette ouverture de cadavre, ainsi que la précédente, me paroissent suffisantes pour bien faire
connoître l'état du poumon dans le catarrhe pulmonaire qui simule la phthisie, et pour faire distinguer cette maladie de la phthisie pulmonaire.

On a pu voir, dans l'Obs. 46°., quels sont les
caractères de la lésion des poumons dans la péripneumonie chronique. C'est ainsi que par des recherches exactes on peut éviter de confondre des maladies qui diffèrent par la nature des lésions qu'elles
entraînent, aussi bien que par leur mode de terminaison, et qui exigent un traitement tout à fait
différent, malgré la ressemblance de quelques-uns
de leurs symptômes.

50°. Observation.

*Catarrhe pulmonaire chronique qui simuloit la
phthisie, terminé par la guérison.*

Madame F***, âgée de vingt-huit ans, d'une
forte constitution, d'un tempérament lymphatique

et nerveux, ayant de l'embonpoint et de belles
couleurs, éprouvoit une légère dyspnée lorsqu'elle
montoit un escalier, et elle étoit sujette, depuis deux
hivers, à une petite toux sèche qui disparoissoit
en été. Elle étoit accouchée depuis quatre mois,
lorsqu'elle consulta un médecin, en novembre
1802; elle n'avoit pas nourri son enfant, et les règles
avoient reparu avec régularité; mais elle avoit des
fleurs blanches habituelles, et une petite toux sèche
qui avoit eu lieu pendant la grossesse, persistoit
encore. Il y avoit un léger amaigrissement.

En décembre, la toux devint plus fréquente; il
y avoit à l'épigastre une douleur qui répondoit
vers le dos. Les forces et l'embonpoint diminuèrent de jour en jour, et, vers la fin du mois, il
parut à la suite de la toux des crachats formés
par une matière muqueuse transparente mélangée
de stries blanches opaques et de quelques filets de
sang. Le pouls étoit fréquent, principalement à
l'entrée de la nuit.

Le 5 janvier 1803, amaigrissement, rougeur circonscrite des pommettes, pesanteur de la tête et des
yeux, vertiges, éblouissemens; langue nette, un
peu de soif; toux forte et fréquente; thorax résonnant bien partout par la percussion; nulle
douleur de poitrine; essoufflement très-facile;
épigastre un peu douloureux par la pression;
abdomen souple; constipation opiniâtre; pouls
souple, assez développé, fréquent, surtout le soir;

sueurs la nuit; crachats puriformes, presqu'entièrement blancs opaques, et offrant de temps à
autre des filets de sang. On prescrivit une tisane
pectorale miellée, le petit-lait, des bains de pied,
et l'application des sangsues à la vulve.

Pendant les mois de janvier et de février,
mêmes symptômes; amaigrissement progressif;
constipation; les crachats, de jour en jour plus
abondans, avoient toujours un aspect purulent.
Plusieurs médicamens furent tentés sans aucun
succès. Les règles ne reparurent point.

Dans le mois de mars, les crachats étoient
opaques, d'un blanc verdâtre, et toujours semblables à de la matière purulente : il y avoit un
léger dévoiement. L'amaigrissement étoit considérable ; la peau étoit sèche et terreuse. On ordonna alors des boissons astringentes acidulées,
des amers, et des pilules résineuses et opiacées.
Bientôt le dévoiement cessa; la toux devint moins
forte ; l'expectoration diminua beaucoup, et les
autres symptômes se mitigèrent par degrés. Le
même traitement fut continué pendant le mois
d'avril. A la fin de ce mois il n'y avoit plus ni
toux, ni expectoration; les règles avoient reparu,
et tout annonçoit un parfait rétablissement.

Quelque temps après, Madame F*** devint en-
ceinte ; elle accoucha heureusement, et depuis
cette époque jusqu'à ce jour (26 mai 1810), elle
n'a plus éprouvé aucune menace de phthisie, ni

aucune récidive de catarrhe pulmonaire chronique. Elle a seulement continué à éprouver une légère dyspnée, comme avant l'invasion du catarrhe pulmonaire dont on vient de lire l'histoire.

Réflexions. La maladie de Madame F*** avoit débuté par une toux sèche qui avoit précédé une grossesse ; elle avoit fait des progrès rapides et alarmans à la suite des couches. La malade rendoit des crachats puriformes, mêlés de quelques filets de sang ; elle avoit une fièvre hectique, des sueurs nocturnes, et un léger dévoiement. Elle maigrissoit progressivement, et déjà les règles ne reparoissoient plus. Il semble que tout annonçoit au moins une phthisie au deuxième degré ; elle paroissoit même parvenue au troisième, lorsqu'on mit en usage les résineux, les amers et l'opium. La maladie changea alors de forme, et la malade se rétablit comme par enchantement. Il seroit absurde de regarder cette heureuse issue comme un exemple de guérison d'une phthisie pulmonaire parvenue au troisième degré : il est bien visible que cette maladie n'étoit autre chose qu'un catarrhe pulmonaire chronique dont la gravité étoit augmentée par la dyspnée habituelle, et par l'état de débilité qui étoit survenu à la suite des couches. A l'époque où je traitois la malade, j'avoue que je la croyois atteinte de phthisie pulmonaire. Sa guérison m'a détrompé ; mais ceux qui en ont été les témoins n'ont pu être détrompés de même, quoique je leur aie avoué ma méprise.

51ᵉ. OBSERVATION.

*Catarrhe pulmonaire qui simuloit la phthisie,
terminé par la guérison.*

M. B***, âgé de cinquante-six ans, d'une taille élevée et d'une forte constitution, ayant les cheveux très-bruns et la poitrine bien développée, quoiqu'un peu allongée, avoit craché du sang plusieurs fois pendant sa jeunesse, et ordinairement après des excès de travaux de cabinet. Cependant il avoit joui assez habituellement d'une bonne santé.

Après s'être exposé au froid, étant en sueur, dans les premiers jours du mois d'août 1807, il fut pris d'une toux accompagnée d'un sentiment de malaise dans le dos ; et dès le lendemain il commença à expectorer des crachats blancs assez abondans.

Le 16 août, les mêmes symptômes persistoient; il y avoit un peu de moiteur la nuit. Le pouls étoit large, plein, dur, développé, mais sans fréquence. L'appétit paroissoit assez bon. Les selles et les urines étoient comme en santé. Les crachats étoient abondans, d'un blanc opaque, et tout à fait semblables à du pus. Ils avoient aussi un peu de rapport avec l'aspect que présente le fromage de Brie qui coule. Les uns tomboient au fond de l'eau, les autres surnageoient. Ils n'étoient mélangés d'aucune strie transparente, ni d'aucune mucosité pituiteuse.

Le malade fut mis à l'usage du bouillon de poulet, et du lait d'ânesse. On lui défendit toutes les substances excitantes.

Le 18 août, même état; seulement les crachats étoient encore plus abondans et plus blancs; ils étoient parfaitement homogènes et opaques. Il y avoit de la chaleur à la paume des mains et un peu de moiteur. On prescrivit des médicamens analogues aux précédens, qui furent continués.

Du 19 au 24, la quantité des crachats diminuoit un peu, et on commençoit à y appercevoir quelques stries de mucosité transparente; mais on y voyoit aussi quelques filets de sang placés seulement dans les stries transparentes.

Du 25 août au 4 septembre, la quantité des crachats devint moindre de jour en jour; les filets de sang ne s'y faisoient plus appercevoir; la matière de l'expectoration devenoit transparente et marquetée de petits points noirs très-nombreux.

Vers le milieu de septembre, il ne restoit plus aucune trace de cette maladie.

Depuis cette époque jusqu'au mois de juin 1810, M. B*** a toujours joui d'une bonne santé.

Réflexions. La maladie de M. B*** étoit un véritable catarrhe pulmonaire aigu. Il étoit accompagné de quelques signes de pléthore, et le malade n'avoit point été affoibli ; aussi, les résineux, les amers et l'opium lui auroient été préjudiciables, tandis que l'usage des délayans, du bouillon de poulet, du lait d'ânesse, etc. apporta un prompt soulagement, et fut suivi d'une guérison parfaite. Ces derniers moyens avoient été nuisibles à la malade qui fait le sujet de la 50ᵉ. Observation. Il est évident que ces deux maladies, quoique du même genre, exigeoient un traitement tout à fait différent ; que l'une ni l'autre ne peuvent être rapportées à la phthisie pulmonaire ; et que leur guérison ne pourroit être invoquée comme une preuve de l'efficacité du traitement soit *antiphlogistique*, soit *excitant*, contre la phthisie pulmonaire.

52ᵉ. Observation.

Catarrhe pulmonaire chronique

Madame L***, âgée de quarante ans, d'un tempérament bilieux-nerveux, et d'une taille élevée, ayant le col allongé, la poitrine étroite, et les cheveux bruns, n'étoit plus réglée depuis cinq ans, et elle avoit beaucoup maigri depuis six mois sans avoir toussé, lorsqu'elle perdit l'odorat, dans le mois de septembre 1807. Bientôt après, elle fut prise d'une toux sèche et forte qui revenoit par quintes ; au bout d'une quinzaine de jours elle commença à expectorer des crachats opaques, d'un blanc jaunâtre ; elle perdit l'appétit, le sommeil et les forces, et quelque temps après, vers le milieu du mois d'octobre, elle se décida à appeler un médecin. Voici quel étoit alors son état : face blême et terne, maigreur remarquable ; toux très-fréquente et très-forte, revenant par quintes. Douleur de poitrine qui se faisoit sentir principalement derrière le tiers inférieur du sternum, et à la région dorsale ; respiration courte et fréquente ; crachats très-abondans, d'un blanc verdâtre, opaques, et puriformes ; langue nette, soif vive, peu d'appétit, constipation. Peau sèche ; chaleur et moiteur à la paume des mains, froid à la plante des pieds ; sueurs abondantes la nuit ; urines presque comme en santé ; pouls petit, vif, fréquent. On prescrivit le repos, une tisane adoucissante, le bouillon de veau, le petit-lait, une potion pectorale, et des potages pour toute nourriture.

Pendant tout le mois d'octobre, cette maladie empira chaque jour ; et au commencement de novembre, la malade fut obligée de garder le lit : elle avoit de temps à autre un dévoiement abondant, qui duroit sept à huit jours, et qui étoit suivi d'une nouvelle constipation ; les selles étoient parfois très - glaireuses ; l'appétit reparoissoit, et devenoit même assez vif; mais il étoit de courte durée ; les crachats étoient devenus encore plus abondans, et ils nageoient dans une grande quantité de pituite diffluente.

Divers médicamens furent tentés sans succès : les excitans exaspéroient tous les symptômes ; les calmans les modéroient; mais ils ne guérissoient point la maladie.

Cependant la maigreur étoit parvenue jusqu'au marasme ; les membres étoient effilés, les côtes saillantes, la figure décharnée, le pouls continuellement petit, vif, fréquent. Les rubéfians, employés en novembre, avoient paru augmenter l'irritabilité, et exaspérer tous les symptômes : les résineux avoient déterminé les mêmes accidens.

Comme il n'y avoit pas eu de sang dans les crachats, dont la quantité s'élevoit à plus de dix-huit onces par jour, et que la malade, naturellement très-sensible, paroissoit n'avoir des symptômes aussi graves, qu'à raison de sa grande excitabilité, le médecin qui la soignoit ne la regardoit pas comme phthisique ; et la grande quantité de matière muqueuse qu'il y avoit dans les selles, le confirmoit dans cette opinion : il lui restoit cependant quelque incertitude sur le caractère de cette maladie. Il fit appliquer, en décembre, sur tout le côté gauche de la poitrine, un très-large vésicatoire, qu'on fit suppurer abondamment; et dans le même temps, on donnoit continuellement de petites doses d'opium gommeux, une boisson astringente légèrement acidulée, et des crêmes de riz pour toute nourriture. Au bout de quinze jours de ce traitement, la quantité des crachats avoit beaucoup diminué, et il n'y avoit plus de dévoiement ; le pouls n'étoit plus fréquent, et l'appétit reparoissoit. On put alors faire prendre sans inconvénient, des pilules composées de térébenthine, d'opium et de baume de copahu ; on mit du sirop de Tolu dans les boissons. A la fin de décembre, le vésicatoire étoit guéri; il n'y avoit plus d'expectoration ; la toux avoit presque totalement cessé; l'appétit étoit bien revenu. Au commencement de janvier 1808, les forces se rétablissoient et la convalescence étoit complète. La malade ne rendoit plus que quelques crachats transparens marquetés de points noirs. On prescrivit la tisane de lierre terrestre avec le sirop d'Erysimum, et, de deux soirs l'un, deux pilules de cynoglosse de quatre grains. Le 15 janvier 1808, il n'y avoit plus ni toux, ni expectoration.

Depuis cette époque jusqu'à ce jour, (28 février 1810) la santé a été bonne ; les forces et l'embonpoint se sont parfaitement rétablis, et il n'y a pas eu la moindre menace du retour de cette maladie.

Réflexions. Parmi les sujets atteints de phthisie pulmonaire, les uns expectorent une matière

purulente, surtout à la fin de leur vie ; les autres,
en bien plus grand nombre, ne rendent jamais
par l'expectoration des crachats purulens ou puriformes, mais seulement une grande quantité
de matière muqueuse filante et transparente,
dans laquelle nagent des crachats jaunâtres, verdâtres, ou d'un blanc opaque. Quelques-uns n'é-
prouvent aucune douleur de poitrine ; d'autres
ont seulement une douleur derrière le tiers inférieur du sternum, ou au dos, et quelques autres
enfin ressentent des points douloureux dans diverses parties de la poitrine. On voit que des malades
qui ne sont point phthisiques peuvent réunir tous
ces symptômes, et avoir toutes les apparences de la
phthisie pulmonaire, de sorte qu'il est quelquefois
extrêmement difficile de reconnoître la maladie
qu'on a sous les yeux. On ne sauroit donc apporter
trop de circonspection dans le diagnostic des maladies de poitrine, et il est très-imprudent de prononcer après un examen superficiel. Le traitement
n'exige pas moins de prudence. On voit par l'observation précédente, que des médicamens qui, au premier essai, paroissent nuisibles, peuvent être employés avec le plus grand succès, lorsque certains
changemens survenus dans l'état du malade, permettent de recourir de nouveau à leur usage. Il est
probable que si la malade qui fait le sujet de l'observation précédente n'avoit point été traitée, elle

auroit succombé à l'affection catarrhale dont elle étoit affectée. Cependant il ne faut prononcer, même à cet égard, qu'avec la plus grande réserve ; car dans l'observation suivante on verra une maladie de poitrine, qui ne paroissoit pas moins grave, et qui s'est terminée heureusement sans le secours de l'art.

53ᵉ. OBSERVATION.

Catarrhe pulmonaire chronique, ayant toutes les apparences de la phthisie, guéri spontanément.

G. L. B**, docteur en médecine, âgé de vingt-sept ans, très-sujet à des affections des membranes muqueuses, mais n'ayant que très-rarement des catarrhes pulmonaires, fut pris d'une toux sèche, le 6 juillet 1802. Depuis quelque temps il faisoit plus d'exercice qu'à son ordinaire ; et plusieurs fois il avoit bu de la bière ayant très-chaud, ce qui augmentoit la soif au lieu de l'appaiser. Il a la poitrine bien conformée, les cheveux châtain clair, et la peau fort blanche. Il est nerveux et né de parens très-sains.

Le 11 juillet, à la suite d'une quinte de toux, il expectora plusieurs onces d'une matière blanche, opaque, mêlée de stries transparentes. Cette matière sortoit sous forme de crachats ronds qui ne se mêloient point entr'eux.

Depuis ce jour jusqu'à la fin de juillet, l'expectoration continua toujours, et elle offrit presque constamment les mêmes caractères ; sa quantité étoit d'environ huit à dix onces en vingt-quatre heures.

Il y avoit peu d'appétit pendant certains jours ; d'autres fois l'appétit étoit très-vif ; le pouls étoit habituellement fréquent ; et chaque jour, après six heures du soir, il y avoit une rougeur circonscrite sur les pommettes, avec une chaleur brûlante à la paume des mains et à la plante des pieds ; le sommeil étoit interrompu par la toux, et il y avoit la nuit des sueurs abondantes sur la poitrine et le col.

Pendant le mois d'août, les mêmes symptômes persistoient : presque tous les crachats tomboient au fond de l'eau, et quelques-uns se dissolvoient dans ce liquide, et le rendoient un peu louche ; il y eut à diverses reprises quelques crachats teints de sang, intimement mêlé avec la matière de l'expectoration.

Cependant la maigreur faisoit des progrès sensibles, et il y avoit tantôt un dévoiement qui duroit plusieurs jours, tantôt une constipation opiniâtre. Le malade éprouvoit dans le fond de la poitrine une gêne et une souffrance profondes ; mais il n'y ressentoit aucune douleur bien marquée. Il regardoit sa maladie comme une phthisie pulmonaire, et les médecins qu'il avoit consultés en portoient le même jugement. Dans cette persuasion, il ne voulut employer aucun médicament, et il disposa toutes ses affaires, de manière à ne pas être tourmenté de soucis lorsqu'il approcheroit de son heure dernière.

Pendant le mois de septembre, il ne survenoit aucun changement qui pût faire espérer que la maladie auroit une longue durée, et le malade avoit tranquillement fixé l'époque de sa mort au mois de novembre. Il vivoit dans cette persuasion ; les autres médecins avoient la même opinion sur l'issue de cette maladie.

Le 18 septembre, voici quel étoit son état :

Maigreur très-considérable, peau sèche et terreuse ; pouls vite et fréquent ; visage blême le jour, et offrant le soir une rougeur circonscrite sur les pommettes ; sueurs la nuit ; toux fréquente, surtout le soir ; crachats opaques, abondans, ronds et homogènes ; langue rouge et nette ; yeux brillans et plus grands en apparence qu'avant la maladie ; sommeil léger ; soif vive ; peu d'appétit. Dévoiement (cinq à six selles en 24 heures.) Nulle inquiétude ; nul regret de terminer sa carrière dans un âge aussi peu avancé.

Le 19 septembre, à six heures du soir, frisson vif et violent, qui dura pendant près de trois heures. A la suite de ce frisson, chaleur brûlante ; pouls plein, développé, fréquent ; sueurs très-abondantes pendant toute la nuit : on veilla auprès du malade, et il changea vingt-deux fois de chemise ; la sueur mouilla les matelas et les couvertures du lit. Il n'y eut pas une seule quinte de toux; pas un seul crachat; le dévoiement cessa.

La fièvre persista jusqu'au 24 septembre. La peau se nettoya parfaitement, et le 25 septembre l'appétit reparut. Dès ce moment la convalescence fut très-franche. Un régime convenable fut suivi avec exactitude. Vers le milieu d'octobre, la santé étoit parfaitement rétablie. Durant toute la durée de cette maladie aucun médicament n'avoit été mis en usage.

Depuis cette époque jusqu'au mois de février 1810, G. L. B** a éprouvé diverses maladies ; mais il n'a eu aucun rhume, ni aucune affection qui ait le moindre rapport avec la phthisie pulmonaire, et il jouit actuellement d'une bonne santé.

Réflexions. Cette maladie, qui présentoit la plupart des symptômes de la phthisie pulmonaire, s'est terminée tout à coup, après avoir duré environ trois mois. L'invasion avoit été subite; la terminaison a été une véritable crise, on n'a pu l'attribuer à aucun médicament : il n'est resté après la crise, ni toux, ni gêne de la respiration. Ce n'est point de cette manière que seroient survenues la résolution d'une affection tuberculeuse, ou la disparition de granulations miliaires transparentes, etc. en supposant que ces terminaisons pussent avoir lieu.

On verra dans l'Observation 54 la guérison d'une maladie catarrhale qui simuloit aussi la phthisie, et qui, après avoir résisté à l'usage des médicamens qui paroissoient le mieux indiqués, s'est guérie spontanément par l'effet du changement d'air et de climat. Je pourrois rapporter plusieurs autres exemples de guérisons analogues obtenues par le même moyen. Mais on ne réussit pas également lorsqu'on prescrit le changement de climat à des sujets atteints d'une véritable phthisie pulmonaire; aussi tous les médecins conviennent-ils que c'est surtout dans le premier degré de cette maladie qu'il faut faire voyager les malades. Les voyages sont alors réellement très-utiles, parce qu'ils guérissent souvent les maladies catarrhales, et ils ralentissent singulièrement la marche des phthisies tuberculeuses.

54ᵉ. Observation (1).

Catarrhe pulmonaire chronique qui simuloit la phthisie pulmonaire.

M. D***, âgé d'environ vingt-deux ans, fut atteint, dans les premiers jours de janvier 1808, d'une toux sèche, qu'il regarda comme un simple rhume, et à laquelle il n'apporta aucun remède.

(1) Par M. R. Th. H. Laennec, docteur en Médecine.

Ce jeune homme, d'une taille moyenne et d'une constitution médiocrement forte , avoit naturellement la voix un peu grêle et voilée. Il se livroit habituellement, depuis deux ans, à des études pénibles et assidues.

Bientôt après l'invasion de la toux il perdit l'appétit ; son sommeil devint agité et troublé par des sueurs abondantes. Il éprouvoit en même temps diverses affections nerveuses incommodes, et entr'autres une tristesse involontaire, et une sorte de besoin de répandre des larmes.

Cependant il maigrissoit, et ses forces diminuoient tous les jours. Vers le milieu de février il me consulta. Je le mis à l'usage des boissons pectorales émollientes. Le 29 du même mois , la maladie prit un caractère grave : M. D*** cracha assez abondamment un sang vermeil et écumeux, depuis six heures du soir jusqu'à neuf heures. Les jours suivans, ces hémoptysies se renouvelèrent, quelquefois jusqu'à trois et quatre fois par jour. Les sangsues à l'anus, les astringens donnés sous diverses formes, les bains de pied, etc. produisirent peu d'effet, et ce ne fut que vers le 20 mars qu'on parvint à faire cesser le crachement de sang.

Pendant ce temps, l'amaigrissement fit des progrès rapides ; la toux cessa d'être sèche, et fut accompagnée d'une expectoration assez abondante, et tout à fait puriforme. Des douleurs très-vives se firent sentir dans la poitrine. Le pouls étoit constamment fébrile ; les sueurs nocturnes étoient tellement abondantes que l'on étoit obligé de faire sécher chaque jour les matelas sur lesquels couchoit le malade.

La cessation de l'hémoptysie ne changea rien à la marche des autres symptômes. Cependant ce léger succès ayant un peu relevé le courage du malade, je l'engageai à retourner dans le sein de sa famille, plutôt à cause de quelques circoustances particulières dans lesquelles il se trouvoit, que dans l'espoir qu'il dût y recouvrer la santé.

Je lui conseillai néanmoins, entr'autres choses, l'usage des antiscorbutiques, l'habitation des bords de la mer, et un exercice modéré et habituel.

M. D*** quitta Paris le 3 mai; le mouvement de la voiture pendant une route longue et pénible sembla améliorer un peu son état. Le plaisir qu'il éprouva en revoyant ses parens et ses amis, produisit un mieux encore plus sensible, et tel que le malade y fut trompé, de même que sa famille. Il mangeoit et dormoit comme s'il eût été en parfaite santé, et il se trouvoit même des forces et de l'agilité ; il se crut dès-lors presqu'entièrement rétabli. Mais le lendemain de son arrivée, tout changea : cette convalescence apparente disparut tout à coup, et le malade fut retenu au lit pendant trois jours par des douleurs très-vives dans la poitrine. Il appela un médecin instruit qui lui prescrivit un régime adoucissant et très-exact. Il n'en éprouva pas d'abord un grand soulagement. Cependant, au bout de trois mois, il reprit un peu de forces, et put se rendre à un petit port de mer distant de chez lui de quelques lieues, et où il étoit né. L'air de la mer parut d'abord lui faire du bien. Il prit le lait de vache, et fit quelques promenades en bateau et en voiture. Bientôt il sentit renaître ses forces, et il fut en état de se promener à pied et à cheval. Il accoutuma peu à peu (pour me servir de son expression) son estomac à digérer toute sorte d'alimens. Cependant il engraissoit extraordinairement. Vers la fin d'octobre, c'est-à-dire après trois mois de séjour sur les bords de la mer, cet embonpoint étoit tel qu'il dégénéroit en obésité. Le malade éprouvoit encore le sentiment d'une grande foiblesse, quoiqu'il fût capable de faire de longues et fréquentes promenades sur les bords de la mer. Cette foiblesse persista assez longtemps, et ne disparut que lentement ; l'embonpoint diminua dans la même progression, et M. D***, parfaitement rétabli, put reprendre le cours de ses études à la Faculté de Droit de Paris, au mois d'avril 1809.

A cette époque, quoiqu'il ne se sentît plus foible, il conservoit encore un embonpoint extraordinaire pour son âge : il avoit les formes d'un homme de cinquante ans un peu replet. Cet embonpoint a diminué peu à peu pendant le cours

de l'année suivante, et actuellement (mai 1810)
M. D*** en conserve seulement un peu plus qu'il
n'en avoit avant sa maladie.

Pendant le cours de l'hiver dernier, il a été
attaqué d'un rhume qui a suivi la même marche
que ceux qui régnoient à cette époque, et qui s'est
terminé promptement et avec facilité.

RÉSUMÉ DE QUELQUES POINTS DE DOCTRINE ÉTABLIS DANS CET OUVRAGE.

Parmi les maladies qui peuvent simuler la phthisie pulmonaire, il en est quelques-unes qui se
terminent souvent d'une manière favorable, en
sorte qu'on voit guérir un certain nombre de
malades qui ont éprouvé des symptômes tellement analogues à ceux de la phthisie pulmonaire,
qu'on les croyoit atteints de cette dernière maladie. Les affections de poitrine qui ont le plus souvent trompé les médecins sous ce rapport, sont
le catarrhe pulmonaire chronique, la péripneumonie chronique, l'engouement des poumons, et
les catarrhes pulmonaires symptomatiques.

Lorsqu'on n'a pas eu de fréquentes occasions
d'observer l'état du poumon dans les premiers
degrés de la phthisie, on est porté à croire que ce
n'est que dans la dernière période que ce viscère

renferme des tubercules suppurés, des ulcérations, et les diverses lésions qui rendent la phthisie pulmonaire incurable. On se persuade que le premier degré de cette maladie consiste tantôt dans un engorgement sanguin du poumon, tantôt dans une inflammation chronique de ce viscère, tantôt dans des tubercules susceptibles de résolution. D'après ces diverses suppositions, il semble que la phthisie à son premier degré doit être susceptible de guérison, lorsqu'elle est traitée convenablement : il ne paroît pas vraisemblable que les dégénérescences tuberculeuses, les granulations miliaires et les diverses lésions qui constituent la phthisie, aient déjà fait des progrès dangereux, lorsqu'elles ne déterminent encore aucun symptôme remarquable, ou qu'elles n'occasionnent que de légères incommodités. Cependant il est difficile de résister à l'évidence et à la multiplicité des faits qui paroissent prouver que ces lésions sont ordinairement déjà incurables lorsqu'on reconnoît leur existence. Rappelons ces faits, et essayons de les présenter dans tout leur jour.

1°. Lorsqu'une maladie accidentelle fait périr un sujet atteint de phthisie pulmonaire commençante, ou à peine dans son premier degré, on trouve toujours les lésions du poumon dont nous avons parlé, et rien n'annonce qu'elles tendent à se terminer par la guérison. Ce n'est pas d'après deux ou trois observations isolées que nous avons reconnu ce que nous avançons ici ; c'est d'après des recherches très-étendues, et d'après des ouvertures nombreuses de sujets dont la phthisie étoit à ses premières périodes.

2°. La péripneumonie chronique, l'engouement des poumons, le catarrhe pulmonaire chronique, le catarrhe symptomatique qui accompagne les maladies du cœur, et quelques autres affections de la poitrine simulent quelquefois la phthisie pulmonaire. Mais lorsque des individus succombent à l'une de ces maladies, ou lorsqu'une autre cause accidentelle entraîne leur mort, on ne trouve dans les poumons aucune des lésions qu'on remarque dans les premiers degrés de la phthisie pulmonaire.

3°. Lorsque des phthisiques ont eu des inflammations partielles du parenchyme pulmonaire qui environne les tubercules, ou lorsqu'ils ont essuyé des hémoptysies graves qui ont fait craindre pour leur vie, s'ils reprennent un meilleur état de santé, et qu'après avoir été dans le marasme, ils paroissent entrer en convalescence, ils conservent toujours une toux sèche ou quelque autre symptôme qui décèle l'existence de la phthisie, dont la marche n'est point interrompue, quoique la complication qui la rendoit plus alarmante ait été guérie. Quelques individus parvenus à cet état de convalescence apparente succombent à une autre maladie accidentelle, et l'état de leurs

27

poumons fait connoître d'une manière évidente que la phthisie ne se guérissoit point. Les tubercules du poumon ne se terminent jamais par résolution, non plus que ceux qui surviennent dans les autres parties ; ils restent stationnaires, ou ils tendent à se détruire par le ramollissement et la suppuration , ainsi que nous l'avons toujours vu, soit avant la publication de nos remarques sur les dégénérescences tuberculeuses , soit depuis cette époque.

4°. Les granulations miliaires paroissent être d'une nature analogue à celle des cartilages, et lorsqu'elles se sont développées dans les poumons, elles y déterminent un état d'irritation permanente et impossible à détruire.

5°. La phthisie cancéreuse , dans ses premiers degrés , n'est pas moins incurable que la phthisie granuleuse et la phthisie tuberculeuse; car les tumeurs squirrheuses ne se terminent jamais par résolution , non plus que les affections tuberculeuses.

Il est vrai qu'on trouve dans les livres de médecine beaucoup d'exemples de guérison de maladies cancéreuses plus ou moins avancées , et que divers praticiens ont vu guérir par des topiques, par des médicamens internes, ou même par les seuls efforts de la nature , des tumeurs qu'ils avoient jugées squirrheuses, et pour lesquelles ils avoient conseillé l'extirpation. Mais nous sommes bien convaincus que dans tous ces cas on s'étoit trompé sur la véritable nature de la maladie; et comme les hommes les plus instruits n'ont pas toujours été à l'abri de semblables méprises, il ne sera pas inutile de présenter ici quelques réflexions qui pourront en indiquer la source.

Souvent, dans nos recherches d'anatomie pathologique, nous avons eu occasion d'examiner des glandes qu'on avoit regardées comme squirrheuses ou comme tuberculeuses, et qui n'offroient pas la moindre trace de ces dégénérations : elles étoient seulement volumineuses, dures, et presque toujours un peu rouges, c'est-à-dire dans un état de phlegmasie chronique. Cependant, en ne les examinant qu'à l'extérieur, elles offroient tant de ressemblance avec des tumeurs véritablement squirrheuses qu'elles auroient pu tromper les observateurs les plus attentifs ; et si la mort des individus qui en étoient affectés n'avoit pas mis dans le cas de rectifier cette erreur, ces engorgemens glanduleux, susceptibles de guérison par leur nature, auroient sans doute fini par disparoître, et l'on auroit cru fermement et de bonne foi qu'on avoit guéri ou vu guérir des tumeurs squirrheuses. La phlegmasie chronique des glandes, leur induration squirrheuse et leur dégénérescence tuberculeuse, sont trois altérations de tissu qui n'ont pas toujours des caractères dis-

tinctifs bien tranchés, et qu'il est même quelquefois impossible de distinguer les unes des autres
avant la dissection. Dans toutes, la tumeur peut
être indolente ou douloureuse, souple et encore
un peu élastique, ou très dure et très-rénittente :
aussi ces trois altérations des glandes ont-elles été
confondues sous le nom commun d'*engorgement
lymphatique*. Mais il n'est pas douteux, d'après
tout ce que nous avons dit précédemment, que ce
sont des maladies essentiellement différentes par
leur nature, leur marche et leur terminaison,
quoique, dans certaines circonstances, les apparences extérieures et les symptômes qui les accompagnent ne permettent pas de les distinguer.

6°. Nous venons de voir que l'on tombe dans
des erreurs graves quand on prend pour un squirrhe l'inflammation chronique d'une partie glan-
duleuse. Mais on ne s'égare pas moins lorsqu'on
prend une phlegmasie chronique de la poitrine
pour une phthisie pulmonaire. Dans les deux circonstances on est conduit à de fausses conclusions, surtout quand la maladie se termine
par la guérison.

Mais est-il bien certain que la phthisie pulmonaire n'est pas une phlegmasie chronique ?

Nous avons vu précédemment (pag. 74 et suiv.)
que la dégénérescence tuberculeuse ne doit point
être considérée comme une terminaison de l'inflammation : nous avons vu qu'à la suite des

phlegmasies chroniques dont la durée s'étoit prolongée depuis très-longtemps, on ne trouvoit,
pour l'ordinaire, dans les poumons ni tubercules,
ni squirrhe (pag. 76). Enfin, nous avons fait
remarquer que lorsqu'on rencontre des tubercules
chez un individu atteint d'une phlegmasie chronique de la poitrine, c'est quelquefois dans le
poumon du côté opposé au siége de la phlegmasie (pag. 79).

Pourquoi donc a-t-on regardé l'inflammation
comme le premier degré des maladies cancéreuses
et des dégénérescences tuberculeuses ? Pourquoi
a-t-on regardé l'inflammation chronique des poumons comme une des causes les plus ordinaires
de la phthisie pulmonaire ? On verra bientôt la
source de ces opinions.

Les indurations squirrheuses et les tubercules
surviennent, pour l'ordinaire, sans occasionner
aucune inflammation (pag. 76); mais quelquefois, lorsqu'elles commencent, elles déterminent
une légère phlogose, ou même une véritable inflammation qui se dissipe au bout d'un certain
temps. Quand l'inflammation est guérie, il reste
une tumeur dure et indolente qui paroît en être le
résultat.

On a conclu de quelques cas analogues, que
les squirrhes et les tubercules étoient produits par
l'inflammation, et que les cancers et la phthisie
devoient primitivement leur origine à des phleg-

masies terminées par induration. Cependant, loin d'être la cause des tumeurs squirrheuses ou tuberculeuses, l'inflammation en est au contraire l'effet : aussi la voit-on reparoître quelquefois à diverses reprises, lorsque les tumeurs qui l'avoient occasionnée prennent un nouvel accroissement; et d'un autre côté on voit des tumeurs soit squirrheuses, soit tuberculeuses, qui sont indolentes et qui acquièrent un très-grand volume, sans déterminer la moindre inflammation ; ce qui montre bien que quand cette dernière est unie avec un squirrhe ou avec une dégénérescence tuberculeuse, celles - ci doivent être regardées comme la maladie primitive, tandis que l'inflammation doit être considérée comme une affection consécutive.

La réunion fréquente de l'inflammation chronique avec des tumeurs soit squirrheuses, soit tuberculeuses, n'est pas non plus une raison suffisante pour faire regarder le squirrhe, les tubercules et la phlegmasie chronique comme des maladies de même nature, ou plutôt comme des formes différentes de la même maladie. Les cors aux pieds sont fréquemment accompagnés de l'inflammation des parties voisines : il y a incontestablement une liaison intime entre l'existence du cor et celle de l'inflammation. On tomberoit néanmoins dans une erreur manifeste si, à cause de la réunion fréquente de ces deux maladies, on en concluoit qu'elles sont de même nature.

Mais l'inflammation soit aiguë, soit chronique, ne peut-elle contribuer en aucune maniere à la production des tubercules, ni à celle des squirrhes ?

Il nous paroît très-probable que l'inflammation chronique peut contribuer au développement des squirrhes ou des tubercules chez les sujets qui déjà étoient prédisposés à ces dernières maladies. Elle agit à cet égard comme les fièvres intermittentes, comme les alimens de mauvaise qualité, comme le séjour dans les lieux bas et humides, en un mot comme toutes les causes débilitantes. En effet, parmi les individus qui ont une prédisposition aux tumeurs cancéreuses, ou aux dégénérations tuberculeuses, il en est quelques - uns qui éprouvent des phlegmasies chroniques tantôt dans une partie, tantôt dans une autre. Ces phlegmasies amènent à leur suite un état de débilité générale ; elles altèrent les parties qui ont été le siége de l'inflammation; elles peuvent ainsi contribuer quelquefois au développement des squirrhes ou des tubercules dans diverses parties, et spécialement dans celles qui ont été le siége de l'irritation inflammatoire. Mais ces cas sont bien plus rares qu'on ne pourroit le croire; et presque constamment, lorsqu'on rencontre chez des phthisiques une phlegmasie chronique réunie avec des tubercules, ces derniers sont la maladie primitive : aussi trouve-t-on quelquefois, dans ces circonstances, des tubercules dans le mésentère, de même que dans les poumons (pag. 79).

Puisque les phlegmasies chroniques ne contribuent au développement des squirrhes et des tubercules qu'à titre de causes débilitantes, et cela seulement chez des individus déjà prédisposés à ces dégénérations, il est évident que l'inflammation n'est pas le premier degré des tumeurs squirrheuses, ni des affections tuberculeuses, et que ces dernières sont des maladies primitives.

La question que nous agitons ici, n'est pas une de ces discussions oiseuses, dans lesquelles il est indifférent de prendre l'un ou l'autre parti : le traitement de la phthisie pulmonaire, ainsi que celui de plusieurs autres maladies, est subordonné à l'opinion que l'on embrasse sur la nature et les causes des lésions organiques qui les déterminent. Si la phlegmasie chronique, l'affection tuberculeuse, et les maladies cancéreuses ne sont que les différens degrés d'une même maladie, le traitement de ces dégénérations organiques doit être presque le même, lorsque la maladie commence. Si ces trois maladies, au contraire, sont essentiellement différentes, comme nous le pensons, chacune réclame un traitement spécial.

7°. Il résulte de tout ce qui précède, que les phlegmasies chroniques et les affections catarrhales peuvent simuler la phthisie, et qu'elles peuvent même contribuer à son développement. Il en résulte encore que les médecins les plus habiles se trompent quelquefois dans le diagnostic de ces diverses maladies. Par suite de cette méprise, on voit guérir quelques individus qu'on croyoit atteints d'une maladie incurable. Ces guérisons ont donné lieu à deux opinions diamétralement opposées, qui divisent les praticiens : les uns regardent la phthisie pulmonaire comme curable au second et même au troisième degré, les autres sont persuadés qu'elle est incurable à toutes les époques.

Il est quelques autres maladies encore, qui sont regardées comme incurables par plusieurs médecins, et comme susceptibles de guérison par d'autres praticiens non moins recommandables. D'où peut venir cette différence d'opinion concernant l'issue d'un certain nombre de maladies ?

Après un mûr examen, elle paroîtra moins étonnante qu'on ne seroit d'abord porté à le croire. Parmi les maladies regardées comme incurables, surtout dans leurs derniers degrés, il en est quelques-unes qui ressemblent extrêmement, lors de leur invasion, à d'autres maladies qui se terminent pour l'ordinaire d'une manière favorable. Ces maladies, dont les symptômes ont un si grand rapport, peuvent être confondues avec la plus grande facilité : c'est ainsi qu'on peut prendre un vomissement spasmodique pour un squirrhe com-

mençant de l'estomac, ou bien un catarrhe pulmonaire chronique pour une phthisie pulmonaire.
Lorsqu'on est tombé dans une semblable méprise, on conseille le traitement de la maladie dont
on a cru appercevoir les symptômes. Ainsi, par
exemple, on oppose à un catarrhe pulmonaire le
traitement qu'on prescriroit contre une phthisie
pulmonaire. Il arrive quelquefois que ce traitement est suivi d'une prompte guérison, soit que
la cure dépende du traitement administré, soit
qu'elle tienne aux seuls efforts de la nature.
Lorsque la maladie est guérie, on ne voit point
paroitre les symptômes des derniers degrés, et
par conséquent on n'a pu observer que ceux du
premier, ou tout au plus du deuxième degré,
c'est-à-dire des symptômes équivoques, qui, étant
communs à plusieurs maladies, ne peuvent
faire connoitre avec certitude qu'il n'y a pas eu
d'erreur dans le diagnostic. Or, dans la phthisie
pulmonaire, dans le squirrhe de l'estomac, et
dans quelques autres affections, il est facile de se
tromper lorsque la maladie est à ses premiers
degrés : il arrive même quelquefois qu'on ne
peut parvenir à une certitude complète sur la
nature de la maladie qu'en faisant l'ouverture du
cadavre, puisque, comme on l'a vu dans ce chapitre, des malades qui ne sont point phthisiques
présentent quelquefois tous les symptômes de la
phthisie (Sect. VIII, Obs. 48, 49, 50, 51, 52, 53,

et 54), tandis que d'autres malades, qui sont réellement phthisiques, n'ont point les symptômes de cette maladie (Sect. VI).

Or, dans les maladies regardées comme incurables par plusieurs médecins, et comme susceptibles de guérison par d'autres, voici ce qui arrive assez constamment. Un malade qu'on a jugé atteint d'une de ces affections, comme par exemple d'une phthisie pulmonaire, ou d'un squirrhe à l'estomac, vient-il à guérir, ceux qui regardent la phthisie et le cancer comme essentiellement incurables, restent persuadés qu'il y a eu erreur dans le diagnostic ; tandis que dans le même cas, ceux qui pensent qu'on peut guérir ces affections dans leurs premières périodes, sont confirmés dans leur opinion : loin d'admettre que la guérison prouve qu'on s'étoit trompé sur la nature de la maladie, ils pensent qu'elle est une nouvelle preuve de la possibilité de guérir ces maladies commençantes.

Lorsque d'autres individus qui ont éprouvé les mêmes symptômes, et qui ont été traités de la même manière, succombent après être parvenus au dernier degré de marasme, les médecins qui regardent la maladie comme au-dessus des ressources de l'art, sont confirmés dans leur opinion ; les autres conviennent à la vérité que cette maladie ne guérit pas toujours, mais ils n'en restent pas moins persuadés qu'elle est quelquefois susceptible de guérison.

C'est ainsi que les faits qui sembleroient devoir terminer toutes les disputes et éclairer les points les plus obscurs de la science, fournissent un nouveau sujet de contestation, et deviennent une nouvelle source de méprises. Pour que les observations contribuent aux progrès de la médecine, il faut qu'elles soient faites avec exactitude, répétées un grand nombre de fois, et toujours éclairées par une connoissance profonde de la nature et de la marche des maladies qui, se manifestant par des symptômes analogues, tiennent cependant à des lésions essentiellement différentes.

En réfléchissant sur les observations que nous avons consignées dans ce chapitre, les médecins pourront se faire une juste idée des probabilités de guérison que présente la phthisie pulmonaire dans ses différentes périodes. Quelque opinion qu'on adopte sur la possibilité de la guérir, il est certain qu'on ne doit pas toujours désespérer de la vie des phthisiques, puisqu'il en est quelques uns qui parviennent à un âge très-avancé, quoiqu'ils soient atteints de cette maladie depuis l'époque de la puberté, ou même depuis leur plus tendre jeunesse.

FIN.

TABLE

DES

ARTICLES CONTENUS DANS CET OUVRAGE.

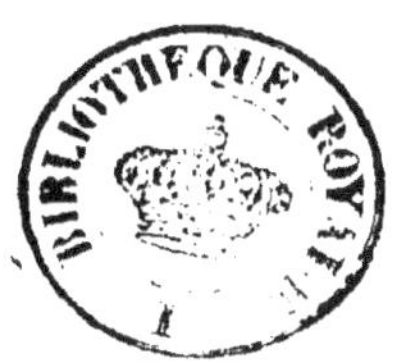

(431)

(434)

FIN DE LA TABLE.